中国健康政策与新医改研究丛书

编委会

总主编

方鹏骞　华中科技大学

编　委　（按姓氏拼音排序）

陈迎春　华中科技大学

耿　力　华中科技大学

胡　明　四川大学

乐　虹　华中科技大学

李习平　湖北中医药大学

毛　靖　华中科技大学

沈　晓　武汉大学

孙　菊　武汉大学

唐昌敏　湖北中医药大学

吴清明　武汉科技大学

夏　冕　武汉大学

张新平　华中科技大学

编写秘书

陈　婷　武汉科技大学

湖北省学术著作出版专项资金资助项目
国家社会科学基金重大项目
中国健康政策与新医改研究丛书

丛书总主编◎方鹏骞

中国健康政策趋势与评价

Trend and Evaluation of Health Policy in China

主　编　方鹏骞　吴清明

副主编　陈　婷　闵　锐　李剑如　李文敏

编　者　(按姓氏笔画排序)

方鹏骞　华中科技大学

乐　曲　上海市健康促进中心

许　辉　武汉科技大学

苏　敏　四川大学

李　璐　华中科技大学

李文敏　湖北大学

李剑如　华中科技大学

吴清明　武汉科技大学

余桂林　武汉科技大学

闵　锐　华中科技大学

张琼光　国家药品监督管理局

陈　婷　武汉科技大学

陈亚军　武汉科技大学

蒋　帅　郑州大学

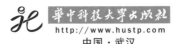

华中科技大学出版社
http://www.hustp.com
中国·武汉

图书在版编目(CIP)数据

中国健康政策趋势与评价/方鹏骞,吴清明主编. —武汉:华中科技大学出版社,2020.1
(中国健康政策与新医改研究丛书)
ISBN 978-7-5680-6103-2

Ⅰ. ①中… Ⅱ. ①方… ②吴… Ⅲ. ①医疗卫生服务-方针政策-研究-中国
Ⅳ. ①R199.2

中国版本图书馆 CIP 数据核字(2020)第 101824 号

中国健康政策趋势与评价　　　　　　　　　　　　方鹏骞　吴清明　主编
Zhongguo Jiankang Zhengce Qushi yu Pingjia

策划编辑:居　颖　车　巍
责任编辑:罗　伟
封面设计:原色设计
责任校对:张会军
责任监印:周治超
出版发行:华中科技大学出版社(中国·武汉)　　　　电话:(027)81321913
　　　　　武汉市东湖新技术开发区华工科技园　　　　邮编:430223
录　　排:华中科技大学惠友文印中心
印　　刷:湖北新华印务有限公司
开　　本:710mm×1000mm　1/16
印　　张:20.75　插页:2
字　　数:258 千字
版　　次:2020 年 1 月第 1 版第 1 次印刷
定　　价:146.00 元

内容提要

Summary ————

本书是中国健康政策与新医改研究丛书之一。

全书分为十一章。本书旨在全面介绍与分析新时期中国特色社会主义健康政策的发展趋势,厘清健康政策的基本内涵,包括其产生的背景、过程、形式、性质、导向等内容;介绍健康政策国际发展经验,以及可供制定中国健康政策借鉴之处;明确中国健康政策与健康中国政策的联系与区别,重点是公立医院、医保、药物、公共卫生、医学教育、健康扶贫、基层卫生方面的政策分析与评价。

本书可供全国健康政策与管理领域的研究人员,政策制定与执行者,各级卫生健康行政人员,各级各类医疗机构管理人员,疾病预防与公共卫生、卫生监督、妇幼保健等领域的工作人员,以及各类高校相关专业的专家学者和研究生等学习与参考。

总序

健康是人民最具普遍意义的美好生活需要。作为从事健康政策研究的专业人员,我们的主要工作目标是完善国民健康政策,将健康融入经济社会政策制定的全过程,为人民群众提供全方位、全生命周期的健康服务。

人民健康是民族昌盛和国家富强的重要标志。习近平总书记在党的十九大报告提出要"实施健康中国战略"。推进健康中国建设,是全面建成小康社会、基本实现社会主义现代化的重要基础,是全面提升中华民族健康素质、实现人民健康与经济社会协调发展的国家战略。将健康中国升级成为国家战略,是国家治理理念与国家发展目标的升华。

当前,人民健康正面临着经济发展、社会环境、自然环境、行为方式等因素带来的多重挑战,重大传染病防控形势依旧严峻,新发传染病频发且防控难度加大,对国家卫生健康服务体系治理现代化与危机应对能力提出了更高的要求。健康政策在卫生事务管理中发挥着分配健康资源、规范健康行为、解决健康问题、促进健康事业发展的重要作用。近年来,国家陆续出台多项健康领域的法律法规及政策,落实预防为主的方针,统筹解决当前人民健康的突出问题,持续推进健康中国建设工作。

深化医药卫生体制改革(简称新医改),全面建立中国特色基本医疗卫生制度是实施健康中国战略的重要组成部分。新医改笃行致远,攸关民生,主要聚焦如下四个方面:一是建立分级诊疗制度,推进多种形式医联体建设,构建优质、高效的医疗卫生服务体系;二是健全现代医院管理制度,提高医院经营管理水平,加快建立符合行业特点的人事薪酬制度;三是建立符合国情的全民医保制度,深化支付方式改革;四是健全药品供应保障制度,提高药品的质量和可及性,减轻群众用药费用负担。新医改的最终目标是以人民健康为中心,坚持保基本、强基层、建机制,落实预防为主,推进医疗、医保、医药联动改革,推动医改落地见效、惠及人民群众。

"中国健康政策与新医改研究丛书"基于推进健康中国战略,对国家健康政策与新医改的重大理论与实践问题进行了思考与探索,并为我国医药卫生体制改革提出了一系列的政策转化与咨询建议。本套丛书涵盖七个健康领域,包括《中国健康政策改革趋势与评价》《从医疗保险迈向健康保险》《家庭医生签约药学服务清单研究》《公立医院绩效管理与薪酬设计》《中国健康老龄化的趋势与策略》《中国卫生法发展研究》《中国中医药政策与发展研究》。

中国健康政策与新医改的理论与应用是新时代面向医药卫生体制改革、医疗卫生服务体系建设、健康环境与产业,聚焦当前人民群众面临的主要健康问题和影响因素,以人民群众健康需求与结局为导向的重要研究领域。开展此领域的研究对于加速健康政策转化、促进全民健康覆盖、推进全面建成小康社会具有重要的理论创新和现实意义;同时,也是加强重大疾病防控,完善对重大传染病的监测、预警、应急响应,充分践行人民健康优先发展的战略思想,顺应国际趋势,履行国际承诺的要求。

本套丛书是在来自华中科技大学、武汉大学、北京大学、四川大学、中国政法大学、东南大学、中南财经政法大学、湖北大学、武汉科技大学、南方医科大学、温州医科大学、昆明医科大学、湖北中医药大学、广西中医药大学、安徽中医药大学等多所高校及相关研究机构的专家和学者的共同努力下完成的，并得到了湖北省预防医学会的支持。团队成员长期从事我国健康政策与管理的各领域研究与探索工作，承担了多项健康政策与管理领域的国家重大、重点研究项目，众多研究学术成果在国内居于领先水平，同时为我国医药卫生事业改革提供了具有社会影响力的政策建议。本套丛书正是基于团队成员前期丰硕的研究成果和坚实的研究基础，以健康中国战略为导向，系统地阐述了我国健康政策与管理、医药卫生体制改革的重大理论与实践问题，并提出了切实、可行的对策建议，对深化医药卫生体制改革、推动健康中国建设将起到积极的影响。

本套丛书内容系统，兼具时代性、创新性、实践性，适合所有对国家健康政策、医药卫生体制改革感兴趣的读者阅读，可作为各级卫生行政管理部门、医疗机构、医保管理机构、公共卫生机构等部门管理者的参考用书，也可作为高等院校、研究机构有关研究领域的教师、研究人员及研究生教学与学习的参考书。

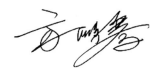

前言

Preface ————————

　　将健康融入所有政策成为新时期卫生与健康工作的方针之一。保持健康是促进人类全面发展的必然要求，是国家全面建成小康社会目标和人民大众追求幸福生活的核心内容。人人享有健康应是人类社会发展所要达到的主要目标。中国这个有着 14 亿多人口的发展中大国，全民健康是一个重大的民生问题，既是全面建成小康社会的核心目标之一，也是全面建成小康社会的重要保障和基石。2015 年 3 月两会期间，"健康中国"被首次写入政府工作报告；2015 年 10 月，十八届五中全会将"健康中国"写进全会公报；2016 年 10 月，中共中央、国务院印发了《"健康中国 2030"规划纲要》；2019 年 7 月，国务院公布了《关于实施健康中国行动的意见》，国务院办公厅印发《关于印发健康中国行动组织实施和考核方案的通知》，国家层面成立健康中国行动推进委员会并印发《健康中国行动（2019—2030 年）》。

　　"将健康融入所有政策"（Health in All Policies，HiAP）是一种旨在改善人群健康和健康公平的公共政策制定方法。它系统地考虑了公共政策可能带来的健康影响，寻求部门之间的合作，避免政策对公众健康造成不良影响。该理念认为健康作为社会发展的核心目标之一，需要跨部门的通力合作。2016 年 8 月，习近平总书记在全国卫生与健康大会上提出新时期我国卫生与健康工作六大方针，其中"将健康融入所有政策"是新增内容，是推进健康中国建设的新举措。

分析新时期健康政策的现状与发展趋势是必要的。推进健康中国建设是整合健康国家理念、全民健康覆盖思想、医药卫生体制改革目标与健康服务产业的系统工程,体现了健康融入所有政策的国际化视野。经过长期的努力,我国健康政策与管理相关研究已经形成了一定的学科优势和研究实力。本书编写团队在国内健康政策与管理领域有较强的学术影响力。

面对大好形势,必须抓住机遇,乘势而上,确立新的目标,建立新的平台,把研究推向一个新阶段。聚焦健康中国建设过程中的重点、热点、难点问题,既致力于理清健康政策的基础理论问题,又集中于健康中国建设的政策选择、制度设计方面的研究,努力搭建学术研究与公共政策之间的桥梁,推动医药卫生体制改革和健康中国建设。

本书旨在全面介绍与分析新时期中国特色社会主义健康政策的发展趋势,厘清健康政策的基本内涵,包括其产生的背景、过程、形式、性质、导向等内容;介绍健康政策国际发展经验,以及可供制定中国健康政策借鉴之处;明确中国健康政策与健康中国政策的联系与区别,重点是公立医院、医保、药物、公共卫生、医学教育、健康扶贫、基层卫生方面的政策分析与评价。面向医药卫生体制改革、医疗卫生服务体系建设、健康环境与产业,以人民群众健康需求与结局为导向的健康政策梳理、分析,对于加速健康政策转化、促进全民健康覆盖,推动健康中国建设具有重要的理论价值和现实意义。

全书分为十一章:健康政策的基本概念与国际视野(方鹏骞、陈婷)、中国公立医院政策分析与评价(闵锐、苏敏)、中国基层卫生政策分析与评价(蒋帅)、中国医保政策分析与评价(陈婷、乐曲)、中国药物政策分析与评价(陈亚军、张琼光)、中国护理政策分析与评价(余桂林)、中国公共卫生服务政策分析与评价(许辉)、中国健康人才培育政策分析与评价(吴清明)、中国健康扶贫政策分析与评价(闵锐)、中国健康政策实践与创新典型案例分析(李文敏)、新时代中国特色社会主义健康政策的发展趋势(李剑如、李璐)。

书稿的部分学术观点来自于国家自然科学基金青年科学基金项目(编号71503090)、国家社科基金重大项目(编号15ZDC037)。由于健康政策涉及面广、影响力大、发展较快,书稿中难免有不足之处,恳请同行与专家指正。

目录
Contents ————

1 第一章　健康政策的基本概念与国际视野

2 一、健康政策相关概念

4 二、健康国家战略的起源及发展

6 三、全民健康覆盖

9 四、将健康融入所有政策

13 五、健康政策的各国经验

28 第二章　中国公立医院政策分析与评价

29 一、中国公立医院政策梳理

43 二、中国公立医院政策实施效果评估

60 三、中国公立医院政策与管理存在的问题

64 四、中国公立医院政策建议与展望

72 第三章　中国基层卫生政策分析与评价

73 一、中国基层卫生政策梳理

82 二、中国基层卫生政策实施效果分析

90 三、中国基层卫生政策存在的关键问题

93 四、中国基层卫生政策建议与展望

97 ○ **第四章　中国医保政策分析与评价**

98　　　一、中国医保政策梳理

103　　　二、中国医保政策实施效果分析

115　　　三、中国医保政策存在的问题

119　　　四、中国医保政策建议与展望

125 ○ **第五章　中国药物政策分析与评价**

126　　　一、中国药物政策梳理

141　　　二、中国药物政策实施效果分析

148　　　三、中国药物政策存在的问题

155　　　四、中国药物政策建议与展望

160 ○ **第六章　中国护理政策分析与评价**

161　　　一、中国护理政策分析

169　　　二、中国护理政策实施效果分析

175　　　三、中国护理政策存在的问题

178　　　四、中国护理政策建议与展望

183 ○ **第七章　中国公共卫生服务政策分析与评价**

184　　　一、中国公共卫生服务政策梳理

196　　　二、中国公共卫生服务政策实施效果分析

204　　　三、中国公共卫生服务政策存在的问题

205　　　四、中国公共卫生服务政策建议与展望

209 ○ **第八章 中国健康人才培育政策分析与评价**

210 一、中国健康人才培育政策梳理

224 二、中国健康人才培育政策实施效果分析

236 三、中国健康人才培育政策存在的问题

242 四、中国健康人才培育政策建议与展望

250 ○ **第九章 中国健康扶贫政策分析与评价**

251 一、中国扶贫政策梳理

258 二、中国健康扶贫政策实施效果分析

264 三、中国健康扶贫政策存在的问题

268 四、中国健康扶贫政策建议与展望

273 ○ **第十章 中国健康政策实践与创新典型案例分析**

274 一、中国公立医院政策实践与创新典型案例

280 二、中国医保政策实践与创新典型案例

292 三、中国药品政策实践与创新典型案例

297 四、中国基层卫生政策实践与创新典型案例

301 ○ **第十一章 新时代中国特色社会主义健康政策的发展趋势**

302 一、把握中国健康领域的主要矛盾

305 二、健康政策在新时代中国特色社会主义事业中的地位凸显

307 三、理解新时代健康政策的发展原则

309 四、聚焦新时代健康政策的重点领域

311 五、新时代健康政策的发展路径

第一章

健康政策的基本概念与国际视野

健康是促进人类全面发展的必然要求,是国家全面建成小康社会目标和人民大众追求幸福生活的核心内容,人人享有健康应是人类社会发展所要达到的主要目标。在中国这个有着 14 亿左右人口的发展中大国,全民健康是一个重大民生问题,既是全面建成小康社会的核心目标之一,也是全面建成小康社会的重要保障和基石。

一、健康政策相关概念

(一)政策

政策,在古汉语中,"政"和"策"是分开的,政即政治、政事、政令、法令,策即策略、谋略、计策、计谋。policy 源于拉丁语 politia(城市管理)和希腊语 polis(城市),意指公共事务或政府管理。政策是国家机关、政党及其他政治团体在特定时期为实现或服务于一定社会政治、经济、文化目标所采取的政治行为或规定的行动准则,是一系列谋略、法令、措施、方法、条例等的总称。

政策的主要功能包括:①导向功能:为解决某个社会问题,政府通过政策对人们的行为和事物的发展加以引导。②调控功能:政府运用政策,对社会公共事务中出现的各种利益矛盾进行调节和控制。③利益分配功能:应用政策来调节利益关系,以减少各个集团之间的利益冲突。

(二)公共政策

公共政策(public policy)是指国家通过对资源的战略性运用,以协调经济社会活动及其相互关系的一系列政策的总称。公共政策对社会利益进行权威性的分配,集中反映社会利益,具有分配社会资源、规范社会行为、解决社会问题、促进社会发展的功能。

（三）健康

健康（health）是一种表现在身体上、心理上和社会层面的完满状态，而不仅仅是没有疾病和不虚弱的状态。健康权作为基本人权，是人类全面发展的基础，同时健康是社会发展的标志。健康是一种价值或资本。对健康的投资具有乘数效应，是经济发展、社会进步的原动力。

（四）健康产业

健康产业是指与维持健康、修复健康、促进健康相关，直接或间接为人的健康提供相关产品和服务的产业统称，主要包括健康服务业与健康制造业两大领域，具体包括医疗服务、健康养老、健康管理、疗养康复、养生健身、健康保险、生物医药、医疗器械、健康食品、体育健身用品十大重点产业。

（五）健康国家发展战略

健康国家发展战略不只是为居民提供完整的医疗卫生保健服务，而且应该前瞻性地营造一个健康的社会环境，必要时还需要构造健康的经济发展机制与政府管理体制。因此，"全方位的健康"也就成为国际社会的主流价值。

（六）健康政策

健康政策的概念经常被使用，但这个概念的内涵，目前没有公认的定义。为了便于理解健康政策，有必要对各种不同的定义进行研究与分析。世界卫生组织（WHO）认为，健康政策是各种机构（尤其是政府）针对健康需求、可用的资源及相关政治压力而发表的正式声明或制定的程序，用以规定行动的轻重缓急和行动参数。美国学者Rodgers认为，"健康政策可被视为公共政策或社会政策的一个类型"，它对人们的健康产生直接或间接的影响。

广义的健康政策,不仅是指将卫生保健、医疗上的问题作为直接对象的政策,还包涵多种与健康有关的社会、经济与环境政策等。健康政策与医疗服务提供、健康促进、疾病预防、劳动卫生、环境保护、医学科学研究、技术开发和关联产业政策等各种社会活动密切相关。

在国际上健康政策涉及的范围比较广,政策关注的领域也比较宽。其主要范围可概括为五大领域,即健康服务政策、药物和人力资源系统政策、全民健康保险和全民医疗保健政策、公共健康政策、其他所有体现健康的政策等。

二、健康国家战略的起源及发展

将健康提升到战略层面,融入所有政策的理念最早可以追溯到1978年举行的国际初级卫生保健会议。大会发布的《阿拉木图宣言》指出:健康权是人类的基本权利,政府有责任提供适宜的技术与方法促进居民的健康,获得最高质量的健康状况是全世界共同追求的目标。并由此延伸出了"健康社区"的概念,通过实施"初级卫生保健",动员居民参与,促进居民健康,共同创造一个可持续发展的健康环境,并最终实现"人人健康"(Health for All)的目标。

1986年,世界卫生组织通过《渥太华宣言》,首次完整地阐述了"健康促进"的定义、行动原则,以及未来的发展方向,并系统地提出了"健康的公共政策""建立支持健康的环境""强化社区参与""发展个人健康技能"以及"改革卫生服务模式"五大行动纲领,并指出健康不仅是卫生部门的责任,政府、社会、个人都应该为全民的健康而努力,强调政治、经济、社会、文化、生态等因素对健康的影响。"健康促进"不仅涉及居民个人健康素养的提高,更应涵盖国家层面系统化的健康促进公共政策,应对传统医疗卫生服务体系进行改革,重新定位医疗卫生服务的功能与模式,有计划且有效率地推动社会的健康促进工作。

1998 年 WHO 提出 21 世纪健康发展战略。注重自我保健,讲求科学卫生文明的生活行为方式成为全球健康发展战略的主要目标。同年,联合国基于 WHO 的全球健康发展战略,进一步强调世界各国都应该致力于建立"健康家园""健康学校""健康社区""健康城市",以实施"健康国家"的发展战略。由此,联合国正式将健康的概念从"个人健康""健康社区""健康城市",扩展到"健康国家",建立了由"个人健康"发展到"健康国家"的战略思想。

国际社会以新的思维方式重新定义了健康,"全方位的健康"成为国际社会的主流价值观,一些国家也根据国情制定和颁布了相应的"健康国家"发展战略。2006 年,芬兰在欧盟主席国会议期间向欧盟成员国介绍了"将健康融入所有政策"(Health in All Policies, HiAP)的理念及其在芬兰的实际应用,自此 HiAP 开始成为欧盟制定政策的重要原则。2013 年第八届全球健康促进大会颁布的《赫尔辛基宣言》正式定义了 HiAP,并且认为 HiAP 是实现联合国千年发展目标的组成部分,各个国家在起草 2015 年之后发展计划时应该重点考虑 HiAP。

习近平总书记在中国共产党第十九次全国代表大会上提出,将"实施健康中国战略"作为国家发展基本方略中的重要内容。人民健康是民族昌盛和国家富强的重要标志。要完善国民健康政策,为人民群众提供全方位全周期健康服务。"实施健康中国战略",是从长远发展和时代前沿出发,做出的一项重要战略安排。它基于人民对美好生活的需求,旨在全面提高人民健康水平、促进人民健康发展,为新时代建设健康中国明确了具体落实方案。

三、全民健康覆盖

"全民健康覆盖"(universal health coverage,UHC)这一理念由来已久,世界卫生组织对全民健康覆盖的阐述是:每一位公民都能获得其所需要的卫生服务,包括健康促进、预防、治疗、康复和姑息性治疗等,而在付费时不会因此经历财务困难,因病致贫或因病返贫。平等获取和经济风险保护是全民健康覆盖的重要特征。全民健康覆盖的实现需要一个有力、高效、运转良好的卫生系统,一个为卫生服务供资的制度,获得基本药物和技术,受到良好培训并积极工作的卫生工作者四个维度的共同支持。全民健康覆盖广泛关注了保证健康状态所需的服务。这些服务涵盖了从个体患者的临床护理到保障全人群健康的公共卫生服务,包括了卫生部门权限内外的各种服务。

(一)全民健康覆盖的发展

1946 年的《世界卫生组织组织法》为全民健康覆盖奠定了坚实的基础,《世界卫生组织组织法》声明:"享受最高而能获致之健康标准为人人基本权利之一。不因种族、宗教、政治信仰、经济或社会情境各异,而分轩轾。"达到最高而能获致之健康标准的目标指导着各国和国际卫生政策的制定,体现在 20 世纪 70 年代世界卫生组织开始的"人人享有卫生保健"计划并被载入 1978 年的《阿拉木图宣言》。

《阿拉木图宣言》明确指出初级卫生保健是解决社区中主要健康问题,实现健康促进、预防、治疗、康复和姑息性治疗等卫生服务公平可及的一种途径。

所有人都可获得所需卫生服务的目标促使 2005 年世界卫生大会通过了一项决议,要求成员国"计划向全民健康覆盖的过渡以满足人群对卫生保健的需求、提高卫生服务的质量、消除贫穷、实现国际议定的发展目标"。作为主题,初级卫生保健在卫生系统中的核心作用在《2008 年世界卫生报告》中得到重申。以卫生筹资系统为主题的《2010 年世界卫生报告》以此为基础,提出了不同收入水平的国家在不断修改其卫生筹资系统时需要牢记全民健康覆盖的具体目标。

2012 年联合国大会的一项促进包括社会保护和可持续筹资在内的全民健康覆盖的决议,强调健康是国际发展的一项必不可少的条件,重申了确保卫生服务和经济风险保护可及性的双重目标。它确认健康在实现国际发展目标方面发挥的作用,并呼吁各国、民间社会和国际组织将全民保健纳入国际发展议程。这项决议进一步强调了全民健康覆盖在实现千年发展目标、扶贫和实现可持续发展中的重要性。同"人人享有卫生保健"计划和《阿拉木图宣言》一样,它指出健康不仅仅依赖于卫生服务和支付这些服务的手段,还依赖于对社会因素、环境、自然灾害与健康关系的理解。即使全民健康覆盖的首要目的是改善健康的干预措施,但是其他部门(包括农业、教育、财政、工业、住房等部门)的干预措施也可能会带来巨大的健康收益。

世界卫生组织 2015 年 12 月 8 日发布了《2015 年卫生:从千年发展目标到可持续发展目标》,对 2000 年以来全球卫生趋势进行综合分析,并对未来 15 年面临的挑战加以评估。其中,几乎所有的可持续发展目标都与卫生直接相关或间接地推进卫生工作开展。有一个目标(第三项可持续发展目标)具体规定"确保健康生活与促进全人类福祉"。它的 17 项具体目标以千年发展目标取得的进展为基础,体现了非传染性疾病和实现全民健康覆盖的新重点。

(二)卫生服务覆盖和公平性

全民健康覆盖的思想转变也产生了对卫生系统应发挥作用的更多

理解。这些作用既包括预防,也包括治疗。卫生系统应该确保以下几个方面落实到位:①基本药物和健康产品的可及性;②使人们能就近找到拥有各种适当技能且积极进取的卫生工作者;③从初级保健到三级保健都能提供整合、高质量和以患者为中心的各水平的卫生服务;④结合健康促进和疾病控制的优先项目,包括整合到卫生体系中的预防和治疗方法;⑤具备能够为决策等工作提供及时、有效数据的信息系统;⑥具备能为健康筹集足够资金、提供经济风险保护,并确保公平有效使用资金的卫生筹资系统。

在理想的情况下,应该测量所有组成卫生服务的干预措施的覆盖情况,但测量卫生服务覆盖的所有方面即使在高收入国家也通常是不可能的。然而,定义一系列追踪条件、相关干预措施的指标和目标来追踪卫生服务覆盖的进展是可行的。追踪条件、相关指标和数据的选择,以及这些测量具有代表性、可靠性的论证工作,都是进一步研究的课题。

卫生服务监测系统应该不仅仅记录获得和没有获得服务的人的总数,还应该记录这些人详细的社会人口学信息。真正的全民覆盖是每个人都可以获得所需的卫生服务,但是部分覆盖可能只使某些人群受益。为了监测卫生服务供应和需求的公平性,测量指标需要按照收入或财产、性别、年龄、残疾情况、居住地(如农村/城市,省或地区)、移民地位和种族起源(如原住民)进行分项。

不仅仅提供的卫生服务的数量很重要,其质量也很重要。基于长期对卫生保健质量的研究,经济合作与发展组织(Organization for Economic Cooperation and Development, OECD)发展了针对选定干预措施质量进行测量的方法。这些选定的干预措施包括关于癌症和孕产妇健康、预防和健康促进、患者安全和患者支出方面的措施。

（三）全民健康覆盖关注的内容

2005 年所有世界卫生组织成员国承诺实现全民健康覆盖,从而在公共卫生领域迈出了重要的一步。但目前还不知道怎样确保在任何环境中所有人都可以获得所需的所有卫生服务,并且在卫生服务覆盖和健康的关系上还存在很多认识上的差距。正如必需的卫生服务因环境的变化而不同,如何将测量卫生服务覆盖的指标有机结合也需要根据环境的变化而改变。测量所有卫生服务的覆盖是不可能的,所以可以选择一组追踪的干预措施及其相关指标来代表卫生服务整体的数量和质量水平。追踪条件可以被选择来例证主要的疾病或健康问题,例如急性感染、慢性感染和非传染性疾病。全民健康覆盖的实现就是每种干预措施对所有需要的人可及并产生了其预期的效果。

全民健康覆盖被看作是改善健康和促进人类发展的途径之一。这将全民健康覆盖的范畴置于更加广泛的关于发展的研究环境中。研究不仅会为实现千年发展目标做出贡献,也将在推动 2015 年以后的发展议程中扮演重要的角色。我们需要更多的研究来提高卫生体系对环境威胁的顺应性,如气候变化带来的环境威胁。实现全民健康覆盖的一个额外补充的挑战是开展能够提升对跨部门政策改善健康和促进发展的认识的研究。

四、将健康融入所有政策

2013 年,在第八届全球健康促进大会上发表的《赫尔辛基宣言》中定义的"将健康融入所有政策"(HiAP),是一项跨部门的公共政策方法。这一方法系统性地考虑了各种决定对健康的影响,寻求协同增效,避免有害因素的影响,以改善人群健康和健康公平性。它系统地考虑了公共政策可能带来的健康影响,寻求部门之间的合作,避免政策对公众健康造成不良影响。这一概念的界定是基于健康状况的改善不仅仅受到卫生部门制定的政策影响,其他部门(如教育、农业、环境等部门)制定的政策也影响人群的健康状况。

(一)健康问题社会决定因素

健康问题社会决定因素是指人们出生、生长、生活、工作和老年时所处的环境,包括卫生系统。这些环境受到全球、国家和地方各级金钱、权力和资源分配状况的制约,并受政策选择的影响。这些环境还受到经济、社会政策和政治方面一系列更广泛力量的影响。健康问题社会决定因素是造成卫生不公平现象的主要因素,导致本可避免的国家内部以及国与国之间不公平的健康差异。

2005年世界卫生组织建立了健康问题社会决定因素委员会,致力于影响国民健康的社会决定因素方面的工作,倡导建立"追求每个人的健康和福祉的世界"。2008年,委员会从影响健康的"原因的原因"入手,以实现健康公平为基本价值目标,建立起完整的健康问题社会决定因素的概念框架(图1-1),并提出应该从日常生活环境和社会结构性因素两方面采取行动,改善健康公平,促进健康发展。

(二)所有政策中的健康公平性

政府和经济的每个方面都有潜力影响健康和健康公平性。虽然健康可能不是财政、教育、住房、就业、运输等部门政策的主要目标,但这些部门制定的政策对健康和健康公平性具有很大影响。政策一致性至关重要——不同政府部门的政策在健康公平性方面必须互相补充,而不是互相矛盾。

世界卫生组织2010年发布的《所有政策中的卫生问题阿德莱德声

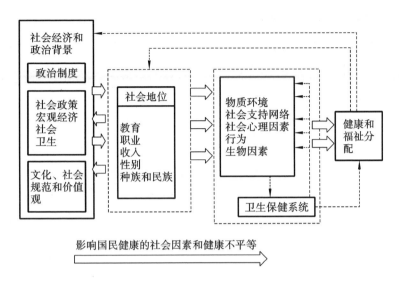

图 1-1　健康问题社会决定因素的概念框架

明》强调,当所有部门把健康和福祉作为政策制定的关键组成部分,就能最好地实现政府目标。这是因为健康和福祉的起因处在卫生部门之外,是由社会和经济因素决定的。虽然许多部门已为改善健康做出了贡献,但仍存在显著的空白。《所有政策中的卫生问题阿德莱德声明》概括了所有部门之间为推动人类发展、确保可持续性和公平性,以及为改善健康结果缔结新的社会契约的必要性。这需要新的治理形式,即在政府内部、各部门以及政府各级之间形成联合领导作用。该声明突出地显示了卫生部门在整个政府中对解决复杂问题做出的贡献。

（三）国家行动框架

2014 年 1 月世界卫生组织在《实施"将健康融入所有政策"的国家行动框架》报告中指出,将 HiAP 方法用到实践中需要解决以下六个关键问题。

（1）确定 HiAP 的需要和优先活动　①开始战略规划和确定优先

解决的问题；②评估对健康、公平性以及卫生体系有影响的相关政策；③了解影响（限制或促进）HiAP 应用的国情和政府机构的能力；④概述短期、中期、长期的优先活动；⑤评估政策的政治背景；⑥确定监督和执行能力，以及需要的人力、财力和技术资源。

（2）构建计划行动　①确定 HiAP 的运用背景，找出哪个执行策略是可行的；②确定计划、督导和评价的数据、分析方法和证据；③确定支持 HiAP 执行需要的结构和流程；④考虑计划执行需要的人力资源、资金和责任问题。

（3）确定支持性框架和过程　①确定管理、负责某一个议题的牵头单位（如贸易、卫生、环境部门）；②考虑建立自上而下、自下而上或横向组织机构来支持 HiAP；③根据现有的议程和规范性框架促进部门间的对话和行动，整合部门间的健康决定因素；④建立不同部门均可使用的问责机制。

（4）促进评价和参与　①评估政策对健康的影响；②找出现有政策或潜在政策可能影响的关键目标群体和社区；③找出对政策制定和执行有帮助的人，并倾听他们的观点、想法和建议；④探索审查立法程序机制，在机制出台之前找出 HiAP 相关的机会。

（5）确保监测、评价和报告　①尽早开始监测和评估计划，开发评估框架，并将监测和评估贯穿整个 HiAP 过程；②确定在政府范围内外的与关键合伙人合作的机会；③确定具体的核心领域，制定一致时间进度表，确立基线情况，建立合适的目标和评价指标；④根据达成的时间进度表开展商定的监测和评估活动；⑤分享取得的经验教训，为以后提供借鉴。

（6）构建行动能力　①培训专业卫生人员，使他们掌握必需的知识和技能；②构建组织机构能力，包括机构员工能力；③通过强化公共卫生机构和跨学科研究机构的科研能力,提高对人群健康的研究能力;④加强不同部门之间教学和研究合作;⑤构建其他部门的能力;⑥通过支持社区成员全程参与 HiAP 过程来构建社区能力。

实际的具体行动框架流程主要依赖于每个国家的社会经济状况及政府管理体系,并且可以根据具体情况采用或调整这六部分。各级卫生部门(国家级、地区级、当地卫生部门)在 HiAP 的实施中发挥着重要的作用。因为每个国家有自己独有的政治结构和管理形式,因此对卫生部门而言没有可遵循的模式。

五、健康政策的各国经验

(一)"健康中国"战略

中国改革开放 40 余年,居民健康水平总体上处于中高收入国家水平,并且用较少的卫生资源实现了较高的健康产出,同时人口红利给中国带来了前所未有的发展机遇。但是随着发展的不断深入,社会发展所依赖的健康的可及性和公平性上的问题越来越突出;处于社会转型期的发展需求要求我们要重新定位健康发展战略和目标,制定科学的、有中国特色的、健康发展的战略和目标。2007 年中国科学技术协会年会公布了"健康护小康,小康看健康"的三步走战略,随后卫生部提出了实施"健康中国 2020"战略的国家规划。

随着医改步入"深水区",深层次矛盾和问题集中暴露,改革难度明显加大,推进健康中国建设是推动深化医改的必然要求。2012 年 8 月,卫生部组织专家讨论最终形成"健康中国 2020"战略研究报告。报告指出,"健康中国 2020"的总目标是改善城乡居民健康状况,提高国民健康生活质量,减少不同地区健康状况差异,主要健康指标基本达到中等发达国家水平。到 2015 年，基本医疗卫生制度初步建立，使全体国民人人拥有基本医疗保障、人人享有基本公共卫生服务，医疗卫生服务可及性明显增强，地区间人群健康状况和资源配置差异明显缩小，国民健康水平居于发展中国家前列。到 2020 年，完善覆盖城乡居民的基本医疗卫生制度，实现人人享有基本医疗卫生服务，医疗保障水平不断提高，卫生服务利用明显改善，地区间人群健康差异进一步缩小，国民健康水平达到中等发达国家水平。针对优先领域，研究提出了 4 类 21 项行动计划，并将总体目标分解为可操作、可测量的 10 个具体目标。其中，定量指标包括到 2020 年，人均预期寿命达到 77 岁，5 岁以下儿童死亡率下降到 13‰，孕产妇死亡率降低到 20/（10 万），卫生总费用占 GDP 的比重达到 6.5%～7%。

"健康中国 2020"的提出作为我国健康中国战略规划发展的初步探索，在当时被认为是当前和今后一个时期卫生工作的行动纲领，但其在战略规划目标、具体实施路径等方面存在明显的缺陷和不足。首先，其对中国改革和经济发展的趋势存在明显的判断不足，并未能考虑到我国发展的新常态，更无法适应"创新、协调、绿色、开放、共享"的发展理念。其次，发展目标局限于卫生发展，忽视了人口的发展，对健康产业的发展未做出充分判断。同时，"健康中国 2020"也未形成具体可操作的测量标准和实施路径。

2014 年 12 月 13 日，习近平总书记在江苏考察时指出，"没有全民健康，就没有全面小康"，强调了国民的健康是拥有强大综合国力和可持续发展能力的前提和基础。2015 年 3 月 5 日，"健康中国"被写入政府工作报告。李克强总理在政府工作报告中提出，健康是群众的基本需求，我们要不断提高医疗卫生水平，打造健康中国。2015 年 10 月 29 日公布的中国共产党第十八届中央委员会第五次全体会议公报，进一步明确了健康中国的内容。全会提出,推进健康中国建设,深化医药卫生体制改革,理顺药品价格,实行医疗、医保、医药联动,建立覆盖城乡的基本医疗卫生制度和现代医院管理制度,实施食品安全战略。

2016 年 8 月召开的全国卫生与健康大会上,习近平总书记明确强调,要"将健康融入所有政策"。2016 年 10 月中共中央、国务院印发了《"健康中国 2030"规划纲要》,作为未来 15 年推进健康中国建设的宏伟蓝图和行动纲领。2017 年 10 月 18 日,习近平总书记做了主题报告——《决胜全面建成小康社会 夺取新时代中国特色社会主义伟大胜利——在中国共产党第十九次全国代表大会上的报告》——报告中明确指出"实施健康中国战略",为新时代健康卫生工作提出具体的任务目标、要求指明了方向。健康中国建设主要指标如表 1-1 所示。

表 1-1 健康中国建设主要指标

领 域	指 标	2015 年	2020 年	2030 年
健康水平	人均预期寿命/岁	76.34	77.3	79.0
	婴儿死亡率/(‰)	8.1	7.5	5.0
	5 岁以下儿童死亡率/(‰)	10.7	9.5	6.0
	孕产妇死亡率/(1/(10 万))	20.1	18.0	12.0
	城乡居民达到《国民体质测定标准》合格以上的人数比例/(%)	89.6 (2014 年)	90.6	92.2
健康生活	居民健康素养水平/(%)	10	20	30
	经常参加体育锻炼人数/亿人	3.6 (2014 年)	4.35	5.3

续表

领域	指 标	2015 年	2020 年	2030 年
健康 服务与 保障	重大慢性病过早死亡率/(%)	19.1 (2013 年)	比 2015 年降低 10%	比 2015 年降低 30%
	每千常住人口执业(助理)医师数/人	2.2	2.5	3.0
	个人卫生支出占卫生总费用的比重/(%)	29.3	28 左右	25 左右
健康 环境	地级及以上城市空气质量优良天数比率/(%)	76.7	>80	持续改善
	地表水质量达到或好于Ⅲ类水体比例/(%)	66	>70	持续改善
健康 产业	健康服务业总规模/万亿元	—	>8	16

健康中国建设要顺应协调、绿色的发展理念,协调不同部门,将健康融入所有政策。健康环境是指通过推进健康中国建设改善的自然环境与社会环境。健康保障则是相关法律体系、改革顶层设计、政府投入等;健康人群的内涵包括人群的健康素养、健康状况、健康公平等;健康产业涵盖医疗、营养保健、养老护理、医疗器械、养生健身、健康管理、健康咨询等生产和服务领域。

(二)美国:健康公民

作为全球最发达的国家,也是全球较早实施健康战略的国家,美国卫生与公众服务部(HHS)早在 1979 年《人人健康:疾病预防与健康促

进报告》中正式采用健康战略这一概念，并在 1980 年正式发布了《健康
公民 1990：预防疾病与健康促进》战略报告，标志着美国正式启动了国
家健康战略计划，此后陆续颁布了《健康公民 2000：国家健康促进与疾
病预防目标》及《健康公民 2010：健康促进目标》。

2010 年 12 月 2 日美国卫生与公众服务部发布了第 4 代健康公民
计划——"健康公民 2020"。"健康公民 2020"提出了明确的目标和总
体规划，要完成 4 个总目标：①实现高质量生活，延长寿命，使民众免于
承受可预防的疾病、残疾、外伤以及过早死亡的痛苦。②实现健康公
平，消除差距，并改善所有群体的健康状况。③建立并维持能促进全民
身体健康的社会和物质环境。④提倡优质生活、健康发展，推广各年龄
阶段的健康行为。其最终目的就是要建立"一个所有人都能长寿和健
康生活的社会"。

此次计划提出了 42 个主题领域和近 600 个具体指标，规模和覆盖
范围空前。主题领域包括：①获得卫生保健服务；②青少年健康；③关
节炎、骨质疏松症、慢性腰背疾病；④血液疾病和血液安全；⑤癌症；
⑥慢性肾脏病；⑦痴呆，包括老年痴呆症；⑧糖尿病；⑨残疾和健康；
⑩中小学龄儿童；⑪有教育意义的和基于社区的计划方案；⑫环境卫
生；⑬计划生育；⑭食品安全；⑮基因组学；⑯全球健康；⑰健康传播与
健康信息技术；⑱医疗保健相关感染；⑲与健康相关的生活质量和福
利；⑳听觉等感官或沟通障碍；㉑心脏病和中风；㉒艾滋病；㉓免疫和传
染病；㉔伤害与暴力预防；㉕女同性恋、男同性恋、双性恋和变性人健
康；㉖产妇、婴儿和儿童健康；㉗医疗产品安全；㉘心理健康与心理障
碍；㉙营养和体重状况；㉚职业安全及健康；㉛老年人；㉜口腔健康；
㉝体育锻炼；㉞全民准备；㉟加强公共卫生设施建设；㊱呼吸系统疾病；
㊲性传播疾病；㊳睡眠健康；㊴健康问题社会决定因素；㊵药物滥用；

㊵烟草使用;㊷视觉。

在实施期间,4 个基础卫生测量标准(foundation health measure)将用于监测"健康公民 2020"进展,每个标准下又有若干指标,主要包括:①一般健康状况,包括平均寿命、健康期望寿命、潜在寿命损失年数、身心不健康的天数、自我评估健康状况、活动限制、慢性病患病率。②健康相关生活质量和福利,包括身体、心理和社会健康相关生活品质,福利和赔偿,一般活动的参与度。③健康决定因素,是指个人、社会、经济和环境方面的各种影响因素。④健康差距和不平等,包括基于种族/民族、性别、身体和心理能力、地理四方面因素的健康状况差异。

(三)英国:我们的 NHS,我们的未来

英国的健康战略是与其国家的卫生服务制度的改革与发展紧密联系在一起的,国家健康战略的实施完全贯穿于国家卫生服务制度的改革与发展过程中。在制定健康战略的程序上,采取由上而下逐渐过渡到自下而上的模式,尤其是近期的战略制定,民众得以广泛参与;重视社会资源与资本,动员社会各界共同参与卫生改革与发展。在关注质量和注重效率的基础上,突出对弱势群体的关注,强调卫生服务可及性的公平。关注卫生投入,关注人、财、物等资源对国家卫生服务制度改革的支撑作用。注重科技发展,及时将信息技术应用到英国国家医疗服务体系(NHS)中,以改善 NHS 的效率。基于居民卫生服务需要的变化,适时调整健康战略,一般 5～10 年为一个战略周期。

英国政府于 2006 年 2 月颁布了《我们的健康,我们的关心,我们的意见——公共服务新指南》白皮书,明确提出了以下 5 个领域的改革建议:①建立人性化的医疗服务机构,建立专项基金,改变服务模式,为患者提供整体和持续性的卫生保健服务;②加大对公立医院和医疗服务设施的投入,平稳地将卫生保健项目从医院逐步分离出来,把卫生保健服务送到居民家里;③加强与地方政府的合作,并完善医患之间信息沟通的渠道;④为需要上门服务和就地享受保健护理的居民提供更多的选择并做出合理的预算,基层护理保健机构必须建立患者走访制度;⑤建立多层次的疾病控制机制。

2007 年名为"我们的 NHS,我们的未来"(Our NHS, Our Future)的项目研究通过与患者、居民以及卫生专业人员的互动,系统评述了 NHS 改革与发展所面临的挑战,并提出 NHS 未来的发展方向和策略。NHS 面临的挑战主要包括以下几个方面:①与 NHS 人员一起确保临床决策是未来 NHS 的核心和服务提供模式;②改善患者保健,包括为慢性、致命性疾病的患者提供高质量与连续性的服务,确保患者受到尊重,并享有安全与整洁的环境;③提供方便可及的卫生保健服务,整合初级卫生保健与二级医疗服务,提高卫生资源的利用效率,为患者提供最适宜的卫生保健服务。同时,该研究提出了新的 NHS 愿景——提供具有世界水平的高质量的卫生保健服务,主要包括以下几个方面。①公平:充分考虑个体和多样性基础上的可及性的公平。②个性化:满足每个人的需要和愿望,尤其是最弱势人群,使他们能够在可以选择的时间和地点得到服务。③有效性:强调患者所接受的服务效果应该是世界上最好的。④保证安全,当患者和居民接受卫生服务时给他们以信心。

为了实现这一愿景,研究提出了以下建议:①提升 NHS 的服务能力,并集中改善卫生服务质量;②鼓励 NHS 工作人员和其他相关人员为患者和居民提供个性化的卫生保健服务;③转变领导方式:有效地满足患者需求,使其参与 NHS 决策,基于循证依据,对患者的需要和选择做出快速反应;④联邦政府应支持地方的卫生改革,而不是指挥地方的卫生改革,并为地方的改革提供适当的激励机制;⑤充分利用有限的卫生资源,提供高效与高质量的卫生保健服务。研究所关注的重点领域在以下几个方面:孕产妇和新生儿保健;促进健康;儿童健康;计划保健;心理健康;慢性疾病管理;急性病治疗;临终关怀。

(四)加拿大:健康战略

2001 年 4 月,加拿大政府成立了加拿大未来健康委员会,并成立研究小组开展国家健康战略的研究。2002 年,Roy J. Romanow 博士向卫生部部长提交了各为"构建价值"(Building on Value)的健康战略报告。报告基于《加拿大卫生法》公共管理、全面性、普遍性、可访问性和可及性的基本原则,具体如下。①公共管理:省和地方计划必须在非营利基础上管理和运营。②全面性:省和地方计划必须确保所有必要医疗服务提供的医院,在医院设置医师和牙医。③普遍性:省和地方计划必须赋予所有被保险人医疗保险统一的条款和条件。④可访问性:省和地方计划必须保障所有被保险人合理获得必要的医院和医生服务,没有金融或其他障碍。⑤可及性:省和地方计划必须覆盖所有被保险人。

从社会价值取向的角度,有学者系统研究了加拿大卫生事业发展的未来趋势,从 11 个方面进行阐述和预测,并提出了相应的建议。这 11 个方面是:①可持续的医疗保健;②卫生服务的可及性,确保质量;③资助卫生服务提供者;④发展初级卫生保健和预防;⑤关注农村和偏远地区;⑥家庭保健;⑦处方药;⑧信息、证据与理念;⑨健康、公民权利与联邦政府理念;⑩关注土著居民的健康;⑪健康与全球化。

加拿大卫生保健系统的组织在很大程度上取决于加拿大宪法、联邦之间的角色和职责划分、省和地方政府。省和地方政府的大部分责任是提供卫生和其他社会服务。联邦政府还负责为一些特定的人群提供服务。

加拿大 2013—2014 年的优先发展领域包括：①促进卫生系统创新；②建立现代化的健康保护立法与程序；③加强土著居民和因纽特人的健康；④现代化信息支持透明、创新的访问；⑤通过战略投资和业务转型，建立一个更强大、更适应的组织。

（五）日本：健康日本 21

"健康日本 21"计划又被称为"21 世纪国民健康促进运动"（Healthy Japan 21,national health promotion in the 21st century）。该计划被认为是日本从 2000 年开始的"第三个国民健康促进计划"。2011年 5 月 26 日厚生劳动省发布了《关于实现"健康日本 21"目标值的现状与评价》白皮书。该白皮书对 2000 年至 2010 年十年间的"健康日本21"计划实施过程中的工作成就进行了评价与分析。2012 年 7 月日本厚生劳动省又发布了"健康日本 21"第二阶段的战略计划，明确了第二阶段战略计划实施时间为 2013 年至 2022 年，并且制定了相应的战略目标与核心内容。

在日本厚生劳动省主持下，都道府县各级政府机构和学术团体经过三年多的广泛调查，经过"日本健康 21"计划委员会、地方听证会和专题研讨会广泛讨论、反复论证，确定了国家健康政策。其中，调查研究领域主要包括：①利用现行健康管理机构获得人口健康与评估资料；②全国人口普查的基础数据；③医疗机构提供的疾病谱系、死亡原因以及医疗费支出等医疗信息；④目前疾病预防与保健康复领域的最新科学研究成果。根据调查研究结果，确定了日本社会国民健康存在的两个突出问题：人口出生率持续下降，2050 年日本总人口数量将下降

20%，减至 8900 多万，平均年龄增至 55 岁，老年人口比例将超过 40%；肿瘤、糖尿病、心脑血管疾病等慢性病是影响人口健康的主要疾病谱系，也是医疗费用支出的主要构成部分。

针对国民健康领域的两个突出问题，"健康日本 21"计划从预防保健入手，充分考虑了疾病经济负荷，健康改善的可能性、有效性和提供健康服务所能达到的健康改善程度与需要社会资源比价三方面因素，提出了将"减少壮年死亡、延长健康寿命、提高生活质量、实现全民身心健康、建立活力社会"作为计划总目标的健康策略，同时明确了便于执行和评估的具体目标，即营养与饮食、身体活动与运动、休闲与心理健康、控制吸烟、控制饮酒、牙齿保健、糖尿病预防、循环系统疾病预防、癌症预防 9 大类领域共 70 个目标值。

"日本健康 21"计划的制订，从传统的经验模式向基于数据证据的循证实践的模式转变，从而提高了管理与服务的科学性、针对性、实效性。这样既顺应了国民提高个人及家庭生活质量的需求，也应对了人口逐步老龄化和疾病带来的社会服务、医疗保健成本的增加，有效减轻了社会负担，既兼顾个人及整体的利益，又充分考虑了服务资源的分布，保证了预期目标的实现。

日本健康增进的重点放在了政策的制定方面。日本社会基本实现了从以健康体检为主的疾病预防形式，转向重视开展健康教育的一级预防，始终强调健康是一个国民运动。为了实现健康增强的目标，需要国家行政机关、地方政府、企业、学校、家庭以及保险部门、非营利组织、媒体等全社会协力营造一个支持环境。国家是制定"健康日本 21"的核心机构，其作用是制定基本方针，建立掌握全国健康指标的信息系统，收集和分析信息，追踪目标值完成情况，并将结果反馈给国民和健康团体。

借助于法律和制度推行健康教育与健康管理,是日本历次开展国民健康促进运动的成功经验。为了配合"健康日本 21"计划更好地贯彻实施,2002 年 8 月日本政府颁布了《健康增进法》,以法律形式确定了"健康日本 21"计划的战略地位。在 2005 年正式颁布实施的《食育基本法》,这是一部以"确保全体国民身心健康、活力一生"为主要目的的国家大法。另外,日本厚生劳动省于 2006 年还发布了《运动指南 2006》,为预防和纠正国民的不良生活习惯而设定了身体健康指标及相应运动量,国民可以按照这份指南,了解体力状况,测评自己的运动危险度以防止运动伤害,了解和掌握必要的科学健身知识与运动技能。

(六)泰国:30 泰铢计划

2001 年泰爱泰党(Thai Rak Thai Party)在竞选中提出"30 泰铢计划",即患者每次看病只需支付 30 泰铢(约合人民币 6 元),其他医疗费用由政府承担。这为他们大选取得胜利起到了重要作用。大选胜利后,执政党有强烈的政治意愿兑现竞选承诺。卫生部官员抓住这一机遇,与执政党及部分学者结成联盟,成功地推动了这次全民健康覆盖改革。

"30 泰铢计划"试点工作于 2001 年 4 月就已经开始在泰国 6 个省实施,覆盖当时没有任何健康保险福利的人群。2001 年 7 月该项目迅速扩展至 21 个省,到 2001 年 10 月实现了全民健康覆盖的目标,所有中央直属行政区划(首都曼谷除外)都加入了这一计划。泰国在短时间里迅速实现了这一保障计划的全人口覆盖。2006 年 10 月新政府上台后,30 泰铢的共付费用也被取消了。

全民健康覆盖计划的服务内容包括门诊和住院,也包含公共卫生、急诊、康复等服务。全民健康覆盖的服务包内容不断扩展,比如后来增加了艾滋病抗病毒治疗以及肾透析治疗等项目。全民健康覆盖计划也采用了基本药物目录。在卫生服务提供方面，泰国成立了区域医疗联合体。区域医疗联合体作为主要的服务提供方，与医保局签订服务合同。区域医疗联合体由一家区级医院和 10～12 家卫生院组成。区级医院通常有 3～4 名全科医生、30 名护士、2～3 名药剂师、1 名牙医以及别的辅助人员，区级医院有大约 30 张病床。卫生院则只有 3～5 名护士及其他辅助人员。全国共有 900 个这样的医疗联合体，每个医疗联合体覆盖的人群为 1 万到 15 万人。区域医疗联合体作为医疗卫生服务提供的守门人，为当地居民提供基本的医疗卫生服务。居民需要与该联合体签约，才能享受免费的医疗服务。居民第一次就诊时，必须到该医疗联合体接受诊疗服务。如果基层医生判断需要更高级别的医疗服务，会将患者转诊至二、三级医疗机构就医。

同时，该制度的设计比较灵活，居民也有权利绕过基层的区域医疗联合体，直接到大医院接受服务，但是不能享受免费服务，所有医疗费用必须自费。与此相适应，医保资金的流向也发生了变化。泰国全民健康覆盖计划完全依靠政府投入为 74% 的居民提供医疗保健服务，这对一个中等收入国家的财政来说，是一个不小的挑战。因此，如何设计合理的支付方式以控制医疗费用，成为政策设计者的一项主要任务。

泰国全民健康覆盖计划最初设计的支付方式为按人头支付。改革家希望通过这种支付方式，改变资源配置不公平的现状。大多数人力资源和其他资源集中在经济发达的中部地区，其他地区虽然人口众多，所获得的医疗资源却相对偏少。按人头支付方式的设计初衷是使人口众多的欠发达地区可以多获得一些资金，从而吸引更多的卫生人才到这些地区工作。同时该政策也可以迫使城市地区主动减少卫生人力。到 2011 年，人均费用上升到 2694 泰铢，政府为全民健康覆盖计划的总投入增加到 1200 亿泰铢。

（七）小结

基于居民健康的国家发展战略的核心是研究居民健康的决定因素，以及改善居民健康状况所需要的政策及环境。这不仅是一个跨部门，以及与社会各项政策相关的发展战略，而且也是一种将健康决定因素与其相关政策有机结合起来的发展战略；不仅建立了具体而明确的指标体系，而且还具有比较可信和准确的实证数据支持，并有配套与完整的评价与监督指标体系。研究基于居民健康的国家发展战略，不仅能够随时了解战略的实际进程，还能够不断调整战略实施过程中所出现的偏差。每个国家都是根据其各自的国情，结合医疗卫生服务体制的特点，以及居民健康状况的实际情况而制定其战略，并具有各国自己的特色；同时，各国的健康战略计划均体现出分阶段、逐步提升的发展进程。

世界各国的健康战略对推进健康中国建设都具有一定的借鉴意义，我们应当学习其长处，同时吸取经验教训。由于国情不同，不能一味地照搬，而是应该通过实际考察，研究出符合中国国情的健康战略。健康战略体现公平性原则，关注弱势人群，努力缩小弱势人群与普通居民的健康差距，强调卫生服务的可及性，从而促进我国卫生服务领域公平性的提高。此外，健康战略考虑了其人口结构变化、医学技术进步等因素，强调了卫生投入与信息资源等方面的支撑作用，注重卫生系统的可持续发展。我国健康战略的制定应积极引导社会和全体居民的有效参与，充分反映各方利益的诉求。

参考文献

[1] Grad F P. The Preamble of the Constitution of the World Health

Organization［J］. Bulletin of the World Health Organization，2002，80（12）：981-984.

［2］ Murphy K M，Topel R H. The Value of Health and Longevity［J］. Journal of Political Economy，2006，114（5）：871-904.

［3］ Ståhl T，Wismar M，Ollila E，et al. Health in All Policies：Prospects and Potentials［R］. Helsinki：Ministry of Social Affairs and Health，2006.

［4］ 世界卫生组织.健康促进术语汇编［M］.郑伯承,薛建平,译.北京：北京医科大学出版社,1999.

［5］ Rodgers B L. Exploring Health Policy as a Concept［J］. Western Journal of Nursing Research，1989，11（6）：694-702.

［6］ 张来虎,王开辉.政策科学与健康政策［J］.国外医学：医院管理分册,2002（3）：42-43.

［7］ 冯显威,顾雪非.健康政策的概念、范围及面临的挑战与选择［J］.中国卫生政策研究,2011,4（12）：58-63.

［8］ 王小万,代涛,朱坤.“健康国家”战略发展的过程与国际经验［J］.新华文摘,2009（2）：125-126.

［9］ Anderson G F，Poullier J P. Health Spending，Access，and Outcomes：Trends in Industrialized Countries［J］. Health Affairs，1999（18）：178-192.

［10］ Docteur E，Oxley H. Health Care Systems：Lessons from the Reform Experience ［R］. Paris：Economics Department，OECD，2003.

［11］ 韩启德.健康中国 2020：基于中国国情的卫生经济学战略思考［J］.中国卫生经济,2009,28（9）：5-8.

[12]　中华人民共和国卫生部.《"健康中国 2020"战略研究报告》解读[J].中老年保健,2012(10):5.

[13]　陈婷,方鹏骞.健康中国建设需要评价指标[J].中国卫生,2016(8):84-85.

[14]　Lord D. Our NHS, Our Future [M]. London: Richmond House,2007.

[15]　Ministry of Health. Health Canada,2013—2014 Report on Plans and Priorities[R]. Ottawa: Canadian Government Publishing,2013.

[16]　张鑫华,王国祥.从"健康日本 21"计划实施看日本社会国民健康的管理与服务[J].成都体育学院学报,2014,40(9):19-23.

第二章

中国公立医院政策分析与评价

健康是人类社会发展的核心和追求,是经济社会可持续发展的源泉与动力,维护公民的基本健康是每个国家政府的基本责任和使命。我国公立医院是医疗服务提供的主要主体,是守护人民群众基本健康的最后堡垒。公立医院的改革与发展关系到全民健康目标的顺利实现,关系到公民健康水平的提升与公平,关系到健康中国战略目标的顺利实现。本章在我国特定的社会经济体制改革的时代背景下,结合我国卫生事业与公立医院改革的政策沿革与发展变化,梳理和分析了当前中国公立医院发展与改革相关政策,通过典型案例研究,对公立医院政策实施效果进行评估,针对公立医院政策实施过程中存在的问题,提出政策建议与展望,试图为下一步深入推进公立医院发展与改革和现代医院管理制度的建立提供政策参考。

一、中国公立医院政策梳理

(一)相关概念界定

1. 医院

医院是运用医学科学理论和技术,对病人或特定人群进行疾病的预防和治疗,提供保健服务的场所,备有一定数量的病床、医务人员和必要的设备,通过医务人员的集体协作,以达到对住院或门诊患者实施诊疗护理与防病工作的医疗事业机构。根据定义,医院应至少具备以下基本条件:①医院应有正式的病房和一定数量的病床设施,应有能力对住院患者提供合格与合理的诊疗、护理和基本生活服务。以实施住院诊疗为主,一般设有相应的门诊部。②应有基本的医疗设备。③应有相应的、系统的人员编配。④医院应具备基本的医疗、休养环境及卫生学管理设施。

2. 公立医院

公立医院是指由各级政府或者国有企事业单位利用国有资产举办的非营利性医院,我们将公立医院的范围界定为资本结构为国有独资或是国有控股的医院,其基本特征为体现国家资本意志,具有公益性质,提供最基本的医疗服务,承担维护健康公平的社会责任等。根据举办主体类别的不同,公立医院分为政府办医院(根据功能定位主要划分为县办医院、市办医院、省办医院、部门办医院)和其他公立医院(主要包括军队医院、国有和集体企事业单位等举办的医院)。

3. 公立医院与民营医院的对比

公立医院是指政府或社会其他组织为了社会公益目的,利用国有资产举办的,纳入财政预算管理的非营利性医院。从产权结构角度讲,公立医院也指基于出资人角度,医院的资本结构中国有资本独资或控股的医院,主办主体包括政府、国有企事业单位等,其基本特征为体现国有资本意志,具有公益性质,提供基本医疗服务,承担维护健康公平的社会责任等。

民营医院(亦称非公立医院、私立医院),是指由社会资本(含外资)依法建立的自主经营、自负盈亏的医院,主要包括联营、股份合作、私营、港澳台投资和外商投资等注册类型。根据经营性质不同,民营医院分为营利性医院与非营利性医院。民营医院的社会责任体现是医院的自主自愿行为。因此,民营医院与政府之间的关系与公立医院略有不同。两者的管理制度对比详见表 2-1。

表 2-1 公立医院与民营医院的管理制度对比

内　　容	公 立 医 院	民 营 医 院
举办主体与基本特征	由国有资产独资或控股举办;为社会公众利益服务而设立,不以营利为目的	由私有资本独资或控股举办的医疗服务机构,分为营利性和非营利性
提供服务范围	基本医疗服务,政府交办的其他任务	根据市场需求自主确定医疗服务项目
政府财政补贴	享受	政府可以根据需求向其购买相关服务,该部分享受补贴;从总体上看,不享受财政补贴
医疗服务价格	执行政府规定的医疗服务指导价格	非营利性医院同公立医院一样,接受政府规定的医疗服务指导价格;营利性服务价格放开,依法自主经营
税收	享受相应的税收优惠政策(免营业税、所得税及其他税费)	非营利性医疗机构享受与公立医疗机构相同的税收和价格政策。营利性医疗机构按照国家规定照章纳税;享受相应的税收优惠政策
运营管理	执行财政部、卫健委等颁布的规章、政策,如《医院财务制度》《医院会计制度》等	参照执行企业的财务、会计制度和有关政策

内　　容	公 立 医 院	民 营 医 院
许可	由卫生主管部门颁发医疗机构执业许可证,由民政部门颁发非企业单位登记证	由卫生主管部门颁发医疗机构执业许可证,非营利性医院由民政部门颁发非企业单位登记证,营利性医院由市场监督管理局颁发企业法人营业执照
人员聘用	属于差额拨款事业单位;人员定岗定编,聘用由医院向主管行政部门、人社部门、编办汇报后经由相关部门公开招聘	拥有人员招聘、管理绝对自主权,按照医院实际发展需求招聘职工
职工待遇	收入较稳定,采用岗位绩效工资制度,工资组成包括岗位工资、薪级工资、绩效工资、奖金等;福利待遇较好	绩效工资制度下,职工的收入跟其实际工作量直接挂钩

(二)中国公立医院政策梳理

我国正在经历经济与社会管理体制重大变革,公立医院的改革与发展时刻受同期经济、社会管理体制改革进程的影响,同时又因为医疗卫生服务系统具有公益属性与自身特殊性,所以公立医院改革呈现出其特有的复杂性。公立医院相关政策主要涉及公立医院发展和公立医院改革两大部分。

　　近年来,国家出台了一系列政策文件,为推进改革提供了依据和制度保障。本节通过梳理和分析公立医院发展与改革过程中国家层面颁布的主要政策,明确当前政策的现状与问题,为进一步完善我国公立医院发展与改革政策体系、深化公立医院改革提供参考依据,主要包括六大方面政策,即医院治理与监管、人事与薪酬制度、医院财务制度、医疗质量与安全、医院信息化建设、公立医院改革,详见表2-2至表2-7。

表 2-2　公立医院治理与监管相关政策

发布时间	发布部门	文件名称	相关内容
2017 年 7 月	国务院办公厅	《国务院办公厅关于建立现代医院管理制度的指导意见》	完善医院管理制度,建立健全医院治理体系。明确政府对公立医院的举办职能,明确政府对医院的监管职能;落实公立医院经营管理自主权;加强社会监督和行业自律
2018 年 5 月	国家卫生健康委员会办公厅、国家中医药管理局办公室	《关于开展制定医院章程试点工作的指导意见》	医院应当以章程为依据,制定内部管理制度及规范性文件、提供医疗卫生服务、建立管理机制,落实公立医院综合改革的各项政策,不断满足人民群众的健康需求。此外,规定了章程应明确的医院基本情况、医院内部管理的组织结构、医院自主管理的议事规则和办事程序等事项

续表

发布时间	发布部门	文 件 名 称	相 关 内 容
2018年6月	中共中央办公厅	《关于加强公立医院党的建设工作的意见》	公立医院实行党委领导下的院长负责制,明确公立医院党委职责,充分发挥公立医院党委的领导作用,切实加强公立医院领导班子、干部队伍和人才队伍建设,着力提升公立医院基层党建工作水平等内容

表 2-3　公立医院人事与薪酬制度相关政策

发布时间	发布部门	文 件 名 称	相 关 内 容
2006年6月	人事部、财政部	《事业单位工作人员收入分配制度改革方案》	实行岗位绩效工资制,遵循"以岗定薪、岗变薪变"的原则。薪酬分岗位工资、薪级工资、绩效工资和津贴补贴四个部分
2015年5月	国务院办公厅	《国务院办公厅关于城市公立医院综合改革试点的指导意见》	在考虑医疗行业特点的基础上,合理确定医务人员的薪酬水平,强化医务人员绩效考核机制

续表

发布时间	发布部门	文件名称	相关内容
2017年1月	人社部、财政部、国家卫生计生委、国家中医药管理局	《关于开展公立医院薪酬制度改革试点工作的指导意见》	要求11个综合医改试点省份各选择3个市(州、区),开展公立医院薪酬改革试点
2017年12月	人社部、财政部、国家卫生计生委、国家中医药管理局	《关于扩大公立医院薪酬制度改革试点的通知》	提出"两个允许",即允许医疗卫生机构突破现行事业单位工资调控水平,允许医疗服务收入扣除成本并按规定提取各项基金后主要用于人员奖励,同时鼓励探索实施年薪制

表2-4 公立医院财务制度相关政策

发布时间	发布部门	文件名称	相关内容
2010年12月	财政部、卫生部	《医院财务制度》	对医院预算管理、收入管理、支出管理、成本管理、收支结余管理、流动资产管理、固定资产管理、无形资产及开办费管理、对外投资管理、负债管理、净资产管理、财务清算、财务报告和分析、财务监督等进行了规定

发布时间	发布部门	文件名称	相关内容
2010年12月	财政部	《医院会计制度》	对会计科目名称和编号、会计科目使用说明、会计报表格式、会计报表编制说明、成本报表参考格式等进行了规定
2015年12日	财政部、国家卫生计生委、国家中医药管理局	《关于加强公立医院财务和预算管理的指导意见》	推行全面预算管理,规范公立医院收支运行,强化预算约束,提高公共资源利用效益。加强成本核算和控制,强化绩效考核,合理控制医院运行成本。建立财务报告制度和注册会计师审计制度,强化内部控制,完善医院内部控制体系。建立财务信息公开制度,强化社会监督,提高医院财务运行透明度。落实总会计师制度,强化医院财务管理责任,规范医院经济活动
2015年3月	国家卫生计生委办公厅	《公立医院预决算报告制度暂行规定》	规定公立医院实行年度预算报告和年度决算报告制度

表 2-5　公立医院医疗质量与安全相关政策

发布时间	发布部门	文件名称	相关内容
2016 年 12 月	国家卫生计生委办公厅	《国家卫生计生委办公厅关于实施有关病种临床路径的通知》	为进一步推进深化医药卫生体制改革，规范诊疗行为，保障医疗质量与安全，委托中华医学会组织专家制（修）订临床路径，共 1010 个。将推进临床路径管理与医疗质控、绩效考核、医疗服务费用调整、支付方式改革、医疗机构信息化建设等相结合
2016 年 8 月	国家卫生计生委、国家发改委、教育部等 14 部门	《关于印发遏制细菌耐药国家行动计划（2016—2020 年）的通知》	从国家层面实施综合治理策略和措施，对抗菌药物的研发、生产、流通、应用、环境保护等各个环节加强监管，加强宣传教育和国际交流合作，应对细菌耐药带来的风险挑战
2017 年 2 月	国家卫生计生委办公厅	《关于进一步加强抗菌药物临床应用管理遏制细菌耐药的通知》	严格落实抗菌药物临床应用管理有关要求，加强抗菌药物临床应用管理技术支撑体系建设，加强抗菌药物临床应用和细菌耐药监测与评价，加强抗菌药物临床应用重点环节管理

续表

发布时间	发布部门	文件名称	相关内容
2017 年 12 月	国家卫生计生委、国家中医药管理局	《关于印发进一步改善医疗服务行动计划（2018—2020 年)的通知》	在总结 2015－2017 年改善医疗服务行动计划经验成效的基础上，自 2018 年起，医疗机构要建立预约诊疗制度、远程医疗制度、临床路径管理制度、检查检验结果互认制度、医务社工和志愿者制度。同时提出了创新医疗服务模式，满足医疗服务新需求的 10 项重点工作任务
2018 年 6 月	国家卫生健康委办公厅、国家中医药管理局办公室、中央军委后勤保障部办公厅	《关于印发医疗机构处方审核规范的通知》	要求药学专业技术人员运用专业知识与实践技能，根据相关法律法规、规章制度与技术规范等，对医师在诊疗活动中为患者开具的处方，进行合法性、规范性和适宜性审核，并作出是否同意调配发药的决定。同时，对处方审核基本要求、审核依据与流程、审核内容、审核质量管理、培训等做出了详细规定

表 2-6　公立医院信息化建设相关政策

发布时间	发布部门	文件名称	相关内容
2015 年 7 月	国务院	《国务院关于积极推进"互联网＋"行动的指导意见》	大力发展以互联网为载体、线上线下互动的新兴消费,加快发展基于互联网的医疗、健康、养老、教育、旅游、社会保障等新兴服务,创新政府服务模式,提升政府科学决策能力和管理水平
2018 年 4 月	国务院办公厅	《国务院办公厅关于促进"互联网＋医疗健康"发展的意见》	健全"互联网＋医疗健康"服务体系。加快建设基础资源信息数据库,完善全员人口、电子健康档案、电子病历等数据库。协调推进统一权威、互联互通的全民健康信息平台建设,逐步实现与国家数据共享交换平台对接联通。利用信息技术,优化服务流程,提升服务效能,提高医疗服务供给与需求的匹配度
2018 年 8 月	国家卫生健康委办公厅	《关于进一步推进以电子病历为核心的医疗机构信息化建设工作的通知》	不断加强电子病历信息化建设,实现诊疗服务环节全覆盖,发挥临床诊疗决策支持功能,推进系统整合和互联互通。 充分发挥电子病历信息化作用,促进医疗管理水平提高,改善医疗服务体验,促进智慧医院发展

续表

发布时间	发布部门	文 件 名 称	相 关 内 容
2018年 12月	国家卫生 健康委办 公厅	《关于印发电子 病历系统应用水 平分级评价管理 办法(试行)及评 价标准(试行)的 通知》	要求地方各级卫生健康行政部门要 加大工作力度,组织辖区内有关医 疗机构持续推进电子病历信息化建 设,提高管理信息化水平。 到2019年,所有三级医院要达到分 级评价3级以上;到2020年,所有 三级医院要达到分级评价4级以 上,二级医院要达到分级评价3级 以上

表 2-7 公立医院改革相关政策

发布时间	发布部门	文 件 名 称	相 关 内 容
2010年 2月	卫生部、 中央编办、 国家发改 委、财政部、 人社部	《关于公立医 院改革试点的 指导意见》	各省、自治区、直辖市分别选择1~2 个城市(城区)作为公立医院改革试点 城市。国家在各地试点城市范围内, 选出16个有代表性的城市,作为国家 联系指导的公立医院改革试点城市
2012年 6月	国务院 办公厅	《关于县级公 立医院综合改 革试点的意 见》	在全国选择300个左右县(市)作为改 革试点

发布时间	发布部门	文件名称	相关内容
2015年5月	国务院办公厅	《国务院办公厅关于全面推开县级公立医院综合改革的实施意见》	2015年,在全国所有县(市)的县级公立医院破除以药补医,以管理体制、运行机制、服务价格调整、人事薪酬、医保支付等为重点,全面推进县级公立医院综合改革。2017年,现代医院管理制度基本建立,县域医疗卫生服务体系进一步完善,县级公立医院看大病、解难症水平明显提升,基本实现大病不出县,努力让群众就地就医
2015年5月	国务院办公厅	《国务院办公厅关于城市公立医院综合改革试点的指导意见》	破除公立医院逐利机制,落实政府的领导责任、保障责任、管理责任、监督责任,充分发挥市场机制作用,建立起维护公益性、调动积极性、保障可持续的运行新机制;构建起布局合理、分工协作的医疗服务体系和分级诊疗就医格局,有效缓解群众"看病难、看病贵"问题

续表

发布时间	发布部门	文件名称	相关内容
2017 年 4 月	国家卫生计生委、财政部、中央编办、国家发改委、人社部、国家中医药管理局、国务院医改办	《关于全面推开公立医院综合改革工作的通知》	9 月 30 日前,全面推开公立医院综合改革,所有公立医院全部取消药品加成(中药饮片除外)。到 2017 年底,前 4 批试点城市公立医院药占比(不含中药饮片)总体下降到 30% 左右;百元医疗收入(不含药品收入)中消耗的卫生材料降到 20 元以下;实行按病种收付费的病种不少于 100 个;预约转诊占公立医院门诊就诊量的比例要提高到 20% 以上;区域内所有二级及以上公立医院和 80% 以上的基层医疗卫生机构与区域人口健康信息平台对接;60% 的基层医疗卫生机构与上级医院建立远程医疗信息系统
2018 年 3 月	国家卫生计生委、财政部、国家发改委、人社部、国家中医药管理局、国务院医改办	《关于巩固破除以药补医成果 持续深化公立医院综合改革的通知》	公立医院综合改革已全面推开,取消药品加成,逐步建立维护公益性、调动积极性、保障可持续的运行新机制,取得了重大阶段性成效。但公立医院运行新机制需要巩固完善,"三医"联动改革有待加强,重点领域和关键环节改革亟须深化,医务人员积极性有待进一步调动。要坚持以人民健康为中心、以问题为导向,全面取消以药补医,健全现代医院管理制度,巩固改革成果,持续深化改革

续表

发布时间	发布部门	文件名称	相关内容
2019 年 11 月	国务院深化医药卫生体制改革领导小组	《关于进一步推广福建省和三明市深化医药卫生体制改革经验的通知》	充分发挥典型经验对全局改革的示范、突破、带动作用,推动医改向纵深发展,进一步推广福建省和三明市医改经验,因地制宜积极借鉴其改革路径和做法,切实加强医改组织领导,加大药品耗材集中采购改革力度,严格医疗机构绩效考核和药品耗材使用监管,及时动态调整医疗服务价格,加大薪酬制度改革创新力度,大力推进医保精细化管理,构建优质高效的整合型医疗卫生服务体系

二、中国公立医院政策实施效果评估

(一)珠海市公立医院改革效果评估

珠海市公立医院改革遵循属地化原则,全市共有公立医院 16 家,其中驻珠医院 3 家、市属医院 5 家、区属医院 8 家。本研究根据分层随机抽样原则,实地调研了珠海市公立医疗机构 8 家,包括驻珠医院 1 家(遵义医科大学第五附属(珠海)医院),市属医院 5 家(珠海市人民医院、珠海市中西医结合医院(珠海市第二人民医院)、珠海市妇幼保健院(珠海市妇女儿童医院)、珠海市慢性病防治中心(珠海市第三人民医院、珠海市呼吸病研究所)、珠海市口腔医院),区属医院 2 家(珠海市香洲区人民医院、珠海市平沙医院）。根据全市公立医院提供的数据及现场核查情况，对珠海市公立医院综合改革总体效果做如下分析。

1. 服务量情况

门急诊服务方面，总体呈缓慢增长趋势。2017 年，珠海市公立医院总门急诊人次为 757.95 万人次，较 2015 年增长 4.84%（表 2-8），其中三级医院服务 491.58 万人次，二级医院服务 228.36 万人次。大部分公立医院门急诊服务人次较 2015 年显著增加。二级医院门急诊人次总体增长速度高于三级医院，说明患者流向有所调整，珠海市分级诊疗制度有所推进。

表 2-8 珠海市公立医院医疗服务量情况

指　　标	2017 年	较 2015 年增长
门急诊人次	757.95 万	4.84%
出院人次	26.75 万	35.78%

住院服务方面，服务量整体呈快速增长趋势，较 2015 年增长了 35.78%。各级各类医疗机构服务量均有不同程度的增长。其中三级医院提供服务量占总服务量的 80.3%，二级医院的住院服务利用率也正得到逐步提高。

将门急诊数据与住院数据进行对比发现，住院人次的增长速度高于门急诊的。这可能有两方面原因：一是三级医院由于功能定位而导致疑难重症患者数量增加；二是可能存在不合理住院的情况，需要进一步加强监管，防止费用进一步增长。

2. 服务效率情况

床位使用率和平均住院日是评价医疗机构服务效率的重要指标。总的来看，各级各类医疗机构的服务效率不断提升，医疗资源利用率不断提高。

床位使用率方面,2017 年较 2015 年增长了 10.81%(表 2-9),三级医院床位使用率远高于二级医院和未定级医院,床位资源得到充分利用。

表 2-9　珠海市公立医院医疗服务效率情况

指　　标	2017 年	较 2015 年增长
床位使用率	66.84%	10.81%
平均住院日	8.50 天	−0.39 天

平均住院日方面,2017 年较 2015 年略有缩短。三级医院平均住院日为 8.1 天,二级医院为 6.2 天,二级医院床位周转更快。三级医院和二级医院床位周转率均有不同程度的提高。若要评价微观效率还需对各医院住院患者病种结构进行进一步分析判断。

3. 患者医疗费用情况

门急诊次均费用方面,全市平均门急诊患者次均医疗费用较 2015 年增长了 10.6%(表 2-10)。二级医疗机构费用增长速度超过三级医院的。在次均费用不断增长的情况下,次均药品费用得到了显著的控制,较 2015 年显著下降。门急诊费用结构总体趋于合理,平均药占比下降到 28.2%,符合公立医院综合改革要求的 30% 以下。

表 2-10　珠海市公立医院患者医疗费用情况

指　　标	2017 年	较 2015 年增长
门急诊患者次均医疗费用	232.1 元	10.6%
门急诊患者次均药品费用	65.5 元	−12.5%
门急诊药占比	28.2%	—

指　　标	2017 年	较 2015 年增长
住院患者次均医疗费用	7251.1 元	17.8％
住院患者次均药品费用	1488.2 元	18.9％
住院药占比	20.5％	—

住院患者次均费用增长速度较快。次均医疗费用为 7251.1 元,较 2015 年增长了 17.8％。三级医疗机构的次均住院费用为 11201 元,远高于二级医疗机构的 4781 元。三级医院次均医疗费用增长率为 20％,略高于二级医院的 16.5％。可以看出,患者在三级医院的住院经济负担远超过在二级医院的。对比住院费用的增长速度和门急诊费用增长速度可以发现,珠海市医疗费用的快速增长主要源于住院费用的快速增长。住院费用结构方面,平均药占比约为 20.5％,次均药品费用较 2015 年增长 18.9％。三级医疗机构的住院患者次均药品费用 2453 元高于二级医疗机构的 1043 元。

4. 医疗收入与结构情况

对珠海市各级各类公立医院总医疗收入进行统计分析发现,珠海市公立医院医疗收入增长迅速,除慢性病防治中心外的所有医院近两年的年均增长率均超过了国家公立医院改革要求的年增长率(10％)。2017 年 15 家公立医院(广东省中医院珠海医院数据未获取)的总医疗收入超过 50 亿元。2017 年总医疗收入较 2015 年(34.9 亿元)增长了 43.6％,各级公立医院总医疗收入都有不同程度的增长,其中二级医院发展迅速,医疗收入增长普遍较快。各医院的药占比基本下降到公立医院改革要求的 30％以下,控制较好,较 2015 年均有不同程度的下降(表 2-11)。

表 2-11　珠海市公立医院医疗收入与结构情况

指　　　标	2017 年	较 2015 年增长
总医疗收入	501399.8 万元	43.6％
药占比	24.5％	−6.9％
百元医疗收入（不含药品收入）消耗的卫生材料费用	18.2 元	−1.3 元
检查收入	95486.6 万元	90％
化验收入	71001.1 万元	70.4％

　　在药品收入以及药占比逐年下降的情况下，百元医疗收入（不含药品收入）消耗的卫生材料费用亦略有下降，大部分降到 20 元以下。

　　在药品收入和耗材费用下降的情况下，检查和化验收入的总量显著增加，这是医疗收入增加的重要原因之一。二级医院的检查和化验收入增长更快。

5. 医务人员满意度分析

　　总体上，医务人员对工作满意的占 58.87％，不满意的占 41.13％，满意当前工作的医务人员数大于不满意的。总体上，让医务人员感到满意的前两个原因分别是单位工资待遇好和执业环境好且稳定，说明医务人员对物质激励和工作环境较为满意。工作体现个人价值、社会地位高、有成就感也占有一定比例。调查结果说明在建立激励制度时应在物质激励方面满足医务人员正常需求，同时也要注重精神激励。在工作不满意原因方面，52.64％的医务人员不满意的原因是工作时间长、强度大，46.46％的医务人员不满意的原因是收入相对较低。这说明现阶段医院改革需要在缩短医务人员工作时间、降低工作强度和提高医务人员收入方面进一步改善,以降低医务人员的不满意度。

从医务人员对医院的薪酬制度满意度分析,超过半数(51.49%)的医务人员对医院的薪酬制度满意度一般,较不满意和很不满意的分别占到 21.98% 和 9.89%,较满意和非常满意的分别占到 14.46% 和 2.18%。总体上不满意医院薪酬制度的医务人员偏多。从医院政策实施方式的满意程度分析,总体上有 26.80% 的医务人员对医院政策实施方式较满意,50.40% 的医务人员觉得一般(表 2-12)。

表 2-12 珠海市公立医院医务人员满意度

指标	非常满意	较满意	一般	较不满意	很不满意
对医院的薪酬制度满意度	2.18%	14.46%	51.49%	21.98%	9.89%
对医院政策实施方式的满意度	3.40%	26.80%	50.40%	15.40%	4.00%

6. 患者满意度分析

在患者总体满意度上,总的来看,患者就医总体满意度较高,84.4% 的患者对就诊服务表示满意,15.2% 的患者表示一般,0.4% 的患者表示不满意。

从"看病难,看病贵"问题的改善情况上来分析,总的来说,28.1% 的患者表示近三年来该问题缓解很明显,51.4% 的患者表示感觉一般,20.6% 的患者感觉不明显或感到没有缓解。

从医务人员服务态度上的变化来分析,总的来看,88.0% 的患者表示近年来医务人员的服务态度较 2015 年变好了(表 2-13)。

表 2-13　珠海市公立医院患者满意度

项　　目	感受程度	人　　数	比　　例
就诊满意度	满意	460	84.4%
	一般	83	15.2%
	不满意	2	0.4%
医改前后"看病难,看病贵"问题是否有所缓解?	缓解很明显	152	28.1%
	感觉一般	278	51.4%
	缓解不明显	82	15.2%
	感觉没有缓解	29	5.4%
医改前后医务人员服务态度的变化	变好了	475	88.0%
	不明显	61	11.3%
	变差了	4	0.7%

(二)武汉市公立医院改革效果评估

全面推开城市公立医院综合改革试点是 2016 年的重点工作,根据《国务院办公厅关于印发深化医药卫生体制改革 2016 年重点工作任务的通知》(国办发〔2016〕26 号)、《武汉市人民政府关于印发武汉市公立医院综合改革试点工作方案的通知》(武政〔2015〕62 号)有关要求,为强化督导检查,严格实行责任考核,落实责任追究,现对 2016 年武汉市公立医院综合改革效果开展评价。

武汉市共有 18 家医疗机构参与城市公立医院改革试点。本研究抽取了 2 家试点医院与 2 家非试点医院调查医院运行和费用相关数据,并进行对比分析。此外,抽取武汉市普爱医院、武汉市第五医院、武昌医院、黄陂区人民医院、蔡甸区人民医院、东西湖区人民医院、黄陂区中医医院、蔡甸区中医医院、黄陂区妇幼保健院9家试点医院,对武汉市公立医院改革试点中医务人员满意度和患者满意度进行调查。

1. 服务量情况

改革试点医院的门急诊人次数增长率低于相应的非试点医院,说明改革试点医院的分级诊疗工作初见成效。与非试点医院相比,改革试点医院的出院人数增长率较低(表2-14),势必影响到医院的总收入。

表 2-14　公立医院改革试点医院与非试点医院医疗服务量情况

医院	门急诊人次数			出院人数		
	2015 年 2—9 月	2016 年 2—9 月	增长率 /(%)	2015 年 2—9 月	2016 年 2—9 月	增长率 /(%)
非试点医院 A1	1254960	1478540	17.82	93553	102305	9.36
试点医院 A2	782665	836848	6.92	41839	43774	4.62
非试点医院 B1	594814	700652	17.79	30208	34783	15.14
试点医院 B2	412597	478496	15.97	18259	18735	2.61

2. 服务效率情况

公立医院改革试点医院病床使用率明显下降,且低于非改革试点医院,公立医院改革试点医院的病床使用率处于合理范围(85%～93%)。公立医院改革试点医院的出院者平均住院日呈下降趋势,说明医院充分利用了现有卫生资源,提高了医院整体运行效率(表2-15)。

表 2-15　公立医院改革试点医院与非试点医院服务效率情况

医院	病床使用率			出院者平均住院日		
	2015 年 2—9 月 /(%)	2016 年 2—9 月 /(%)	增长量 /(%)	2015 年 2—9 月 /天	2016 年 2—9 月 /天	增长量 /天
非试点医院 A1	109.29	117.13	7.84	9.49	9.41	−0.08
试点医院 A2	108.76	93.87	−14.89	10.31	9.65	−0.66
非试点医院 B1	96.55	95.68	−0.87	11.28	10.61	−0.67
试点医院 B2	94.14	91.06	−3.08	10.13	9.59	−0.54

3. 患者医疗费用情况

（1）医疗总费用　公立医院改革试点医院的门急诊患者次均医疗费用和住院患者人均医疗费用增长趋势较缓或呈负增长（表 2-16），说明公立医院改革试点医院控制医疗费用，减轻患者医疗负担方面成效显现。

表 2-16　公立医院改革试点医院与非试点医院医疗费用情况

医院	门急诊患者次均医疗费用			住院患者人均医疗费用		
	2015 年 2—9 月 /元	2016 年 2—9 月 /元	增长率 /(%)	2015 年 2—9 月 /元	2016 年 2—9 月 /元	增长率 /(%)
非试点医院 A1	241.12	243.14	0.84	11702.97	12394.11	5.91
试点医院 A2	254.67	255.67	0.39	12982.19	13779.50	6.14
非试点医院 B1	249.84	252.47	1.05	11738.16	12271.34	4.54
试点医院 B2	272.61	235.51	−13.61	9674.51	9788.71	1.18

（2）药品费用及占比　公立医院改革试点医院的门急诊患者次均药品费用增长率、住院患者人均药品费用增长率均低于非改革试点医院，且均呈现负增长，降幅明显（表 2-17），说明改革中取消药品加成的

成效显现,患者医疗费用负担下降。

表 2-17　公立医院改革试点医院与非试点医院药品费用情况

医院	门急诊患者次均药品费用			住院患者人均药品费用		
	2015 年 2—9 月 /元	2016 年 2—9 月 /元	增长率 /(%)	2015 年 2—9 月 /元	2016 年 2—9 月 /元	增长率 /(%)
非试点医院 A1	137.98	138.07	0.07	3625.74	3712.05	2.38
试点医院 A2	138.60	134.80	−2.74	3798.66	3401.44	−10.46
非试点医院 B1	115.20	106.73	−7.35	4483.42	4455.91	−0.61
试点医院 B2	166.95	133.11	−20.27	3498.58	2611.20	−25.36

4. 医院收入与结构情况

(1) 医疗总收入　公立医院改革试点医院门诊收入和住院收入的增长幅度均低于非改革试点医院(表 2-18),这可能是取消药品加成和分级诊疗实施的结果,也可能与医疗服务价格调整滞后、财政补偿不到位等有关。这也预示,随着医改的深入推进,公立医院将面临经营困境,提示应尽早做出应对策略等。

表 2-18　公立医院改革试点医院与非试点医院医疗收入情况

医院	门诊			住院		
	2015 年 2—9 月 万元	2016 年 2—9 月 万元	增长率 /(%)	2015 年 2—9 月 万元	2016 年 2—9 月 万元	增长率 /(%)
非试点医院 A1	30259.25	35948.93	18.80	109484.79	126797.93	15.81
试点医院 A2	19931.93	21395.74	7.34	54316.18	60318.40	11.05
非试点医院 B1	15260.00	18196.00	19.24	35459.00	42683.00	20.37
试点医院 B2	11247.65	11269.26	0.19	17664.68	18339.14	3.82

(2) 药占比　2016 年 2—9 月份非试点医院 A1 和试点医院 A2 的

药占比分别为 34.82％和 31.23％,与 2015 年同期相比,其分别减少
了 0.98％和 3.47％;非试点医院 B1 和试点医院 B2 的药占比分别为
37.49％和 37.03％,与 2015 年同期相比,其分别减少了 2.58％和
8.09％(表 2-19)。可以看出,公立医院改革试点医院的药占比降幅大
于对应的非试点医院,取消药品加成政策得到落实,但是均在 30％以
上,因此其实际控制力度仍需加强。

表 2-19 公立医院改革试点医院与非试点医院药占比情况(％)

医院	2015 年 2—9 月	2016 年 2—9 月	增长率
非试点医院 A1	35.80	34.82	−0.98
试点医院 A2	34.70	31.23	−3.47
非试点医院 B1	40.07	37.49	−2.58
试点医院 B2	45.12	37.03	−8.09

(3) 百元医疗收入(不含药品收入)消耗的卫生材料费用 公立医
院改革试点医院百元医疗收入(不含药品收入)消耗的卫生材料费用增
长幅度大于非试点医院,且试点医院和非试点医院百元医疗收入(不含
药品收入)消耗的材料费用均在控制线 20 元以上(表 2-20)。这说明卫
生材料费用仍然不合规,也预示着今后的医改中要加大对百元医疗收
入(不含药品收入)消耗的卫生材料费用的管控力度。

表 2-20 公立医院改革试点医院与非试点医院百元医疗收入
(不含药品收入)消耗的卫生材料费用情况

医院	2015 年 2—9 月/元	2016 年 2—9 月/元	增长率/(％)
非试点医院 A1	26.75	25.33	−5.31
试点医院 A2	34.57	36.23	4.80
非试点医院 B1	28.51	26.93	−5.54
试点医院 B2	25.40	27.14	6.85

（4）检查与化验收入　公立医院改革试点医院检查与化验收入增长幅度放缓（表 2-21），且低于非试点医院，这与医疗服务中的检查和化验价格的下调有关。但检查和化验收入仍在增长，说明该部分的医疗服务价格调整不到位，需要出台相应措施加以推动。

表 2-21　公立医院改革试点医院与非试点医院检查与化验收入情况

医院	检查			化验		
	2015 年 2—9 月 /万元	2016 年 2—9 月 /万元	增长率 /（%）	2015 年 2—9 月 /万元	2016 年 2—9 月 /万元	增长率 /（%）
非试点医院 A1	16752.58	19647.04	17.28	16307.53	19520.78	19.70
试点医院 A2	8215.25	8698.78	5.89	7180.65	7449.18	3.74
非试点医院 B1	4254.06	5094.28	19.75	4803.05	6132.15	27.67
试点医院 B2	2917.63	3150.17	7.97	3858.60	4105.62	6.40

（5）挂号、诊察、床位、治疗、手术和护理收入　公立医院改革试点医院的挂号、诊察、床位、治疗、手术和护理收入增长幅度大于非试点医院（表 2-22）。原因为改革中的该部分的医疗服务价格上调得到落实，通过调整医疗服务价格提高了医院的收入。

表 2-22　公立医院改革试点医院与非试点医院
挂号、诊察、床位、治疗、手术和护理收入情况

医院	2015 年 2—9 月 /万元	2016 年 2—9 月 /万元	增长率 /（%）
非试点医院 A1	34213.62	39177.58	14.51
试点医院 A2	17835.12	21765.58	22.04
非试点医院 B1	16270.36	18043.24	10.90
试点医院 B2	7139.08	8485.56	18.86

6. 医务人员满意度分析

总体来说,半数以上(55.0%)医务人员对工作表示满意,45.0%的医务人员对工作不满意,医务人员对工作满意情况不佳(表 2-23)。让医务人员对现在工作感到满意的前两个原因分别是职业环境好且稳定,工作能体现个人价值且社会地位高。这说明尊重医务人员劳动价值对于提高工作满意度具有重要作用,建立激励制度时应当重视精神因素,多措并举。大部分医务人员对当前工作不满意的原因如下:收入相对较低;工作时间长、强度大;职业环境差且风险高。这说明现阶段公立医院改革在提高医务人员待遇、改善执业环境、降低工作风险方面需要进一步努力。

仅有 30% 的医务人员满意医院的薪酬制度,70% 的医务人员不满意医院的薪酬制度。这说明医务人员薪酬制度存在问题,无法发挥激励作用。现阶段公立医院改革中医务人员薪酬制度需要进一步设计和完善。

表 2-23 医务人员满意度情况

项目	满意	不满意
对目前工作是否满意	55.0%	45.0%
对医院管理层是否满意	61.2%	38.8%
对医院薪酬制度是否满意	30.0%	70.0%

7. 患者满意度分析

试点医院的患者就医总体满意度较高,满意度得分为 4.71 分(表 2-24)。在服务可及性、医院硬件条件、医务人员技术水平、医务人员服务态度、就医费用、药品报销比例 6 个维度中,满意度最高的是医务人员服务态度(4.73 分),患者满意度最低的为就医费用(3.16 分)。在就医费用中,14.47%的患者认为本次就医费用偏贵。

表 2-24　试点医院患者就医体验满意度得分情况

类别	就医总体满意度	服务可及性	医院硬件条件	医务人员技术水平	医务人员服务态度	就医费用	药品报销比例
得分	4.71	4.54	4.23	4.43	4.73	3.16	3.80

注:非常满意记为5分,一般满意记为3分,不满意记为1分。

与 2015 年相比,2016 年患者普遍认为试点医院目前在医院基础设施与就医流程、医务人员服务态度、药品费用方面均有不同程度的改善(图 2-1),尤其是医务人员服务态度方面,总体评价得分为 4.63 分,改善程度较大,这表明患者在医务人员服务态度的改善方面感知最为明显。

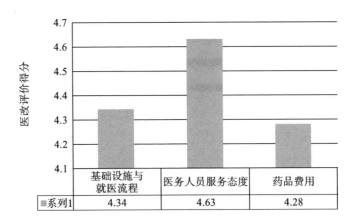

图 2-1　患者对医院服务总体评价情况

注:有改善(便宜了)为5分,变化不明显为3分,变差(变贵了)为1分。

（三）公立医院政策实施的其他典型案例

1. 山东潍坊

（1）医疗质量与安全管理 在完善医疗服务质量监管方面，潍坊市原卫生局完善了处理患者投诉的程序，并将处理的结果直接纳入对相关工作人员的绩效考评，以此加强对医疗服务质量的监控。另外，还规定了各医院药品收入比例，如果医院未能达标，院长会被扣分甚至解聘。

（2）医院财务制度 具体实行"国有资产托管制""收支预算审批制""总会计师制"和"建设项目报批制"四项制度。一是"国有资产托管制"，明确了卫生部门行使公立医院国有资产代理职能，代表政府行使出资人的权利，卫生部门拥有医院财务知情权、医院发展事项权、经营管理监督决策权。公立医院对外投资、合资以及资产出租、抵押、转让、拍卖，无论金额大小，均要报卫生部门审批。二是"收支预算审批制"，医院财务收支预算需由卫生部门批准，收支结余要先批后用，年度收支预算执行情况将作为院长考评指标。医院根据上年情况，结合本年预测，于每年 11 月提出下年度预定数额，编制预算。次年 1 月 20 日前，编制本年度工资总额报告，经卫生部门、财政部门审定后执行，多退少补。三是"总会计师制"，由卫生行政部门聘任总会计师，参与各公立医院的资金预算、运营与监管，确保国有资产的安全，加强财务监管。四是"建设项目报批制"，规定了审批、备案和自定 3 种报批形式。成本性支出不报不批，薪酬性支出只报不批，发展性支出必须报批。基本建设、20 万元以上设备购置、10 万元以上房屋设备修缮等重大发展事项实行审批制。政府通过加强对重大项目的监控，控制公立医院的发展规模，提高国有资产的利用率和卫生资源配置的效率。

（3）人事与薪酬制度　一是取消编制，实行全员聘用制。潍坊市取消了公立医院行政级别，院长享有用人权、分配权和经营权。取消医院人员编制定额后，医院根据发展需要，制定人员编制规划和年度用人计划，经卫生部门批准后执行。医院实行全员聘任制，新进人员由市人才服务中心代理人事关系。二是推行工资总额制和岗位工资制。制定具体的岗位工资，定岗定薪，岗变薪变。制定薪酬的主要依据有工作数量、工作质量、工作效率及社会效益等。对有突出贡献的专家、学科带头人给予特殊奖励。加强对医院收支结余的控制和对医院工作人员的激励。三是实行院长聘任制，院长由所属卫生行政部门聘任。实行院长年薪制，总额为本院职工年平均薪酬的 3～5 倍，具体薪酬根据年度考核结果确定，考评指标包括国有资产安全、医疗质量、医院工作效率、医院收支及成本控制、社会及员工满意度等。院长考评不合格的予以警告或免职。

2．江苏无锡

无锡市卫生局从 1984 年就开始了医疗改革的探索和实践，经历了"院长任期目标责任制""综合目标责任制"改革后，在 2001 年率先实施了"医疗服务、资产经营委托管理目标责任制"，将医院的经营权和所有权适当分离，2005 年推出了"管办分离"的改革。该改革方案主要有以下典型做法。

（1）医院治理与监管　在"托管制"改革的基础上，对医院进一步放权，实行法人代表任期责任制。公立医院院长是法人代表，由医院管理中心聘任，对医院全部医疗服务、资产经营活动和行为负总责。医院充分享有资产经营决策权、内部机构设置权、资产处置权。市医院管理中心负责每年对托管医院进行绩效评价，任期届满进行经济审计，实行经营责任追究，兑现风险奖惩。

（2）人事与薪酬制度　完善卫生人才流动机制，加快人事制度改革进程，进一步下放人事管理权和劳动用工权。公开岗位标准，全员公开竞聘。对于编制和养老问题，则实行"老人老办法、新人新办法"，凡属"老人"的职工，其退休后养老保险金由财政承担并全部纳入社会养老保障体系支付，新进人员除特殊人才外不再进入事业编制，实行合同制和代理制。进一步扩大医院自主分配权，允许医院在核定的工资总额内自主确定人员分配办法。

3. 上海申康

2002 年 9 月，上海着眼于卫生融资改革，成立上海卫生国有资产经营有限公司，实行企业化管理和市场化运作。2003 年 3 月，上海卫生国有资产经营有限公司将存量国有资产经过评估后逐步投入另一家新公司，成立上海申康投资有限公司，而其自身则成为上海市政府对卫生系统增量投入的出资人。2005 年 9 月，组建了上海申康医院发展中心，负责管理上海市属公立医院的运营。

（1）医院内部治理　公立医院院长获得了更大的人事管理权、内部组织设置权、经济分配权和年度预算执行权等医院自主经营的权利。同时也加强了医院日常经营管理，公立医院院长对国有资产负有安全、保值和有效利用的责任，对医院的经营管理负有管理责任。公立医院院长实行聘任制，建立了以管理业绩为核心的考核评价体系，将考核结果直接与奖惩挂钩，历年绩效考核结果作为院长任期考核的重要内容和选聘的重要依据，从而构建对市级医院院长明确有效的激励与约束机制。

（2）财务制度　一方面，将年度预算执行权作为公立医院的经营自主权下放给医院院长，明确院长作为医院的经营者，负责医院日常经营管理，对国有资产负有安全、保值和有效利用的责任，对医院的经营行为负有管理责任。另一方面,采取清产核资,实施战略规划管理,建立以工作计划为基础的预算管理机制,加强内部审计、财务决算审计和院长任期经济责任审计等手段,加强对市级医院运行的监管力度。

(3)人事制度　依据《关于落实直属单位人事管理工作的有关规定》,明确了将人才吸引、医院内部科室设置等 7 项事权下放,对高级专家延长退休年龄申报等 7 项工作实行分级管理,促进了医院人事工作效率的提高,进一步落实了医院的人事管理权。

三、中国公立医院政策与管理存在的问题

(一)多部门监管效率低下,社会监管参与度低

公立医院监管过程中有多部门参与,实施监管出现了"九龙治水"的格局。各部门的监管皆以其自身的职能定位为出发点。这种碎片化的监管,往往使得监管者在自我目标责任制的驱动下,按照自我需求行事,行政系统内部无法流畅传递,目标不同,难以协同。部门地区的各监管主体甚至因监管利益而相互博弈,进而导致资源的虚耗与浪费。此外,卫生部门是监管的主要实施主体,与公立医院存在着上下级关系,这导致了卫生部门往往采取行政命令式的监管,使得公立医院自身治理无法实现外部监管与内部监管机制的整合。在监管执行机制上,不同机构涉入监管之中,从而产生争权夺利或者踢皮球推卸责任等突出问题,导致当前公立医院的监管错位以及缺位,达不到公立医院监管的效率,达不到监管效果。总体而言,多部门监管中出现的监管的机制不完善、尚未建立切实可行的问责机制、监管部门权利滥用等问题,导致对公立医院的监管控制低效。

2010 年颁发的《关于公立医院改革试点的指导意见》明确指出要

建立社会多方参与的监管制度,充分发挥社会各方面对公立医院的监管作用。但是目前我国医疗卫生领域对公立医院的社会治理与监管路径尚少有研究,这方面的研究还处于探索阶段。我国公立医院还没有建立规范的信息披露机制,公立医院的社会治理与监管缺乏基础。社会监管道路障碍重重。

(二)人事薪酬制度不完善,缺乏激励与约束

薪酬制度改革政策并未全面落实,医务人员的激励和保障环节仍不完善,公立医院薪酬改革进展缓慢。总结各地实践经验,我国现行公立医院薪酬制度主要存在以下问题:一是薪酬分配不合理,缺乏合理的面向市场的激励价值,始终束缚着医院员工潜能的充分发挥。对优秀的人才没有吸引力,使优秀的人才流向其他医疗服务行业,造成人才的流失。二是内部薪酬体系不科学,薪酬体系设计的针对性不强、量化程度不高,透明度低,且薪酬管理技术水平较低,没有形成完善的"责、权、利"统一机制,医务人员积极性难以调动,工作效率低,医院经营效益受到影响。三是医院绩效考核制度不完善,薪酬分配与绩效考核严重脱节,许多医院仅把收入多少、规模大小等粗放性指标作为职工奖金分配的依据,阻碍了医院的薪酬管理的完善,也使绩效考核失去了应有的意义。

(三)医院财务缺乏全面精细化管理

目前国家已发布全面预算管理的政策,但是许多医院经济状况尚未完全适应国家医院经济管理改革的要求,医院财务管理存在预算制度不够严格、经费预算和统筹的制度不够完善、秩序混乱、监督管理弱化等现象。许多医院预算甚至流于表面,未能全面统筹与实现成本控制。另外,医院对于市场运营的成本控制意识不足,缺乏全院的精细化

管理,这在很大程度上导致了医院成本控制工作开展难度的增加。部分医院在经费管理上甚至出现有章不循、有法不依、责任不清等问题,科室重供轻管、重钱轻物的现象比较普遍,缺乏有效的管理和监督手段,往往造成了经费流失、物质浪费等后果,医院内部成本控制效果差。此外,医院财务管理人才缺乏,专业背景单一,大多不具备医学背景,在管理过程中常常出现信息不对称等问题,增加了管理难度。

（四）医疗质量与安全管理相对薄弱

医疗质量与安全一直以来都是医疗服务的核心。医疗质量可以分为医疗技术质量和医疗服务质量。近年来,我国医疗卫生事业发展迅速,医学技术逐渐达到世界先进水平,医疗技术质量与安全水平有了很大的提高,但在医疗服务质量方面,我国公立医院远远落后于欧美发达国家,医务人员和医院把过多的精力集中于疾病的诊治,而忽略了医疗服务和患者的主观感受。其次,医疗体制不够完善,政府对医院投入不足,大多医院不得不以追求医院经济效益为目标,为医院的生存发展而忙碌,因此难以把主要精力用于提高医疗质量与保障医院安全。再次,大部分医院的管理者对医疗市场的严峻估计不足,缺乏现代质量管理的市场意识,特别是对医疗质量管理人员的培训和继续教育不足。医疗管理人员专业度不高等是制约医院医疗质量与安全管理发展的重要原因。

（五）医院信息化建设落后

医院是一个系统,通过信息化建设才能对医院人员、信息、物质进行统筹管理,例如医院的文件、指标、数据、标准、报表以及医疗过程中涉及患者就医流程的所有信息均是医院信息化管理的重要内容。随着医学科学技术的发展,医院规模和功能不断地扩大,信息总量也在剧增。目前医院信息化管理存在以下问题：一是资金投入不足，管理有待提高。信息化建设前期需要投入大量人力和资金进行系统或软件的购买，大部分医院对于医院信息管理不够重视，继而直接导致资金投入不够、人员缺乏的局面。二是医院信息化建设缺乏系统的规划，制约信息化进程。医院的信息管理是一个需要具体、系统规划的长远工程，但是因为多数医院对信息管理的了解不够、投入不足，或者医院对其信息管理实行了短期的规划，大多数信息系统和软件仅在需要时临时引进，信息直通之间缺乏关联互通，无法实现数据共享，造成资源浪费，效率低下。

（六）公立医院改革进展缓慢

经过改革试点与探索，公立医院改革在改革目标、原则及方向上已形成较为广泛的共识。但是中央对改革路径仅从宏观框架上进行了规定，改革还主要停留在微观层面，顶层设计不够清晰，深层次体制机制问题较少触及。从政策发布时间来看，改革尚未形成协同趋势，改革进程不一，缺乏整体性，配套政策也缺乏连续性。在配套政策方面，更多的是推进一些便民、惠民措施，而深层次体制机制问题较少触及。例如，公立医院管理体制、法人治理机制、内部运行机制改革均缺少有效的配套政策。公立医院是多元利益相关的结合体，涉及医药卫生相关的多个部门、多个系统，因此需要多部门合作，全力推动改革进展。从目前的政策来看，大多是国务院牵头、其他多部门参与，但在政策真正落实的过程中，依然存在部门合作不紧密、改革进展缓慢、效率低下等问题。

四、中国公立医院政策建议与展望

（一）医院外部管理政策建议与展望

1. 加快医院管理体制改革

公立医院管理体制的理想状态是实现权责统一，人权、财权、物权、事权均划归卫生部门，对医院实施全面监督管理。一是在国家层面。国家卫健委履行委属（管）医院的出资人职能，参与各委属（管）医院的管理决策。二是在地方政府层面。地方各级政府分别成立公立医院管理委员会，由政府主要领导或分管领导担任委员会主任，相关部门等作为成员单位。委员会在地方卫生部门设立办公室，代表政府承担举办公立医院的职能，对公立医院服务效率、资产安全和履行公益性责任实行出资人监管，并根据规划落实公立医院发展的资本性投入。

2. 发挥政府监管主体作用

政府作为公众利益的代表和医疗卫生行业的监管人，承担主要的医疗监管职能和责任。医疗服务质量监管是公立医院监管的两大重要内容。政府监管的主要内容包括制定医疗法律法规、医疗卫生规划、行业准入标准和准入管理，维持公平的市场竞争，限制和消除垄断，保障医疗服务的安全和质量、医疗资源域配置、医疗服务均等化和公平性等，保障医疗卫生和公共卫生服务供给。因此，要明确政府相关职能部门与医院的关系及权责边界，完善医疗机构责任追究机制，发挥内源动力，依法执业、规范行医。

政府对公立医院的监督职能可以通过以下渠道来发挥作用：①通过制定卫生法律、法规、相关政策，来规定医疗服务的发展方向；②通过政府的行政规制，来驱动医疗资源合理配置，限制和影响医院的行为；

③通过信息上报制度等,来监督医院的行为和绩效。

3.加强医疗服务价格制度

要建立现代医疗服务价格制度,即按照总量控制、结构调整的原则,渐进式调整医疗服务价格。建立全成本核算制度,按照成本定价,适当提高体现医务人员劳务价值的服务项目价格。实行全面取消药品和耗材加成后,医疗服务价格调整和补偿应当及时到位。实行集中招标采购,通过带量采购、两票制等方式,降低药品和耗材费用。同时,非医保支付与医保支付相衔接,实现在患者合理负担情况下调整医疗收费结构,理顺医疗服务价格体系。在中国特色社会主义市场经济背景下,医疗服务业要逐步探索和建立市场定价机制,让医疗服务走向市场,让市场定价,反映市场和价值规律,使医疗服务价格充分体现医务人员的价值。

4.完善医院补偿制度

在现代医院补偿制度中,财政部门需加大财政的补偿力度,建立基于医院全成本核算的补偿机制,转变投入方式,按规划、按项目对医院进行补偿,如医院基础建设、重点学科发展、大型设备购置等,政府均应提供补偿。适当增加财政投入,对于承担公益性任务、提供基本医疗服务的医院,通过购买服务的方式给予补偿。此外,在实行全面取消药品和耗材加成后,多地医院由于补偿不到位出现政策性亏损,因此,各级政府应及时出台配套政策,完善补偿机制,确保补偿落实到位。

5.加强行业自律,鼓励社会监督

由于公立医院具有公益性的特点,这决定了社会力量对公立医院监督的必要性,因此,公立医院需要面向全社会,媒体、社会公众、行业协会等都拥有监督权,都有权利和义务加强对公立医院的监督,只有这样才能促使医院努力并最大限度地实现其公益目标。公立医院应当完善信息披露制度,保证医院运行过程中政策实施的公开和透明,为行业和社会监管提供基础。同时,要建立社会组织行业自律机制,制定行业内部行为标准与约束制度,规范行业协(学)会发展,提高其社会公信力,从而提高社会监管的能力。

(二)医院内部管理政策建议与展望

1. 建立医院法人治理制度

法人治理制度,即在法律保障的条件下,处理因两权分离而产生的一整套制度安排。公立医院的法人治理可以理解为以保证初始委托人意愿、降低委托代理风险为目的建立起来的一套权力制衡结构,其形式表现为一系列的契约,其特征是独立的法人地位。

医院法人治理制度,一是落实公立医院法人实体,彻底实现"管办分开",医院拥有独立的法人财产权、经营权,政府依法对公立医院实施监督和管理。二是实行党委领导下的院长负责制,医院党委要充分发挥"把方向、管大局、做决策、促改革、保落实"的领导作用,医院院长作为医院法定代表人,全面负责医院医疗、教学、科研、行政管理工作。三是制定医院章程,科学设置医院内部管理结构和组织框架,建立健全医院内部管理制度、议事规则、办事程序等,规范权力运行规则,提高医院运行效率。四是健全法律法规,明确公立医院所有者、决策者、经营者及监督者的职责权力并约束其行为。

2. 医院人事与薪酬制度

医院人事管理制度的建立,一是推进公立医院编制改革,全面取消传统行政编制,探索编制备案制,强化人员分级管理与动态管理。二是完善岗位设置,加强岗位管理,推行全员聘用制,通过公开自主招聘、考核上岗,优胜劣汰,评聘分开、竞聘上岗等选拔优秀人才,形成能进能出、能上能下的灵活用人机制。

医院薪酬制度的建立,需要充分调动医务工作人员,综合考虑工作岗位、风险度、工作量和强度等因素科学合理地建立适应医疗卫生行业特点的薪酬制度。一是建立稳定较高薪酬的投入保障制度,逐渐提高医院薪酬水平,充分体现医务人员的劳动价值。二是改进医务人员工资结构,打破传统按职称、按级别的工资制度,改为"以岗定薪、岗变薪变"的岗位绩效工资制度,探索实行年薪制。三是以公益性为导向,完善公立医院绩效考核和绩效评价指标体系。四是开展公立医院薪酬制度改革试点工作,落实"两个允许",即允许医疗卫生机构突破现行事业单位工资调控水平,允许医疗服务收入扣除成本并按规定提取各项基金后主要用于人员奖励。

3. 医院财务管理制度

医院财务管理制度是通过合理的财务规划、预算管理及成本核算等,以降低医院运营成本和患者就医成本、风险成本,提高医院经济效益为目的的一系列财务管理制度。建立现代医院财务管理制度,一是强化医院内部审计监督,加强成本管理与控制,逐步实行全成本核算和全面预算管理。二是建立公立医院总会计师制度,健全总会计师选拔、使用和考评机制,总会计师协助院长管理医院经济和运营工作,参与医院重大财务、经济事项的决策并对执行情况进行监督。三是规范会计核算,推行第三方会计审计监督制度,对公立医院财务进行日常性、年度性审计和评估。

4. 医院医疗质量与安全管理制度

医院医疗质量管理制度应以患者为中心进行系统的标准化管理,注重过程管理、环节质量控制、根据过程的医疗质量持续改进,要求医生、管理者、患者及其家属乃至社会共同参与医疗质量管理,使医疗质量成为医疗管理的最高目标。现代医院医疗质量管理方法包括病例医疗指标评价管理、病种医疗质量管理、PDCA 循环管理、全面质量管理、目标质量管理、三级质量管理等。

医院医疗安全管理制度的建立,包含以下几个方面:一是落实首诊负责制、三级医师查房制、术前讨论制、危急值报告制等规章制度和医疗常规;二是成立医疗安全管理部门或医疗风险管理部门,统筹监督整个医院医疗活动,降低医疗风险;三是促进医务人员、医患间的有效沟通,倡导患者积极参与医疗安全管理环节,避免临床失误和医疗纠纷产生。

5. 医院信息管理制度

医院信息管理制度,即通过制度设计,保障医疗信息采集、分类、汇总、处理有序进行,实现准确及时的信息反馈和对管理环节的实时监控,为科学决策提供可靠的依据,持续提高医疗工作效率和工作质量。一是提高医院管理层对于信息化管理的认识,加强重视,加大医院信息管理的资金投入与政策支持,为医院信息化建设提供良好基础。二是建立现代医院信息管理制度,强化医院信息系统的标准化和规范化建设,加强以电子病历为核心的医疗信息化支撑体系,助力实现医院管理的现代化、精细化。三是依托医院信息化建设,推动"互联网+医疗""互联网+护理"、远程医疗开展。借助信息化手段,打造现代化"智慧医院",为患者提供更加优质、高效、可及的"智慧医疗"和"智慧服务"。

参考文献

[1] 曹建文,刘越泽.医院管理学[M].3 版.上海:复旦大学出版社,2010.

[2] 方鹏骞.中国医疗卫生事业发展报告 2015——中国公立医院改

革与发展专题[M].北京:人民出版社,2016.

[3] 黄二丹,李卫平."管办合一"的体制困境——潍坊市公立医院治理改革分析[J].卫生经济研究,2010(7):12-15.

[4] 符策慧.潍坊:管办分开不分家[J].中国医疗前沿,2008,3(1):32.

[5] 赵明,马进.潍坊市公立医院管理体制改革剖析[J].中国医院管理,2007,27(8):9-12.

[6] 陈青峰,寇辉."无锡模式":试水"管办分离"[J].医药产业资讯,2005,2(19):70-72.

[7] 文龙,赵菡.国有医院整建制剥离无锡"管办分离"改革配套联动[J].医院领导决策参考,2005(16):16-21.

[8] 陈欢,周扬."申康"成为"医疗国资委",上海管办分离改革合拍卫生部基调[J].医院领导决策参考,2006,1(7):46-49.

[9] 施敏,赵永冰."管办分离"模式下公立医院出资人制度的探索——以上海申康医院发展中心为例[J].医学与哲学(人文社会医学版),2008,29(1):44-46.

[10] 邓敏,王长青,陈娜.不完全信息下公立医院多元外部监管体系研究[J].中国医院管理,2016,36(8):20-22.

[11] 李慧娟.基于信息披露的公立医院政府监管模式研究[D].武汉:华中科技大学,2009.

[12] 李雯.薪酬改革激活人才动力[J].中国卫生人才,2015(11):20.

[13] 刘泽球.德阳市公立医疗机构薪酬管理现状及医务人员期望分析[D].重庆:重庆大学,2011.

[14] 徐茂国.中国公立医院激励性薪酬体系的设计研究[D].重庆:

西南大学,2008.

[15] 蒋晓斌.浅析医院财务管理存在的问题及对策[J].商业经济,2012(2):87-89.

[16] 尹辉.现阶段医院财务管理存在的问题及改进对策[J].会计师,2011,133(10):85-86.

[17] 潘亮记.医院成本控制与精细化管理的分析[J].中国总会计师,2015(2):70-71.

[18] 吕明.新形势下加强与完善医院财务管理的途径分析[J].经济研究导刊,2017(13):95-96.

[19] 钱阳明,渠青,乔晋琳,等.医务人员对医疗服务质量的评价分析[J].中国医院管理,2009,29(5):21-22.

[20] 周峰,王怀鑫.信息化建设在医院管理中的作用和地位[J].中国管理信息化,2016,19(23):73-74.

[21] 沈林,杜亚平.医院信息化建设面临的难题与发展对策[J].中国卫生事业管理,2009,26(4):239-240.

[22] 窦蕾,陈春,赵蓉,等.我国公立医院改革国家层面政策分析[J].中国医院管理,2015,35(9):1-4.

[23] 赵红燕.新医改形势下我国公立医院改革现状及对策研究[D].青岛:中国海洋大学,2012.

[24] 刘丽波,赵黎明.公益视角下的医院监管探讨[J].山东社会科学,2010(7):154-156.

[25] 李文敏,方鹏骞.中国公立医院法人治理的基本条件与政策障碍分析——基于委托代理理论视角[J].公共管理与政策评论,2013(1):45-51.

[26] 方鹏骞.中国公立医院法人治理及其路径研究[M].北京:科学

出版社,2010.

[27] 方鹏骞,苏敏,闵锐,等.中国特色现代医院管理制度的问题与
      对策研究[J].中国医院管理,2016,36(11):4-7.

[28] 杨越涵,马晓静,吴琼.公立医院人员编制备案制改革的实践问
      题与建议[J].中国医院管理,2017,37(8):1-3.

[29] 庄宝玲,邱华巧,钱家强,等.公立医院编制管理和人事制度改
      革的实践与思考[J].中国卫生人才,2015(1):52-55.

第三章

中国基层卫生政策分析与评价

基层卫生政策是我国基层医疗卫生事业可持续发展的重要组成部分,主要在基层医疗服务、基本药物制度、基本医疗保险和基本公共卫生服务等领域的改革中,发挥着重要的政策引导或指导作用。基层医疗卫生事业关系着我国亿万百姓的生命健康,是重要的民生事业。随着卫生改革的深入推进,尤其新医改以来,基层卫生正经历着前所未有的深刻变革。总体上,我国基层医疗和公共卫生服务体系逐步健全,基层卫生服务水平逐步提升,但随着广大群众日益增长的健康需求,基层医疗卫生机构也慢慢突显出很多问题。为了应对这些问题,我国政府出台和实施了配套的基层卫生政策或法律法规。本章的研究重点是梳理我国颁布实施的基层卫生政策以及评价政策实施效果,找出存在的问题并提出改进策略和给出政策展望。

一、中国基层卫生政策梳理

(一) 基本概念阐述

1. 基层卫生政策

在进行政策分析前,要弄清楚一些基本概念。在《现代汉语词典》(第 6 版)中,基层是指各种组织中最低的一层,与群众的联系最为直接的部分。基层卫生是医疗服务体系中基础的一环,可强有力地保障人民群众的生命健康。

通常讲,基层卫生主要包括城镇社区卫生和农村卫生,这就决定了基层卫生政策是为城镇社区和农村居民的医疗和公共卫生服务的,为城市社区和农村的居民有效提供疾病预防、检查、诊断、治疗、康复等内容的文件、方针、法律法规和卫生制度等。在基层卫生政策实施过程中,最重要的参与者是基层医疗卫生机构和基层卫生人员。

2. 基层医疗卫生机构和医疗服务

我国基层医疗卫生机构是一个综合的卫生服务机构,承担着疾病预防、健康教育、妇幼保健和计划生育、慢性病管理、传染病管理、卫生监督等卫生服务任务,也称为基层医疗卫生机构。按城乡划分,基层医疗卫生机构包括农村和城市两部分,通常指社区卫生服务中心(站)、卫生院(街道卫生院和乡镇卫生院)、村卫生室、门诊部、诊所(医务室);按注册类型划分,基层医疗卫生机构有公立和非公立之分;按主办单位划分,基层医疗卫生机构有政府办、社会办和个人办之分;按管理类别划分,基层医疗卫生机构有营利性和非营利性之分。

基层医疗卫生机构主要为本机构辐射区域内的居民提供基本公共卫生服务和基本医疗服务。基本公共卫生服务,由疾病预防控制机构、城市社区卫生服务中心、乡镇卫生院等城乡基本医疗卫生机构向全体居民提供,是公益性的公共卫生干预措施,以预防为主,发挥疾病预防控制作用。基本公共卫生服务要实现均等化,主要指每位中华人民共和国的公民,无论性别、年龄、民族、居住地、职业、收入,都能平等地获得基本公共卫生服务。基本公共卫生服务界定的依据是对人群健康或社会影响大、具备有效的干预措施或策略、具有成本效果或效益性、与国家或地方经济发展相适应等。

基本医疗服务是相对于特需医疗服务而言的,通常指居民生存发展必需的、人人都能获得的、经济可负担的医疗服务,也可看成医疗机构向居民提供适宜技术和基本药物及较好的治疗,以解决患者健康需求的医疗服务。其具有社会公益性、公平性、可及性、发展性等特征,其中,发展性是指医疗服务会随着社会、经济和医疗技术的发展,呈现出相适应性和变化性。

3．基层卫生人员

基层卫生人员是指在基层医疗卫生机构工作的人员，主要包括农村卫生人员和社区卫生人员。相比医院，基层卫生人员包括卫生技术人员、乡村医生和卫生员、其他技术人员、管理人员和工勤技能人员。其中，卫生技术人员有执业（助理）医师、注册护士、药师（士）、技师（士）、其他卫生技术人员等。通常地，基层卫生人员以全科医师为核心，为居民提供基本医疗卫生服务。全科医生也被称为人民群众健康的"守门人"。

（二）政策梳理

基层卫生政策实施目标是构建完善的基层医疗卫生服务体系，为居民提供切实可行的医疗保障，满足基本健康需求。基层医疗卫生服务体系是落实"预防为主"方针的具体执行者，关系着一个地区，甚至国家健康水平的高低。本章所阐述的基层医疗卫生服务机构，无特殊说明情况下，均指政府办基层医疗卫生机构。其中，描述性分析多以社区卫生服务机构和卫生院为主。

（1）城市医疗卫生服务体系的建立与发展

我国城市医疗服务资源相对集中，而且医疗服务水平较高，而基层医疗卫生机构受重视程度相对偏低，导致机构与人员发展相对滞后。城市社区卫生服务体系发展大致经历了初步建立阶段、快速发展阶段和逐步完善阶段。

第一，初步建立阶段（二十世纪八九十年代）。随着我国经济体制改革，一些企事业单位医院、卫生院、卫生所等出现因经济不济而难以为继的状态，城市基层医疗卫生机构体系逐渐崩塌。加上国家实施的卫生政策放松管制，一些医院开始逐利，来维持医院的生存与发展，这会导致高额的医疗费用,即医疗费用持续增长,医疗资源错位配置,居民看病就医变得困难。正当此时,国家以上海、杭州等地为试点,开始逐步探索和研究社区卫生服务,也为今后社区卫生服务相关政策的制定奠定了基础。

第二,快速发展阶段(1996—2008年)。1996年12月9日,在全国卫生工作会议上,首次提出建立社区卫生服务,这为后来建立社区卫生服务机构定下了基调。1997年1月15日,《中共中央、国务院关于卫生改革与发展的决定》的出台,标志着城市社区卫生服务体系正式进入建设和发展阶段。1999年7月,卫生部等十部委出台了《关于发展城市社区卫生服务的若干意见》,标志着城市社区卫生服务体系建设有了指导性和纲领性的目标和定位。2000年12月,卫生部制定了《城市社区卫生服务机构设置原则》《城市社区卫生服务中心设置指导标准》《城市社区卫生服务站设置指导标准》3个文件,明确了社区卫生服务中心(站)的功能定位、科室设置、人员、管理制度等设置标准。2001年,卫生部关于印发《城市社区卫生服务基本工作内容(试行)》的通知,明确了城市社区卫生服务的基本内容。2002年,卫生部印发了《关于加快发展城市社区卫生服务的意见》,标志着我国社区卫生服务机构进入快速发展期。

2006年2月,《国务院关于发展城市社区卫生服务的指导意见》要求构建以社区卫生服务为基础,社区卫生服务机构与医院和预防保健机构分工合理、协作密切的新型城市医疗卫生服务体系。一系列配套文件相继出台,比如《关于促进医疗保险参保人员充分利用社区卫生服务的指导意见》《卫生部、国家中医药管理局关于在城市社区卫生服务中充分发挥中医药作用的意见》《关于印发公立医院支援社区卫生服务工作意见的通知》《关于城市社区卫生服务补助政策的意见》《关于印发

城市社区卫生服务中心、站基本标准的通知》《关于加强城市社区卫生
人才队伍建设的指导意见》《关于印发〈城市社区卫生服务机构管理办
法(试行)〉的通知》《关于加强城市社区卫生服务机构医疗服务和药品
价格管理意见的通知》《关于印发〈城市社区卫生服务机构设置和编制
标准指导意见〉的通知》等,来推动社区卫生服务体系建设和发展。

　　第三,逐步完善阶段(2009年至今)。2009年4月,中共中央、国
务院出台《中共中央国务院关于深化医药卫生体制改革的意见》,要求
全面加强公共卫生服务体系建设,进一步完善医疗服务体系,加快推进
基本医疗保障制度建设,建立国家基本药物制度,健全基层医疗卫生服
务体系,促进基本公共卫生服务逐步均等化。具体政策文件见表3-1。

表3-1　关于基层卫生的相关政策文件

颁布时间	文件名称
2009年	《中共中央国务院关于深化医药卫生体制改革的意见》(中发〔2009〕6号)
2010年	《基层医疗卫生机构财务制度》(财社〔2010〕307号)
2010年	《国务院办公厅关于建立健全基层医疗卫生机构补偿机制的意见》(国办发〔2010〕62号)
2012年	《国务院关于印发"十二五"期间深化医药卫生体制改革规划暨实施方案》(国发〔2012〕11号)
2012年	《卫生部办公厅关于加强基层医疗机构监管工作的通知》(卫办医管发〔2012〕56号)
2013年	《国务院办公厅关于巩固完善基本药物制度和基层运行新机制的意见》(国办发〔2013〕14号)
2013年	《基层医疗机构医院感染管理基本要求》

续表

颁 布 时 间	文 件 名 称
2015 年	《国务院办公厅关于推进分级诊疗制度建设的指导意见》（国办发〔2015〕70 号）
2015 年	《关于进一步规范社区卫生服务管理和提升服务质量的指导意见》（国办发〔2015〕70 号）
2016 年	《"十三五"深化医药卫生体制改革规划》（国发〔2016〕78 号）
2016 年	《关于推进家庭医生签约服务的指导意见》（国医改办发〔2016〕1 号）
2017 年	《关于推进医疗联合体建设和发展的指导意见》（国办发〔2017〕32 号）
2018 年	《关于开展"优质服务基层行"活动的通知》（国卫基层函〔2018〕195 号）
2018 年	《乡镇卫生院服务能力标准（2018 年版）和社区卫生服务中心服务能力标准（2018 年版）》
2018 年	《关于印发医疗联合体综合绩效考核工作方案（试行）的通知》（国卫医发〔2018〕26 号）
2019 年	《国家卫生健康委办公厅关于开展社区医院建设试点工作的通知》
2019 年	《全科医生转岗培训大纲（2019 年修订版）》
2019 年	《国家卫生健康委办公厅关于做好 2019 年家庭医生签约服务工作的通知》
2019 年	《国家卫生健康委办公厅关于印发乡镇卫生院服务能力评价指南（2019 年版）和社区卫生服务中心服务能力评价指南（2019 年版）的通知》

注：以上数据为不完全统计，且相关文件及其资料均来自国家或地区政府部门网站。

（2）农村医疗卫生服务体系的建立与发展

我国农村医疗卫生服务体系的建设取得了重大进展，逐步改善了农村医疗卫生状况，农村合作医疗和新型农村合作医疗制度的实施，对农村医疗卫生服务体系建设起到了至关重要的作用，加快了农村基层医疗卫生服务体系建设步伐。

了解农村医疗卫生服务体系，要从新型农村合作医疗制度谈起。2002年，中共中央、国务院出台《中共中央国务院关于进一步加强农村卫生工作的决定》，指出农村卫生工作是我国卫生工作的重点，要明确农村公共卫生责任，加强农村疾病预防控制，做好农村妇幼保健工作，大力开展爱国卫生运动，积极推进农村医疗卫生服务体系建设，重点建设社会化农村卫生服务网络，发挥农村卫生网络的整体功能，推进乡镇卫生院改革，提高农村卫生人员素质，发挥中医药在农村卫生服务中的优势与作用，促进农村药品供应网络建设；同时，加大农村卫生投入力度，建立和完善农村合作医疗制度和医疗救助制度，依法加强农村医药卫生监管。

为解决农村卫生服务发展的困境，相继出台了一系列的文件，比如《关于加强农村卫生人才培养和队伍建设的意见》《关于加强卫生人才队伍建设的意见》《关于开展农村订单定向医学生免费培养工作的实施意见》《以全科医生为重点的基层医疗卫生队伍建设规划》《国务院关于建立全科医生制度的指导意见》《医药卫生中长期人才发展规划（2011—2020年）》《乡村医生从业管理条例》《关于加强乡村医生队伍建设的意见》《关于进一步加强乡村医生队伍建设的指导意见》等，重点解决基层卫生人才匮乏问题。

2009年，中共中央、国务院出台《中共中央国务院关于深化医药卫生体制改革的意见》和《国务院关于印发医药卫生体制改革近期重点实施方案(2009—2011年)的通知》,提出了5项重点改革任务,为新时期农村卫生改革注入新内涵和新活力,提出"保基本、强基层、建机制"的指导原则和工作方针。同年6月,《关于印发县医院、县中医院、中心乡镇卫生院、村卫生室和社区卫生服务中心等5个基层医疗卫生机构建设指导意见的通知》,明确了基层医疗卫生机构如何建设、建设标准和要求等内容。

(3)新时期的基层医疗卫生服务体系建设

新医改以来,我国逐步加大了对基层医疗卫生服务体系建设,提升了基层医疗卫生服务水平。2010年,《关于建立健全基层医疗卫生机构补偿机制的意见》,首次提出大力推进基层医疗卫生机构综合改革,明确基层医疗卫生机构的功能定位、补偿机制、人事分配制度、绩效考核和激励机制等。2012年,国务院关于印发《"十二五"期间深化医药卫生体制改革规划暨实施方案》的通知,明确2012—2015年医药卫生体制改革的阶段目标、改革重点和主要任务。2013年,国务院办公厅《关于巩固完善基本药物制度和基层运行新机制的意见》指出,要巩固完善基本药物制度和基层运行新机制。

2015年,《国务院办公厅关于推进分级诊疗制度建设的指导意见》指出,以"强基层"为重点完善分级诊疗服务体系,明确各级各类医疗机构诊疗服务功能定位,加强基层医疗卫生人才队伍建设,大力提高基层医疗卫生服务能力,全面提升县级公立医院综合能力,整合推进区域医疗资源共享,加快推进医疗卫生信息化建设,完善医疗资源合理配置机制,建立基层签约服务制度,构建医疗卫生机构分工协作机制等。

2016年,《国务院关于印发"十三五"深化医药卫生体制改革规划的通知》指出,要健全完善医疗卫生服务体系,大力推进面向基层、偏远和欠发达地区的远程医疗服务体系建设,提升基层医疗卫生服务能力,实现基本公共卫生服务逐步均等化的机制基本完善。同年,在全国卫生与健康大会上,建立了新时期的卫生工作方针,即"以基层为重点,以改革创新为动力,预防为主,中西医并重,将健康融入所有政策,人民共建共享"。该方针强调要以基层为中心,重点加大基层医疗卫生体系建设,实现基本医疗卫生资源均衡配置,保障基层人民群众的治病就医健康需求得到满足。

2017年,十九大报告明确强调实施健康中国战略,要完善国民健康政策,为人民群众提供全方位全周期健康服务,重点加强基层医疗卫生服务体系和全科医生队伍建设,坚持预防为主,深入开展爱国卫生运动,倡导健康文明生活方式,预防控制重大疾病。

2018年,在全国基层卫生工作会议上,强调基层工作重点:一是细化措施,提升服务能力;二是深化改革,激发运行活力;三是实化服务,做实做细家庭医生签约服务;四是防治结合,提升基本公共卫生服务绩效;五是赋能惠民,加强基层信息化建设和应用;六是便民利民,切实做好新型农村合作医疗(新农合)相关工作。伴随基层卫生工作的深入推进,基层卫生健康工作取得明显进展和成效。基层卫生服务体系不断健全,服务能力不断增强,综合改革持续深化,家庭医生签约服务稳中向好,国家基本公共卫生服务项目提质增效。

2019年,在全国基层卫生健康工作会上,提出以"县级强、乡级活、村级稳、上下联、信息通"为主线,以提升能力和激发活力为重点,推动新时代基层卫生健康事业高质量发展。要实现以上目标要重点抓好9项工作:推进县域医共体建设,开展优质服务基层行活动,启动社区医院建设试点,深化基层综合改革,加强人才队伍建设,做实做细家庭医生签约服务,提升基本公共卫生服务绩效,加快基层信息化建设,全力做好健康扶贫工作。

在新时代中国特色社会主义思想的指导下,中国基层卫生服务的发展将会驶入快车道,进一步推动基层医疗卫生服务体系建设,逐步改善基层群众的就医看病状况,提升国民的健康水平,为实现"中国梦"奠定了健康基础。

二、中国基层卫生政策实施效果分析

基层医疗卫生机构是基本医疗和公共卫生服务的重要载体。评价卫生政策实施效果,主要是从基层医疗卫生机构的发展状况和基层人群的健康状况来评价。本文的数据来源:2004—2018年中国卫生健康统计年鉴和2017年我国卫生健康事业发展统计公报。评价结果如下。

(一)基层医疗卫生机构数量变化情况

以社区卫生服务中心(站)和卫生院为例,图3-1显示,2017年我国卫生院为37094家,相比2003年下降了8110家,其增长率为－17.94%。2003—2017年卫生院呈现逐步下降趋势。

2017年我国社区卫生服务中心(站)为34652家,相比2003年增长了24551家,其增长率为243.06%。可以看出,2003—2017年,社区卫生服务中心(站)呈现逐步上升趋势,这可能与我国城镇化建设有关。

(二)基层医疗卫生机构人员和床位情况

以农村卫生人员为例,图3-2显示,2003—2017年我国乡村医生和卫生员总数呈现波浪式增长,即2003—2006年其呈现增长趋势,年均增长率为3.31%;2007—2011年其呈现增长趋势,年均增长率为4.84%,2011—2017年其呈现下降趋势,年均增长率为－2.48%,这种下降趋势可能与我国的城镇化趋势有关。

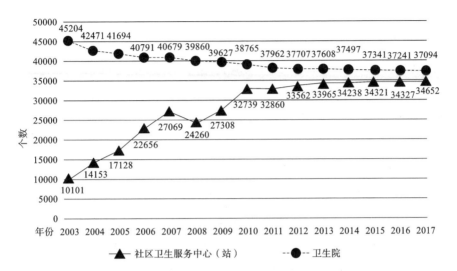

图 3-1　我国社区卫生服务中心(站)和卫生院机构个数变化趋势

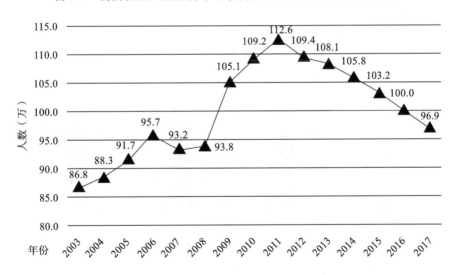

图 3-2　2003—2017 年我国乡村医生和卫生员的总数变化情况

从基层机构总体来看,2017 年,全国有 3.66 万个乡镇卫生院,其
拥有的床位数为 129.2 万张,卫生人员数为 136.0 万人(其中,卫生技

术人员为 115.1 万人,包括执业(助理)医师 46.6 万人)。

2017 年,全国有 3.46 万个社区卫生服务中心(站)(其中,社区卫生服务中心 0.91 万个、社区卫生服务站 2.55 万个)。社区卫生服务中心拥有的床位数为 19.85 万张、卫生人员数为 43.74 万人(其中,卫生技术人员为 37.03 万人,包括执业(助理)医师 15.13 万人)。社区卫生服务站拥有的卫生人员数为 11.72 万人(其中,卫生技术人员为 10.37 万人,包括执业(助理)医师 4.69 万人)。

图 3-3 显示,2017 年每家基层医疗卫生机构拥有人员数为 4.10 人,卫生技术人员数为 2.68 人。其中,每家社区卫生服务中心(不含社区卫生服务中心站)拥有人员数为 48.07 人,卫生技术人员数为 40.69 人;每家乡镇卫生院拥有人员数为 37.16 人,卫生技术人员数为 31.45 人。

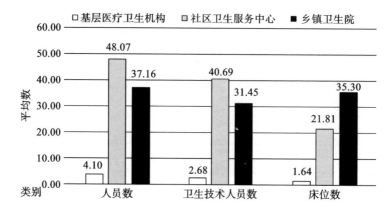

图 3-3　2017 年每家机构拥有人员数和床位数情况

2017 年每家基层医疗卫生机构拥有床位数为 1.64 张。其中,每家社区卫生服务中心(不含社区卫生服务中心站)拥有床位数为 21.81 张,每家乡镇卫生院拥有床位数为 35.30 张。

（三）政府对基层医疗卫生机构的投入情况

从财政补助收入占比看（图 3-4），2016 年基层医疗卫生机构的财政补助收入占总收入的比例为 32.65％，相比 2014 年，其增加了 3.09 个百分点。其中，社区卫生服务中心和卫生院的财政补助收入占总收入的比例分别为 37.62％和 44.42％，相比 2014 年，其分别增加 3.38 个和 4.08 个百分点。2016 年，医院的财政投入占总收入的比为 8.29％；在基层医疗卫生机构中，财政投入的比例相对较大。

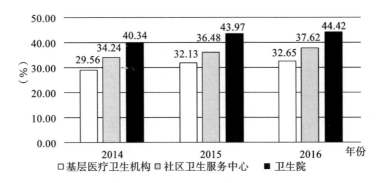

图 3-4   2014—2016 年医疗卫生机构的财政补助收入占总收入的比例情况

从公共卫生服务投入看，2014—2017 年我国基本公共卫生服务经费财政补助标准是逐年增加 5 元，到 2017 年已达到人均 50 元（图 3-5）。我国的基本公共卫生服务由中央制定基础标准，中央与地方分档按比例分担，即第一档为 8：2，第二档为 6：4，第三档为 5：5，第四档为 3：7，第五档为 1：9。

（四）基层医疗卫生机构的医疗服务量情况

从医疗服务量来看，表 3-2 显示：2017 年基层医疗卫生机构的诊疗人次为 44.3 亿人次，相比 2012 年，增加 3.2 亿人次，年均增长率为 1.51％。其中，社区卫生服务中心（不含社区卫生服务中心站）的诊疗

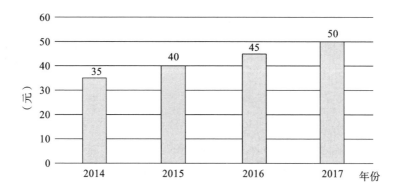

图 3-5　2014—2017 年我国基本公共卫生服务经费财政补助标准

人次为 6.1 亿人次,相比 2012 年,增加 1.6 亿人次,年均增长率为
6.27%;乡镇卫生院的诊疗人次为 11.1 亿人次,相比 2012 年,增加
1.3 亿人次,年均增长率为 2.52%。

表 3-2　2012—2017 年医疗卫生机构诊疗人次情况(亿人次)

年份	医院	基层医疗卫生机构	社区卫生服务中心	乡镇卫生院
2012 年	25.4	41.1	4.5	9.8
2013 年	27.4	43.2	5.1	10.2
2014 年	29.7	43.6	5.4	10.4
2015 年	30.8	43.4	5.6	10.6
2016 年	32.7	43.7	5.6	10.9
2017 年	34.4	44.3	6.1	11.1

　　然而,2017 年医院的诊疗人次为 34.4 亿人次,相比 2012 年,增加
9 亿人次,年均增长率为 6.25%。可以看出,基层医疗卫生机构的诊疗
人次数年均增长率低于医院。

　　表 3-3 显示,从入院人数看,2017 年基层医疗卫生机构的入院人数

为 4450 万人,相比 2012 年,增加了 192 万人,年均增长率为 0.89%。其中,2017 年社区卫生服务中心(不含社区卫生服务中心站)的入院人数为 344.2 万人,相比 2012 年,增加了 75.3 万人,年均增长率为 5.06%;乡镇卫生院的入院人数为 4047 万人,相比 2012 年,增加了 114 万人,年均增长率为 0.57%。

表 3-3 2012—2017 年医疗卫生机构入院人数情况(万人)

年份	医　院	基层医疗卫生机构	社区卫生服务中心	乡镇卫生院
2012 年	12706	4258	268.9	3933
2013 年	13929	4288	292.4	3945
2014 年	15319	4072	295.6	3733
2015 年	16014	4014	303.1	3674
2016 年	17433	4142	310.2	3800
2017 年	18915	4450	344.2	4047

然而,2017 年医院的出院人数为 18915 万人,相比 2012 年,增加了 6209 万人,年均增长率为 8.28%。可以看出,基层医疗卫生机构的诊疗人次数年均增长率低于医院。基层医疗卫生机构的出院人数呈现负增长归因于卫生院的出院人数的下降。究其原因,一方面是社会经济变革,城镇化速度加快,另一方面,基层住院患者向上级医院流动,这也反映出基层医疗卫生机构的服务能力较弱,承担不了过多的住院服务,即基层卫生政策要倾向于提升基层的医疗服务能力,以及政策引导和规范患者合理就医。

(五)基层医疗卫生机构提供的中医医疗服务情况

在"十二五"时期,全面实施基层中医药服务能力提升工程,中医馆、国医堂在基层医疗卫生机构得到普遍建设,96.93％的社区卫生服务中心、92.97％的乡镇卫生院、80.97％的社区卫生服务站和60.28％的村卫生室能够提供中医药服务。根据我国中医药发展"十三五"规划要求,85％以上的社区卫生服务中心和70％以上的乡镇卫生院设立中医综合服务区(中医馆),信息化得到加强,中医诊疗量占诊疗总量的比例力争达到30％。到2020年,所有社区卫生服务机构、乡镇卫生院和70％的村卫生室具备中医药服务能力。

表3-4显示,2017年末,提供中医服务的社区卫生服务中心占同类机构的98.2％,较2012年上涨17.4个百分点;社区卫生服务站占85.5％,较2012年上涨37.5个百分点;乡镇卫生院占96.0％,较2012年上涨34.8个百分点;村卫生室占66.4％,较2012年上涨33.6个百分点。

表3-4　提供中医服务的基层医疗卫生机构占同类机构的比重(％)

类　　别	2012年	2013年	2014年	2015年	2016年	2017年
社区卫生服务中心	80.8	82.5	83.2	96.9	97.5	98.2
社区卫生服务站	48.0	51.3	53.0	80.9	83.3	85.5
乡镇卫生院	61.2	63.6	64.9	93.0	94.3	96.0
村卫生室	32.8	33.6	34.4	60.3	62.8	66.4

(六)基层医疗卫生机构的医疗服务效率情况

表3-5显示,2017年社区卫生服务中心的病床使用率为54.8％,较2012年下降0.7个百分点;2017年社区卫生服务中心的出院者平均住院日为9.5天,较2012年下降0.6天。2017年乡镇卫生院的病床使用率为61.3％,较2012年下降0.8个百分点;2017年乡镇卫生院的出院者平均住院日为6.3天,较2012年增加0.6天。从横向比较

看,乡镇卫生院的病床使用率高于社区卫生服务中心,而乡镇卫生院的出院者平均住院日低于社区卫生服务中心。

表 3-5 2012—2017 年基层医疗卫生机构的病床使用率和出院者平均住院日情况

类别	病床使用率(%)		出院者平均住院日(天)	
	社区卫生服务中心	乡镇卫生院	社区卫生服务中心	乡镇卫生院
2012 年	55.5	62.1	10.1	5.7
2013 年	57.0	62.8	9.8	5.9
2014 年	55.6	60.5	9.9	6.3
2015 年	54.7	59.9	9.8	6.4
2016 年	54.6	60.6	9.7	6.4
2017 年	54.8	61.3	9.5	6.3

(七)基层医疗卫生机构的患者医药费用情况

基层医疗卫生机构的患者医药费用对患者的就医行为有一定的影响,也反映出医疗服务价格的变化情况。特别说明,除特殊说明外,本文的价格比较均按照当年价格。表 3-6 显示,2017 年,社区卫生服务中心次均门诊费用为 117.0 元,较 2012 年上涨 32.4 元,年均增长率为 6.70%;人均住院费用为 3059.1 元,较 2012 年上涨 641.2 元,年均增长率为 4.82%;日均住院费用为 322.2 元,较 2012 年上涨 81.9 元,年均增长率为 6.04%。

2017 年,乡镇卫生院次均门诊费用为 66.5 元,较 2012 年上涨 17.3 元,年均增长率为 6.21%;人均住院费用 1717.1 元,较 2012 年上涨 576.4 元,年均增长率为 8.52%;日均住院费用 272.0 元,较 2012 年上涨 71.1 元,年均增长率为 6.25%。

表 3-6　2012—2017 年基层医疗卫生机构门诊和住院费用情况（元）

类别	社区卫生服务中心			乡镇卫生院		
	次均门诊费用	人均住院费用	日均住院费用	次均门诊费用	人均住院费用	日均住院费用
2012 年	84.6	2417.9	240.3	49.2	1140.7	200.9
2013 年	86.5	2482.7	252.4	52.7	1267.0	214.0
2014 年	92.3	2635.2	267.3	56.9	1382.9	220.7
2015 年	97.7	2760.6	280.7	60.1	1487.4	233.2
2016 年	107.2	2872.4	296.0	63.0	1616.8	251.2
2017 年	117.0	3059.1	322.2	66.5	1717.1	272.0

三、中国基层卫生政策存在的关键问题

（一）相关政策落实不到位，监管机制不完善

强化基层医疗卫生机构建设与发展，离不开政策的指导和规范。我国逐步颁布了强化基层卫生建设的政策、方针等，以加强对基层医疗服务体系的建设，推动基层卫生发展。当前，我国已经基本形成相对完善的医疗服务网络格局：农村地区"县级医院—乡镇卫生院—村卫生室"和城市地区"医院—社区卫生服务中心—社区卫生服务站"。

在建设和发展基层医疗卫生机构的过程中，资金是服务体系可持续运行的基石。基层医疗卫生机构的运行成本主要来源于服务收费和政府资金补助。其中，基本医疗服务主要通过医疗保险基金支出和个人支出来补偿；基本公共卫生服务主要通过政府购买方式提供，政府承担基本公共卫生服务的全部费用。根据国家卫健委、财政部和中医药

管理局 2019 年发布的《关于做好 2019 年基本公共卫生服务项目工作
的通知》要求,2019 年人均基本公共卫生服务经费补助标准为 69 元。
经常性收支差额由政府按照"核定任务、核定收支、绩效考核补助"的办
法进行补助。

　　事实上,基本公共卫生服务经费人均财政补助标准的提高,可以反
映出当前的公共卫生服务投入这一块仍不足,基层医生,比如村医,基
本无法拿到相应工作任务的全部补助,主要原因不是上级截留、克扣,
而可能是公共卫生服务没有达标、公共卫生服务中产生的成本费用、各
级财政配套资金不到位等原因。政策实施过程的监管机制不健全。从
基层医疗卫生机构患者的医药费用和医疗服务情况看,可以通过提高
医疗服务价格、完善医保政策、建立基本药物制度等多种形式来合理增
加医疗服务收入,使我国补偿机制逐步完善。

　　(二)以人为本的基层卫生人员相关保障政策不完善

　　伴随着我国社会经济水平的提升,基本医疗卫生人才队伍状况初
步得到改善,但受到诸多因素的影响,我国基层医疗卫生发展状况远远
落后于城市,基层医疗卫生服务健康需求较高与卫生技术人员素质与
能力偏低之间的矛盾日益突出。基层医疗卫生机构普遍存在"引进难、
培育难、使用难、留住难"等问题,尤其是乡村医生。解决基层卫生人员
的问题与困境是基层卫生发展的迫切任务。

　　主要表现在:一是基层卫生人员的整体素质不高。基层医生普遍
以大中专学历为主,文化程度偏低;很少有初级以上职称,乡村医生具
有执业助理医师职称以上者所占比例极低,大多数仅有乡村医生证,还
有少数无执业资格。高层次的优质基层卫生人员相对匮乏,年轻医生
较少,学习能力有限,知识更新较慢,难以胜任较为现代化的基本医疗

服务工作。二是基层卫生人员晋升困难。基层医生培养和进修深造发展机会少,职称晋升困难。虽然基层医疗单位的岗位设置是低、中、高级岗位,但是整体来看中级岗位设置较少。有些医生获得相应职称后,又流失到上级医院,导致基层医疗卫生机构中级及以上职称人员一直处于匮乏状态。三是基层卫生人员待遇偏低。乡村医生的待遇问题一直是制约基层卫生发展的重要问题,医生们承担着更为繁忙的诊疗、公卫、健康宣传管理等工作,但是获得的工资待遇普遍偏低,福利奖金更无从说起。养老等社会保障水平较低,很难维持生活开支。四是基层卫生人员的身份困惑。基层医生作为人民群众健康的第一守护者,身份相对比较尴尬,政府对他们身份定位不清,缺少编制。五是基层卫生人员队伍不稳定。基层医生尤其是乡村医生,医疗服务地区往往条件艰苦,医疗服务设备破旧、经济较不发达,很多医生受周边发达地区医院的扩张、地理环境优势、优厚的福利待遇的影响,导致本地边远地区卫生人才进少出多,医疗机构呈现出人才"倒虹吸"现象。考上编制的人员依旧会跳槽到大中城市谋求发展,人才流失严重,人才储备和培养更是难上加难。

尽管政策一直关注这方面,但是实施效果并不理想。乡村医生承担的公共卫生服务项目任务越来越多,虽然国家在政策上越来越重视乡村医生,但大部分待遇都需要地方财政支持。事实上,地方的重视程度和财力支持程度都相对不高,落实到位的难度很大。基层医生看到那些出台的利好政策,虽觉得前景很好,但却看不到真正的道路。因此,基层卫生人员相对匮乏现象依然存在,以人为本的基层卫生人员相关保障政策亟待完善。

(三)基层机构管理体制和补偿机制不健全,亟待优化卫生政策

基层医疗服务体系在整个医疗服务体系中处于基础地位,基层卫

生政策应该加强医疗卫生服务体系的基础布局和建设。基层医疗卫生机构的管理体制不健全,规章制度实施效果差,政策落实不到位。基层机构运行缺乏有效性和科学性,往往被动接受上级分配的基本公共卫生服务任务,缺乏运行活力。绩效考核机制流于形式,基层卫生人员"干和不干一个样,干好干坏一个样"的状况普遍存在;政策实施过程监管不到位,考核结果无法反映基层卫生服务机构工作的数量和质量。这就需要构建完善的管理机制,促进基层医疗卫生机构高效运行,保证基层服务能力和质量。

补偿机制一直以来都是社会各界最为关心的问题,这直接影响到基层卫生人员服务的积极性和人才稳定性。在基层医疗卫生服务体系中,补偿机制不健全是个永恒的问题。主要表现在,政府财政补偿测算机制不合理,到底应该按什么方式补偿,补偿多少合理,测算的科学性如何保证等,这些都是亟待解决的关键问题;"一刀切"的补偿机制不合理,这就是所谓的补偿方式问题,不同类型的医疗机构、不同级别的医疗机构等需要制定服务实际需要的补偿机制。

缺乏政策评估机制,这是导致政策实施效率降低的原因。我国陆续印发和实施了一系列的政策文件等,每一个政策都是解决现实问题的"一剂良方",但是"治疗"效果到底如何,却无法评估。除了无法建立完善的评估机制外,还与政策实施受外界影响较大以及政策时效性有关。进一步分析政策内容,发现较多情况下,政策包括背景和指导思想、目的或目标、实施和保障措施等,很少有政策内容包括评估指标以及奖惩措施,这也在一定程度上影响政策实施的效果。

四、中国基层卫生政策建议与展望

健康中国已上升为国家战略,表明要全面提升基层卫生服务能力,促进国民健康素质和水平的提升。推动基层卫生事业的发展，要坚持"以人为本"的思想，基层卫生政策的发展，要坚持"为了人民，依靠人民，造福人民"的原则。

我国基层卫生政策应更多聚焦在人才队伍上，政策制定者应更多关注如何构建基层医疗卫生机构的人才队伍，尤其是全科医师的培养机制和激励机制。针对面临的全科医生紧缺的现实状况，一是需要建立适应行业特点的全科医生培养制度。从教育制度设计开始，可在高等医学院校直接开设临床医学专业（全科医学方向），成立全科医学教研室、全科医学系或全科医学学院，开设全科医学概论等必修课程，建设一批全科医学实践教学基地。二是建立完善的全科医生培训机制，对在岗人员进行专业培训，使其满足当前基层医疗服务需求。三是构建人才流动机制。鼓励或要求上级大医院的医务人员到基层医疗卫生机构轮转或间断性坐诊，同时，帮扶医疗联合体或者医疗共同体内的基层医疗卫生机构和人员，以提高基层医疗卫生机构服务能力。

基本医疗服务要融入国家医疗发展的大布局中，将医疗联合体作为抓手，推动分级诊疗制度实施，以解决我国存在的卫生资源总量不足、结构不合理、分布不均衡、基层服务能力薄弱等问题。完善医疗联合体内的协作机制，对基层医疗服务人员进行指导和帮扶，提升基层医疗卫生机构对一般常见病及多发病的诊疗服务能力和公共卫生服务水平，解决基层医生和患者向上走的局面。留住基层医生，培养基层医生的服务能力水平，吸引更多的医疗资源下沉，促使普通门诊、康复和护理等服务都分流到基层医疗卫生机构，实现基层首诊和双向转诊，激活基层服务动力和能力。

构建医防融合服务体系，逐步将健康服务链由医疗向预防、康复、护理、养老等上下游延伸，以县域医疗共同体或医疗联合体为核心，打造区域医、防、康、养、护、健整合型一体化的健康服务综合体,实现集"职责融合、资金融合、信息融合、服务融合"于一体的"医防融合"新模式。改变过去的基层医疗卫生服务人员靠卖药赚钱,看不好的患者转给私人医院拿回扣等现象;建立完善的利益机制,将医疗联合体(医疗共同体)内按人头预付的医保资金前置为疾病预防经费,调动医务人员防病的积极性,把老百姓的健康管理起来,让患者得到合理诊疗。此外,要加强对基层医疗卫生机构的医防复合型卫生人才队伍的培养和储备,推进县乡村医疗机构医疗服务能力建设,加大财政对基层医疗设备、人才培养、适宜技术引进的投入,提升基层医疗卫生机构医疗技术水平。

建立健全基层卫生服务的稳定长效的多渠道补偿机制,积极落实政府对基层医疗卫生机构的专项补助经费,实现真正到位。落实基层医疗卫生机构人事分配制度,建立起基层医疗卫生机构的考核和激励机制。以区域内的乡村教师或基层公务员平均收入为基准,建立基层医务人员工资"托底"和动态调整机制。保证基层卫生人员的薪资待遇,稳定基层卫生人员队伍。

政府、社会、企业、个人等多渠道加大对乡村医生的补助力度,对农村卫生室主要通过政府购买服务的方式进行合理补助。逐步推进基层医疗卫生机构改革,明确基层医疗卫生机构的功能定位和服务范围。强化基层卫生资源配置,利用信息化手段推进基层医疗卫生机构发展。建立区域内各级医疗卫生机构的信息互通共享和检验结果互认制度。多措并举,将政策落到实处,逐步提升基层的医疗卫生服务能力。

政策出台是前提,保证政策措施落到实处是关键。今后的基层卫生政策仍将会构建"以人为本"的基层卫生发展政策,进一步强化"关心人、培养人、留住人和发展人"机制,实施并评估基层卫生政策,把我国基层卫生政策"用好用实",真正发挥政策效应。

参考文献

[1] 雷海潮.实现人人享有基本医疗卫生服务的关键问题探讨[J].卫生经济研究,2008(5):3-5.

[2] 胡善联.卫生经济学[M].上海:复旦大学出版社,2003.

[3] 王敏,黄显官.我国医疗资源下沉及运行机制的对策研究[J].医学与法学,2017,9(3):27-30.

[4] 张太海,陈亮,林王平.广东省基层医疗机构发展现状及对策[J].卫生软科学,2018,32(8):16-22.

[5] 佘瑞芳,朱晓丽,杨顺心.分级诊疗下基层医疗卫生机构的发展现状及建议[J].中国全科医学,2016,19(28):3413-3416.

第四章

中国医保政策分析与评价

要实现"共建共享、全民健康"的健康中国建设,全民健康是根基,医疗保险是保障。医疗保险制度通过对居民健康的维护和疾病费用的分担,助力全民健康覆盖,支持健康中国。扩大医保覆盖范围、提高医保保障水平、改革医保支付方式、改善医保管理、完善医保筹资政策、优化异地就医流程,是实现医保基金良性可持续发展、形成成熟完备的居民健康保障体系的必要途径。

一、中国医保政策梳理

(一)我国医疗保险制度发展历程

中华人民共和国成立以后,我国的医疗保险制度才真正规范化,逐渐发展形成了目前以职工医疗保险和居民医疗保险(含城乡居民医疗保险和新型农村合作医疗保险)基本医疗保险为主体,医疗救助、商业医疗保险等其他多种形式医疗保障为补充的多层次的具有中国特色的医疗保障体系。

改革开放以前,我国城镇的医疗保障制度主要由公费医疗制度和劳保医疗制度组成。劳保医疗制度的参保对象为国有企业职工。农村地区的合作医疗制度在保障农村居民的医疗卫生服务方面也起到了重要作用。

随着公费医疗和劳保医疗参保人口的不断增加,医疗保险费用支出逐年上升。1992年党的十四大提出"建立社会主义市场经济体制"。此后,我国掀起了国有企业改制浪潮。据国家统计局等官方资料显示,我国原有国企职工1.1亿,1998年国企职工锐降至5200万人。同时,对于公费医疗和劳保医疗造成的费用增长问题,国家开始尝试性地进行医疗保障制度试点改革,其中以"两点试点"最为典型。与此同时,农村地区在实行家庭联产承包责任制之后,合作医疗保险制度迅速瓦解,我国农村居民看病就医进入自费医疗时代。医保制度效率低下和不公平现象并存,农村地区"因病致贫,因病返贫"现象日益突出。

1998年,国务院发表《国务院关于建立城镇职工基本医疗保险制度的决定》(国发〔1998〕44号),要求于1999年在全国范围内建立覆盖全体城镇职工的基本医疗保险制度,标志着我国城镇职工医疗保险制度正式成立。

2001年,国务院办公厅发布《国务院办公厅转发国务院体改办等部门关于农村卫生改革与发展指导意见的通知》(国办发〔2001〕39号),提倡在农村地区以县为单位进行大病统筹,帮助农村抵御疾病风险。2002年底,浙江、云南、湖北、吉林四省率先进行农村合作医疗制度改革试点,并将这一制度命名为"新型农村合作医疗"。2003年1月,《国务院办公厅转发卫生部等部门关于建立新型农村合作医疗制度意见的通知》(国办发〔2003〕3号)发布,将农村人口建立新型农村合作医疗保险制度在全国范围内迅速推开。

2007年7月,《国务院关于开展城镇居民基本医疗保险试点的指导意见》(国发〔2007〕20号)出台,惠及两亿多城镇非从业人员的城镇居民医疗保险制度正式启动,标志着我国进入全民覆盖的医疗保险时代。

2009年3月,《中共中央国务院关于深化医药卫生体制改革的意见》(中发〔2009〕6号)指出,要进一步完善城镇职工基本医疗保险制度,加快覆盖就业人口,全面推开城镇居民基本医疗保险,全面实施新型农村合作医疗制度。《中华人民共和国社会保险法》和《中华人民共和国军人保险法》分别于2010年10月和2012年4月正式颁布,将基本医疗保险写入法律。

基本医疗保险体系基本建立后,不断得到发展和完善,并在此基础上根据时代变化进行改革。例如,2015 年 8 月发布的《国务院办公厅关于全面实施城乡居民大病保险的意见》,2016 年 1 月发布的《国务院关于整合城乡居民基本医疗保险制度的意见》,以及 2017 年 6 月发布的《国务院办公厅关于进一步深化基本医疗保险支付方式改革的指导意见》等。

(二)我国医疗保险制度政策梳理

有关医疗保险制度的政策详见表 4-1。

表 4-1　有关医疗保险制度的政策梳理

时　　间	发文单位	政策名称	政策内容
1997 年	中共中央、国务院	《中共中央国务院关于卫生改革与发展的决定》(中发〔1997〕3 号)	明确政府对卫生事业的重要责任,提出建立社会统筹与个人账户相结合的城镇职工医疗保险制度
1998 年	国务院	《国务院关于建立城镇职工基本医疗保险制度的决定》(国发〔1998〕44 号)	要求于 1999 年在全国范围内建立覆盖全体城镇职工的基本医疗保险制度
2001 年	国务院办公厅	《国务院办公厅转发国务院体改办等部门关于农村卫生改革与发展指导意见的通知》(国办发〔2001〕39 号)	提倡在农村地区以县为单位进行大病统筹,帮助农村抵御疾病风险

续表

时 间	发文单位	政策名称	政策内容
2003 年	国务院办公厅	《国务院办公厅转发卫生部等部门关于建立新型农村合作医疗制度意见的通知》（国办发〔2003〕3 号）	要求 2003 年，各省、自治区、直辖市至少要选择 2 或 3 个县（市）先行试点新型农村合作医疗制度
2007 年	国务院	《国务院关于开展城镇居民基本医疗保险试点的指导意见》（国发〔2007〕20 号 ）	针对城镇居民人口建立城镇居民基本医疗保险
2009 年	中共中央、国务院	《中共中央国务院关于深化医药卫生体制改革的意见》	城镇职工基本医疗保险、城镇居民医疗保险、新型农村合作医疗和城乡医疗救助共同组成我国基本医疗保险保障体系
2010 年	全国人大常委会	《中华人民共和国社会保险法》	基本医疗保险制度进入法制化发展道路
2012 年	国家发改委等六部门	《关于开展城乡居民大病保险工作的指导意见》（发改社会〔2012〕2605 号）	提出进一步保障大病患者发生的高额医疗费用。大病保险的保障范围要和城镇居民医保、新农合衔接

续表

时　　间	发文单位	政　策　名　称	政　策　内　容
2013 年	国家发改委	《国务院批转发展改革委等部门关于深化收入分配制度改革若干意见的通知》（国发〔2013〕6号）	提出整合城乡居民基本医疗保险制度。截至 2013 年，我国已有 23 个试点省市地区开展居民基本医疗保险制度整合
2014 年	国务院医改办	《国务院医改办关于加快推进城乡居民大病保险工作的通知》（国医改办发〔2014〕1 号）	提出分两步实现大病保险制度建设：第一步到 2015 年底前，大病保险覆盖所有城乡居民医保参保人群；第二步到 2017 年，建立完整的大病保险制度
2015 年	国务院办公厅	《国务院办公厅关于全面实施城乡居民大病保险的意见》（国办发〔2015〕57 号）	到 2015 年底前，大病保险覆盖所有城乡居民医保参保人群；第二步到 2017 年，建立完整的大病保险制度
2016 年	国务院	《国务院关于整合城乡居民基本医疗保险制度的意见》（国发〔2016〕3 号）	正式启动城镇居民医疗保险和新型农村合作医疗两项制度，建立统一的城乡居民基本医疗保险制度

时 间	发文单位	政策名称	政策内容
2017 年	国务院办公厅	《关于进一步深化基本医疗保险支付方式改革的指导意见》（国办发〔2017〕55 号）	进一步加强医保基金预算管理,全面推行以按病种付费为主的多元复合式医保支付方式
2019 年	国务院办公厅	《国务院办公厅关于全面推进生育保险和职工基本医疗保险合并实施的意见》（国办发〔2019〕10 号）	全面推进生育保险和职工基本医疗保险合并实施,统一参保登记,统一基金征缴和管理,统一医疗服务管理,统一经办和信息服务,确保职工生育期间的生育保险待遇不变,确保制度可持续

二、中国医保政策实施效果分析

（一）基本医疗保险参保情况

20 世纪 90 年代,我国社会保障体系建设的方针是"广覆盖、低水平、多层次",随着时代发展进入 21 世纪,逐渐转变为"广覆盖、保基本、多层次、可持续"的方针。2009 年的新医改提出,要建立健全覆盖城乡居民的基本医疗卫生制度,为群众提供安全、有效、方便、价廉的医疗卫生服务。要加快推进基本医疗保障制度建设,逐步扩大基本医疗保障制度覆盖面,将全体城乡居民纳入基本医疗保障范围。随后人社部和财政部联合发布的《关于进一步加强基本医疗保险基金管理的指导意见》中要求,各地要按照 3 年内基本医疗保险参保率达到 90％以上的目标,进一步加大城镇职工基本医疗保险和城镇居民基本医疗保险的扩面力度。

十八大以来,"全覆盖"的理念被提出,并且由人社部着手推进实施"全民参保登记计划",该计划的直接目标是 2020 年实现全覆盖。通过建立静态和动态相结合的全面完整准确的全民参保网络体系,旨在即时掌握我国公民的参保情况,并能实现对未参保人员的信息掌握,从而有针对性地采取措施,实现医保的全覆盖。

在实现医保参保全覆盖的道路上,一些地区和人群会发生重复参保或在统计时因口径不同重复计数等现象,这一直是困扰医疗保险经办机构的问题,有些患上重大疾病的人员反而没有参保,由于信息掌握不全,这类人群的未参保原因常常难以统筹分析。一些地区尝试针对未参保人群的原因进行分析,从而有的放矢地采取措施。在建立基本医疗保险制度的进程里,总是会伴随着居民从不理解到理解认可的过程,城乡居民基本医疗保险属于自愿参保,并且每年是需要承担缴费义务的,由于不同的经济条件和认知状况,不同的居民对于参保的积极性是不同的,一些意愿不强的居民往往会错过或放弃参保。通过宣传、讲解,特别是有针对性地呈现出对政策的解读和居民受益的效果,此类人员基本上最终都进行了参保。另一部分人群可能由于经济原因,无法负担缴费部分金额,以内蒙古和云南等地部分县市为代表的经办机构会通过贷款或募捐的方式帮助此类人员进行参保。而还有一部分曾经参加城镇职工基本医疗保险的人群,如果失业则会面临断保的问题,与一般居民不同的是,针对此类人群一般采取各种帮扶措施,以实现再就业而保证参保状态。有些地区对未参保人群的状况进行分类,包括在市外参保、参军、未上户、服刑、空挂户或举家外出等,从而针对这些未参保人群及原因制定扩面策略,进一步优化参保覆盖。

　　自建立基本医疗保险制度以来,我国基本医疗保险参保人数逐年增加。2008 年,在城镇职工基本医疗保险制度和新型农村合作医疗制度之外,国务院发布了《国务院关于开展城镇居民基本医疗保险试点的指导意见》(国发〔2007〕20 号),针对另一重点人群城镇居民人口建立了城镇居民基本医疗保险,因此当年我国医保参保人数增长率高达 42.63％。

　　随着"广覆盖"到"全覆盖",我国基本医疗保险总参保率一直稳步上涨,从 2008 年的 50.99％ 逐年攀升至 2015 年的 86.34％(图 4-1)。根据国家医保局发布的《2018 年医疗保障事业发展统计快报》显示,2018 年我国基本医疗保险参保人数达到 134452 万人,参保覆盖面稳定在 95％以上,已基本实现参保的全覆盖。其中参加职工基本医疗保险人数 31673 万人,比 2017 年末增加 1351 万人,增长 4.5％;参加城乡居民基本医疗保险人数 89741 万人,比 2017 年末增加 2382 万人,

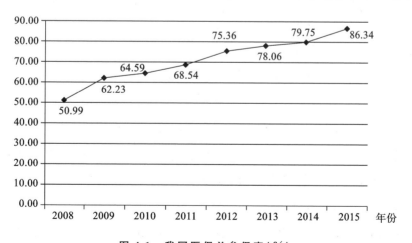

图 4-1　我国医保总参保率(％)

增长 2.7%；2018 年新型农村合作医疗参保人数为 13038 万人。在城镇职工基本医疗保险参保人员中，在职职工 23300 万人，退休人员 8373 万人，分别比 2017 年末增加了 1012 万人和 339 万人。

（二）基本医疗保险筹资情况

1997 年中共中央、国务院发布的《中共中央、国务院关于卫生改革与发展的决定》（中发〔1997〕3 号）明确了政府对卫生事业的重要责任，提出建立社会统筹与个人账户相结合的城镇职工医疗保险制度，奠定了我国医疗保险筹资机制的基调。目前，我国基本医疗保险形成了以社会保险费和税收为主体，以国家财政补助为补充的筹资机制。

医疗保险筹资机制是指筹集医疗保险基金的方式，是针对医疗保险服务对象和政策目标制定的旨在为参保对象提供适宜医疗保障的资金筹集方式。筹资机制是划分医疗保险种类的主要依据。目前，全球范围内医疗保险基金的常见筹资渠道为一般税收、社会医疗保险缴费、私人医疗保险缴费。前两者具有强制性的特征，能够保证基金来源的稳定性，筹资对象覆盖范围较广，公平性较高。私人医疗保险强调自愿性，在我国医疗保险制度中属于补充医疗保险。

医疗保险筹资机制主要包括筹资渠道、筹资水平和筹资方式（图 4-2）。医疗保险基金主要由政府、单位、社会及个人来进行责任分担。筹资水平一般因地制宜，不同的地区筹资标准及调整机制不同，具体受缴费基数、缴费比例和参保人数等因素的影响。筹资方式是指医疗保险基金的征缴途径和管理模式，取决于医疗保险经办机构。

我国医疗保险制度形成了由政府、企业、个人组成的多层次筹资结构，三者在不同医疗保险制度下具有不同的责任分担。城镇职工基本医疗保险的筹资渠道为单位和个人两方；城镇居民基本医疗保险和新

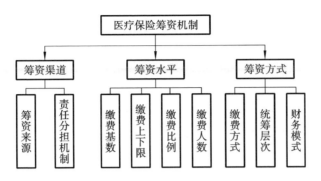

图 4-2 医疗保险筹资机制

型农村合作医疗使用定额筹集的方式进行资金筹集,筹资来源为居民个人缴费和政府财政补助两部分,其中城镇居民基本医疗保险以个人缴费和财政补助为主,新型农村合作医疗采用个人缴费、集体帮扶和政府财政补贴相结合的筹资方式。

医疗保险的筹资水平不仅受到社会经济发展水平、居民费用负担能力和医保待遇水平等因素的直接影响,也与缴费基数、缴费比例和参保人数、财政补助到位率等息息相关。医疗保险的筹资水平一般依据居民人均收入及消费水平、医疗保险基金的收支总额、参保人数、患者人均医疗费用及其变化情况等因素进行测算和调整。国际上一般用人均保险费占人均 GDP 或居民人均收入的比重来确定医疗保险的筹资水平,这当然也会受到卫生总费用的影响,在人均卫生总费用占人均 GDP 比重确定的情况下,医疗保险待遇越高,医疗保险筹资水平就越高。我国基本医疗保险人均筹资金额逐年上涨,从 2008 年的人均 907 元增长至 2015 年的人均 1681 元,年平均增长率为 9.21%(图 4-3)。我国医疗保险筹资总额占 GDP 的比例也从 2008 年的 0.90% 逐年上升至 2015 年的 1.63%,年平均增长率为 8.86%(图 4-4)。

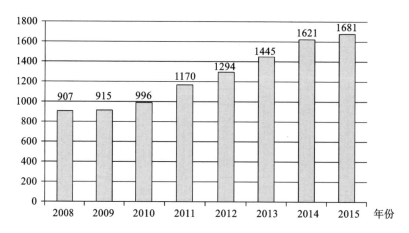

图 4-3　我国基本医疗保险人均筹资金额(元)

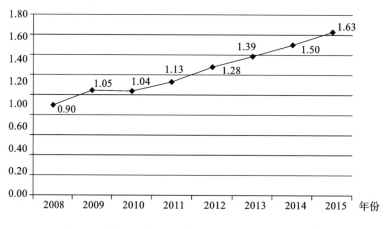

图 4-4　我国医疗保险筹资总额占 GDP 比例(%)

　　我国城镇职工基本医疗保险费用由单位和职工共同负担,单位按照职工工资总额的 7%～9% 进行费用缴纳(各地比例不完全相同),个人按照工资总额的 2% 缴纳。2015 年,我国城镇职工基本医疗保险人均筹资标准为 3144 元。我国各省区市均设置了城镇职工基本医疗保险筹资基数的上下限,上限一般为该市或所属省区平均工资水平的

300％,超过上限时按上限确定缴费基数,下限为该市或所属省区平均
工资水平的60％,低于下限时按下限确定缴费基数。

城镇居民基本医疗保险与新型农村合作医疗筹资水平大致相同,
2017年政策规定的人均筹资标准为630元,其中个人缴费180元、财
政补助450元,分别比2016年增加了30元(图4-5)。从各年实际情
况看,且新型农村合作医疗财政补助平均水平略高于城镇居民基本医
疗保险,但城镇居民基本医疗保险财政补助占比上升较快。

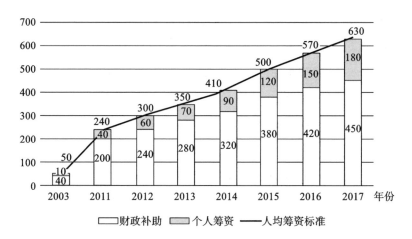

图 4-5 我国城镇居民基本医疗保险人均筹资标准(元)

注:中央层面的政策规定上新型农村合作医疗与城镇居民基本医疗保险
的筹资标准是相同的,但地方有一定的自主权,所以实际和政策规定有偏差。

由于不同年龄段人群的卫生服务需求与经济支付能力不同,一些
省区市针对不同年龄段参保人员实行差异化的缴费标准。以上海市为
例,2017年,上海市不同年龄段城乡居民医疗保险参保人群筹资标准
如表4-2所示。

表 4-2   2017 年上海市城乡居民医疗保险筹资标准

人群分类	总筹资标准/元	个人缴费标准/元	财政补助标准/元
70 岁及以上人群	4300	370	3930
60～69 岁人群		535	3765
19～59 岁人群	2900	720	2180
0～18 岁人群	1100	110	990

统筹层次是指统筹层级和覆盖人群规模,是基金池风险大小与参保人群疾病风险分散和医保基金共济程度的衡量指标。基金统筹层次是社会医疗保险管理的核心,统筹层次越高,医疗保险管理效率和待遇公平性越高。医疗保险统筹层次受到国家体制和行政管理层级的影响。在各国政府财政投入不断增加的背景下,融合不同医疗保险制度的基金池,采用基金风险管理与评估机制实现不同医保基金间的调剂,形成更大范围的风险分担已成趋势。我国基本医疗保险制度实行按地区统筹,明确了中央和地方政府责任。其中,城镇基本医疗保险实行市级统筹,部分地区实现了省级统筹(如海南省、西藏自治区),新型农村合作医疗以县级统筹为主,部分地区实现了市级统筹(如荆州市、昆明市)。根据《国务院关于整合城乡居民基本医疗保险制度的意见》(国发〔2016〕3 号)的要求,完成城乡居民基本医疗保险实行市(地)级统筹,这将提高医疗保险管理效率和待遇公平性。

(三)基本医疗保险收支情况

我国基本医疗保险由统筹地区遵循"以收定支、收支平衡、略有结余"的原则,实行各自基金独立核算、专户管理。2009 年《关于进一步加强基本医疗保险基金管理的指导意见》(人社部发〔2009〕67 号)确定基本医疗保险到 2011 年基本实现市（地）级统筹,指出市（地）级基金统收统支确有困难的地区可以先建立市（地）级基金风险调剂制度,再逐步过渡。目前按照基金征收管理主体进行划分,我国存在"统收统支"和"调剂金"两种管理模式。"统收统支"指的是在实行市级统筹以后,市级医疗保险经办机构在全市范围内按照统一费率及标准征收医保基金,统一纳入财政专户管理,市一级负责统筹管理,基金支出则由市级根据区县申请统一拨付。"调剂金"模式一般是指市级统筹后区县一级征收的基金不用全部上缴到市一级,而是由市一级将其中一部分进行收缴后建立风险调剂金,从而在全市范围内统一调配使用,而大头仍然由区县一级进行管理,区县一级还是基金管理的主要负责层级。

　　《关于进一步加强基本医疗保险基金管理的指导意见》同时提出,要妥善解决统筹基金结余过多和当期收不抵支问题。统筹地区因职工工资水平增长等因素,统筹基金收入增幅明显高于支出增幅,连续 2 年处于结余过多状态的,可阶段性降低基本医疗保险筹资比例或适当提高参保人员医疗保险待遇水平。统筹基金出现当期收不抵支的统筹地区,要认真查找超支原因,通过改进结算方式、加强支出管理等途径,控制费用支出增长。统筹基金累计结余不足、难以保证当期支付的统筹地区,可通过临时借款保证当期支付,并及时研究调整筹资或待遇政策。2008 年至 2015 年,我国基本医疗保险基金当期均有一定结余,仅北京在 2012 年当期出现赤字（当期结余率为 −0.45％）,接下来的三年内扭亏为盈,实现了当期结余率的增长（表 4-3）。我国人均医保基金支出从 2008 年的 635 元逐年增长至 2015 年的 1399 元,年平均增长率为 11.95％（图 4-6）。

表 4-3　基本医疗保险当期结余率(%)

地区	2008 年	2009 年	2010 年	2011 年	2012 年	2013 年	2014 年	2015 年
全 国	30.01	23.82	17.89	20.00	19.67	17.55	16.04	16.80
北 京	30.39	12.83	2.68	1.24	−0.45	0.52	5.77	9.54
天 津	15.64	2.60	10.16	6.02	12.28	4.63	12.21	16.08
河 北	27.42	29.62	26.21	23.78	25.66	20.48	22.02	22.41
山 西	31.45	27.20	20.09	22.13	26.67	20.93	12.52	14.23
内蒙古	32.86	27.52	18.22	14.33	15.65	14.43	13.60	17.14
辽 宁	27.95	27.46	15.76	11.46	9.84	10.36	7.68	4.99
吉 林	39.57	39.44	17.27	24.83	24.75	17.05	18.80	12.47
黑龙江	34.23	38.40	18.54	21.54	14.49	10.09	10.03	8.63
上 海	10.36	13.42	8.95	21.77	32.60	33.59	29.27	30.19
江 苏	32.40	20.85	20.70	19.95	20.27	18.46	15.51	14.19
浙 江	35.63	21.47	19.42	26.79	28.69	19.15	19.58	20.87
安 徽	33.19	26.27	17.04	19.95	18.11	20.55	15.42	13.82
福 建	41.18	22.25	16.35	21.77	25.00	28.42	26.07	23.01
江 西	43.30	36.24	23.10	23.87	22.57	23.92	19.81	24.15
山 东	26.69	17.92	15.90	18.57	21.35	17.49	12.11	12.99
河 南	32.00	27.00	18.18	20.16	20.88	21.62	14.96	15.29
湖 北	23.95	25.38	18.44	22.63	11.45	9.69	4.88	13.81
湖 南	27.20	31.46	6.37	12.66	14.01	12.39	14.87	17.63
广 东	38.43	25.66	25.86	27.97	27.62	24.57	22.69	22.67
广 西	39.80	31.35	27.34	25.70	19.62	14.64	15.62	16.93
海 南	25.58	45.53	23.42	25.76	18.25	17.17	18.60	18.52
重 庆	40.52	25.00	19.47	21.90	21.57	12.72	10.44	9.26
四 川	34.13	26.14	27.28	25.76	17.86	14.89	17.27	16.46
贵 州	34.87	29.07	20.50	24.26	10.29	4.98	2.60	15.91

续表

地区	2008 年	2009 年	2010 年	2011 年	2012 年	2013 年	2014 年	2015 年
云　南	25.79	23.08	12.26	19.01	15.00	12.33	11.16	11.91
西　藏	32.73	39.51	35.35	29.36	31.54	20.13	21.69	20.09
陕　西	25.95	32.97	28.62	23.06	26.38	23.90	16.65	18.25
甘　肃	31.52	23.97	22.97	18.36	9.18	5.33	10.29	12.04
青　海	25.84	20.57	29.34	19.40	18.49	6.95	13.11	14.04
宁　夏	28.57	22.98	19.27	17.03	26.40	18.84	12.90	9.97
新　疆	18.14	19.45	14.30	16.99	18.31	24.70	19.54	20.17

数据来源:《中国统计年鉴》。

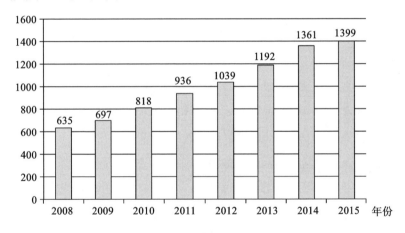

图 4-6　我国人均医保基金支出(元)

　　随着医保制度的不断建立和发展,医保支付方式的改革也随之推进。医保支付是指医疗保险机构在被保险人生病时,按照事先规定的条件和待遇标准,向被保险人提供医疗服务或为其报销医疗费用的行为或过程。这样医保支付就涉及保险人与被保险人以及服务提供者三方的关系,影响到筹集到的医保资金能否合理有效地使用,具体表现为医保基金的保障和购买水平,因此,医保支付一直以来都是医疗保险制度中的一项重要的制度安排,更是由于其直接调节服务需方、供方的行为动机和激励机制,从而在整个保险制度中承担着举足轻重的作用。

2011年5月,人社部发布《关于进一步推进医疗保险付费方式改革的意见》,其中提出,结合基金收支预算管理加强总额控制,探索总额预付。在此基础上,结合门诊统筹的开展探索按人头付费,结合住院门诊大病的保障探索按病种付费。医保付费方式改革的基础是总额预算制度,即按照"以收定支"的原则,执行落实基金预算,将医疗费用支付的增长幅度控制在基金收入增长范围内,努力实现基金收支基本平衡。在推动新医改不断深化特别是在促进公立医院改革的同时,各地都在积极探索和推进医保支付方式改革,加强医疗费用支出的监管,尽力控制医保支出不合理的增长。2017年,国务院办公厅发布了《关于进一步深化基本医疗保险支付方式改革的指导意见》。各地区在原有的改革基础上形成了更加系统和科学的支付方式改革实践,比如江苏省淮安市的按病种分值结算支付方式改革和山东省济宁市的以单病种为主复合式支付方式改革等,均取得了一定的效果。

国家医保局发布的统计数据显示,2018年全国全年基本医疗保险基金总收入21090.11亿元,总支出17607.65亿元。截至2018年末,基本医疗保险累计结存23233.74亿元,其中城镇职工基本医疗保险个人账户积累7144.42亿元。全年城镇职工基本医疗保险基金收入13259.28亿元,增长8.7%,基金支出10504.92亿元,增长11.5%;年末累计结存18605.38亿元,其中统筹基金累计结存11460.96亿元。全年城乡居民基本医疗保险基金收入6973.94亿元,增长27.1%,支出6284.51亿元,增长28.9%;年末累计结存4332.94亿元。全年新型农村合作医疗保险基金收入856.89亿元,支出818.22亿元;年末累计结存295.42亿元。

三、中国医保政策存在的问题

随着医保政策的实施和变迁,我国医疗保障体系不断改革和发展。2018 年,我国基本医疗保险参保人数已达到 13.45 亿人,参保覆盖率稳定在 95% 以上,已基本实现参保的全覆盖;人民群众不断受益,基本医疗保险的报销比例已经达到 70% 以上;医保基金筹资层级已基本实现市级统筹,城乡居民基本医疗保险的整合工作也在逐步进行;支付方式改革、药品谈判等创新手段助力基金管理运行;城乡居民大病医保和异地就医即时结算等政策惠及重点人群。我国医保政策在不断推进和完善中,缓解了患者的经济负担并有效降低了因病致贫、因病返贫的风险,取得了不俗的成绩。然而,社会和经济的飞速发展对我国医疗保障事业提出了更高的要求,我国医保政策在实施过程中也开始出现一些需要解决的问题。

(一)医保基金收支平衡存在风险

随着基本医疗保险保障范围的扩大和报销比例的提高,医保基金的支出压力也逐渐增大。2018 年全年,城镇职工基本医疗保险基金收入 13259.28 亿元,增长 8.7%,基金支出 10504.92 亿元,增长 11.5%,全年城乡居民基本医疗保险基金收入 6973.94 亿元,增长 27.1%,基金支出 6284.51 亿元,增长 28.9%。虽然都是当期仍有一定结余,但无论是城镇职工基本医疗保险还是城乡居民基本医疗保险,支出的增长率均大于收入的增长率,基金支出的增长幅度大于基金收入的增长幅度,长此以往,统筹基金将会收不抵支,长期甚至会出现严重赤字。

城镇职工基本医疗保险方面,随着我国社会经济发展进入新常态,根据筹资规律,以工资收入作为征收标准的医疗保险基金收入将会随国民收入进入一个增幅下降的阶段。而城乡居民基本医疗保险基金对财政补助的依赖程度会很高,财政补助的增长速度无法满足日益增长的医疗卫生支出。另一方面,目前我国基本医疗保险的参保率已经稳定在95%以上,而重复参保的状况有些地区还仍然存在,通过扩面和提高参保率增加基金收入的方式并不能起到良好的效果。

根据疾病谱的变化,慢性病已经成为我国人群的主要死因,而随着科技的进步和医疗技术日新月异的发展,2017年我国居民人均期望寿命已达到76.7岁,2030年将达到约79岁,我国进一步加速进入老龄化社会,这些因素都使得医疗卫生费用不断上涨。在城镇职工基本医疗保险中,退休人员是享有不缴费政策的,这也是我国城镇职工医疗保险的核心内容之一,这项政策是历史背景下对于离退休人员所做贡献进行的合理补偿。然而,随着我国老龄化程度的加剧和持续上涨的医疗费用,这项政策对医保基金的运行造成了不小的压力,并带来了潜在的风险。

(二)制度整合与衔接的公平性还未从形式转变为实质

城镇职工基本医疗保险、新型农村合作医疗和城镇居民基本医疗保险分别是在不同时期针对不同人群建立的,存在着制度划分、管理切割和资源不集中等问题。这些问题不仅导致城乡居民基本医疗保险的政策不一致、衔接困难以及管理成本高,并且使城乡二元结构更加严重,也不能反映公平性和基本医疗保险政策的初衷。国务院于2016年发布了《国务院关于整合城乡居民基本医疗保险制度的意见》,许多地区陆续着手进行城乡居民基本医疗保险制度的整合工作,但不同地区由于实际情况不同,对于意见的理解和规划也存在差异,因此具体的实施方案不尽相同。有些地区经办机构已经整合，但仍由两个部门主管；有些地区统一了主管部门，但一部分是纳入人力资源和社会保障体系，另一部分纳入卫生和计划生育体系；还有些则是重新建立了管理机构。在这种情况下，国家医疗保障局于 2018 年 5 月正式成立，用于整合分散和割裂的医疗保障职责。

医保制度整合的最主要目的是缓解我国医疗卫生服务的二元失衡问题，从而促进我国基本医疗保险制度下居民的受益公平性。从受益公平性方面来看，现行的城乡居民基本医疗保险制度在整合的过程中还存在一些问题，例如筹资缴费和报销待遇不具有实质的公平性。在许多地区，城乡居民基本医疗保险的筹资标准与报销额度是相对应的，支付能力与医疗需求的差异并不能体现真正的公平。城乡居民基本医疗保险制度整合是为了筹资和收益的公平性，但在大多数地区还没有实现这一目标。

另一方面，为了流动人口、异地安置人员、异地工作人员等更好地享有基本医疗保险政策，同时也让对异地就医有需要的患者享有优质医疗资源的充分选择权，我国持续推进以退休人员为重点的异地就医联网即时结算。然而，解决异地就医接续问题并不只是单纯的信息系统与平台的技术问题，还涉及切实的公平性问题。各地区的经济发展水平不一致最明显的后果就是医疗资源分配的不均衡。生命和健康是人最基本的需求，异地就医仍然要将重点放在异地安置人员、长期居住人员等人员的身上，尤其是老知青、支边人员、随子女居住的老年人等。不同市（州）的缴费政策不同，报销办法和支付待遇也不相同。异地就医的患者最容易产生情绪，同样的疾病、住同样的病房、接受同样的治疗和药物，最后报销时却有高有低，离实现真正的受益公平性还有一定的距离。

（三）医保基金运行管理效率不高

城镇职工基本医疗保险制度建立以来，我国城镇职工基本医疗保险个人账户累计余额占比不断提高，截至 2018 年末个人账户结存的累计金额为 7144.42 亿元。在全国范围内累计基金余额不断增加的同时，统筹基金累计余额却在不断减少，这说明个人账户累计余额已成为基金余额中的重要组成部分。个人账户的存在并未实现培养职工保障意识、形成医患约束机制的初衷。而在管理上，规范和监督个人账户资金的支付是一项困难且费力的工作。在我国现行统一核算模式下，医疗保险个人账户资金由个人管理，不能在所有参保人员之间相互使用，不能发挥分散风险的作用，城镇职工基本医疗保险制度的运行管理效率低下。目前，个人账户的过高结余限制了医疗卫生服务的使用，导致统筹基金支出的浪费，降低了医保基金的运行效率。

我国基本医疗保险已基本实现了市级统筹，但在管理模式和具体规范上仍不完全相同，并没有建立统一的经办流程和规章制度。同时在一些地区，基本医疗保险经办机构的程序和手段还比较落后，已经不适应新时代对于医疗保障的要求。部分地区经办人员不足，无法满足日益增长的工作量。随着医疗服务利用持续增长，医保统筹基金支出的费用也在不断增长，各级医疗保险经办机构的工作量较前加重，有一些地市的经办机构在审核医疗费用时缺乏统一的标准，同时也缺少培训事宜，不同的工作人员对于内容的理解不同，审核标准也不一样。由于有些经办人员未受过专业培训，其服务能力参差不齐，严重影响工作效率。

（四）医保监管体系建设滞后

为了更好地提高医保基金使用效率，促进医疗卫生资源合理利用，我国在促进基本医疗保险支付方式改革方面做了很多努力。但是目前我国医疗保险监管体系建设是滞后于医疗保险支付方式改革进程的，尤其是明显缺乏应对复杂状况的能力。一些地区在实施总额预付制后，存在对某些患者的推诿现象，同时还时有发生过度医疗的情况。有的定点医疗机构对门诊处方数量和住院天数进行机械限制，要求参保患者自费购买医疗保险目录中的药品，而利用医患之间信息不对称而产生的诱导就医现象也同时存在。然而，医疗保险的日常监督检查和投诉的处理往往仅限于典型案例管理，它主要在于事后追查，没有从根本上完善监管机制，缺乏利用大数据平台的动态监管机制。

我国对基本医疗保险基金的监管虽然有法律保障、医保经办机构监管、行政处罚和群众举报等多种形式的监管机制，但骗取国家医疗保险基金的做法仍然屡禁不止，这表明目前的监管机制能力不足。目前，我国大多数地区的个人账户余额按照规定是不能随意使用的，但不少人对个人账户余额存在严重误解，没有意识到个人账户的不当使用也属于非法骗取医保基金行为。另外，一些相关利益者触及自己的底线，利用现行监管机制中的漏洞来谋取利益。

四、中国医保政策建议与展望

（一）持续推进医保全覆盖，提升保障能力

医保的全覆盖要与全周期相结合，从参保人群、卫生服务利用以及费用入手，从参保扩大到医疗卫生服务项目和费用，扩大基本医疗保险的覆盖范围，实现多方位的全覆盖。在参保全覆盖的基础上，着力解决重复参保、漏缴和中断参保等问题，提高医疗保险管理质量。人社系统相关部门正在推进全民参保计划，有利于协助解决这些问题，旨在通过

建设信息共享平台和数据库,并实时进行动态更新,从而深入掌握参保的具体情况,减少重复参保、漏缴和中断参保等问题,进一步促进基本医疗保险的全民参保。

自医疗保险制度建立以来,医疗保险的重点主要放在住院费用上,现在门诊大病、慢性病和日间手术等也逐步被纳入统筹基金的支付范围。加快基本医疗保险在医疗服务内容的全方位覆盖,不仅能对保障水平的提升起到一定作用,还能降低部分道德风险。但要明确基本医疗保险在各个环节的不同责任和行动方式,其并不意味着保障所有医疗服务。通过促进医疗服务项目和环节的全覆盖,建立激励约束机制,推进预防替代门诊、门诊替代医院、长期护理替代长期住院等,使有限的医疗保险基金起到更大的作用。

(二)推进基本医疗保险制度整合,实现更高层次的公平性

建立统一的基本医疗保险系统发展路径是未来发展的方向,城乡居民基本医疗保险已经实现初步整合,未来的趋势将会是基本医疗保险的整合与统一。由于地区之间、城乡之间的医保待遇差距明显,制度体系的"碎片化"引起了一些矛盾,我国不同地区的社会经济水平和人口结构存在较大差异,多部门管理系统还有所切割,管理成本高。基本医疗保险制度整合除了制度的整合与衔接,还涉及提高统筹层次,医疗保险统筹层次越高,基金抵御风险的能力也越强,可以实现更高层次上的公平性。城乡居民基本医疗保险制度整合是为了实现城乡公平,降低医疗保险基金穿底的风险,还有利于解决重复参保的问题,降低管理成本,提高管理运行效率。

新时期下,我国医疗保险的筹资机制迎来了新的挑战,无论是经济常态化还是人口老龄化等,都将问题指向了城乡整合的全民基本医疗

保险机制。医疗保险整合应当向更高层次发展,从本质上实现医疗保障制度的公平,建立科学合理的筹资分担政策,对于不同群体和不同地区要根据实际情况和经济能力来制定筹资标准和待遇水平。长远来看,整合后的制度应当实现统一政策,包括支付范围、支付标准、责任划分等;制定统一标准,包括三大目录、两定、支付方式等;建立统一的公共服务平台、综合协调平台等。除此之外,应继续优化异地就医问题,改善不同地区、不同人群的医疗保障受益公平性。

(三)优化医保监管机制,提高经办管理能力

需加强医疗服务监管,建立完善的医疗费用结算、医疗服务定价和药品定价相互制约的医保监管机制。加强医疗保险机构队伍建设,明确管理服务成本标准和资金渠道。建立区域乃至全国的综合管理规范,规范参保、缴费、服务受理、业务审计、待遇支付等各个环节,建立规范的规章制度,统一管理流程,统一管理办法,减少制度漏洞。保障资金安全,保障参保人员权益,实现医疗保险规范化、精细化管理。以建立国家医疗保险局为契机,进一步完善社会医疗保险机构、医院和制药企业的协商机制,在平等协商的条件下确定医疗保险缴费目录和价格,提高医疗保险服务水平。

如今互联网信息技术飞速发展,我们应当学会合理使用信息平台,重视数据库的开发和管理,建立和推广医疗保险基金收支预测、监测和评价的决策支持系统,提高医疗保险基金使用效率,防范基金收支风险。可继续加强合理诊疗、用药,合理使用高值耗材等稽核监督工作,将工作重点放到就诊量大、可疑违规金额较多的医疗机构。进一步保护参保人员的知情同意权,继续加强协议管理,将违规费用追回过度至不合理费用追回,并适时组织现场稽核。采用信息化手段,全面推进智

能化监测和实时审计,将监测的重点从医疗机构转移到医务人员的服务行为上。

(四)促进制度优化创新,推动改革发展

运用创新手段助力医保管理,例如支付方式改革和药品谈判等。支付方式改革不仅应注重减少不合理的医疗支出,还应与医疗服务的绩效或效果挂钩,基于传统支付方式来进行绩效考核。以支付方式改革为杠杆来改变医院的补偿机制,推动公立医院改革。加强医疗保险对卫生服务的激励和约束作用,在全面推进总额预付制的基础上深化支付方式改革,建立医疗保险经办机构与医疗机构之间的风险分担机制。国家医保药品谈判的主要目的是使重症患者在享有更好的医疗服务的同时降低其经济负担。此外,它也使得药品供应商以临床治疗价值、经济效益和基本医疗保险基金可承受性作为衡量标准来研究开发新药物。

由于基本医疗保险的最大原则是"保基本",随着社会的不断发展,经济水平的不断提高,越来越多的人群对于医疗保障有了更高的需求。一方面,我国可以借鉴国际经验,在基本医疗保险制度之外,鼓励多层次的、针对不同人群的补充保险加入,例如应对人口老龄化现象的以老年人为重点的长期护理保险。另一方面,作为自愿购买的金融产品的商业健康保险也可以看作基本医疗保险制度的一种补充。在"健康中国"背景下,作为健康产业的重要内容,商业医疗保险的发展也应当顺应时代,及时更新经营理念,把握机遇,充分发挥其作用。

参考文献

[1] 黄华波.论基本医保全覆盖与促进健康[J].中国医疗保险,2017

（3）:31-33.

[2] 王欢.全民医保目标下医疗保障制度底线公平研究[D].武汉:华
中科技大学,2009.

[3] 张晓,刘蓉,胡汉辉.建立与经济增长同步的医疗保险筹资机制
[J].中国医疗保险,2011(1):25-29.

[4] 汪泽英,李红岚,董朝晖.医疗保险筹资机制与待遇水平研究报
告[J].社会保障研究,2009(12):1-29.

[5] 王虎峰.中国社会医疗保险统筹层次提升的模式选择——基于国
际经验借鉴的视角[J].经济社会体制比较,2009(6):60-67.

[6] 白雪.老龄化背景下城镇职工基本医疗保险基金风险与退休人员
筹资模型研究[D].武汉:华中科技大学,2017.

[7] 孙淑云,郎杰燕.中国城乡医保"碎片化"建制的路径依赖及其突
破之道[J].中国行政管理,2018(10):73-77.

[8] 董黎明.我国城乡基本医疗保险一体化研究[D].大连:东北财经
大学,2011.

[9] 李佳佳.统筹城乡医疗保障制度的福利分配效应研究[D].南京:
南京农业大学,2012.

[10] 奎潮.医疗保险制度的经济社会效应和结构优化研究[D].天
津:南开大学,2012.

[11] 袁涛,仇雨临.从形式公平到实质公平:居民医保城乡统筹驱动
路径反思[J].社会保障研究,2016(1):55-60.

[12] 赵斌,尹纪成.我国城乡居民医保筹资机制的完善思考——基于
"三险合一"改革和结构性变革的探讨[J].中国医疗保险,2017
（6）:15-20.

[13] 赵东辉,汪早立.我国基本医疗保障制度整合路径探析——从覆

盖人群特征分析[J].卫生经济研究,2013(5):9-13.

[14] 张海冰.我国医疗保险全覆盖模式下的收支平衡研究[D].大连:大连理工大学,2010.

[15] 王璐航.诚信体系:防控社会医疗保险道德风险的理性选择[D].长春:吉林大学,2017.

[16] 陈迎春,李浩淼,方鹏骞,等.健康中国背景下构建全民医保制度的策略探析[J].中国医院管理,2016,36(11):7-10.

[17] 王保真.新时期我国覆盖全民的医疗保障体系与发展战略[J].中国卫生政策研究,2009,2(10):21-26.

[18] 孙淑云.顶层设计城乡医保制度:自上而下有效实施整合[J].中国农村观察,2015(3):16-23.

[19] 董丹丹,孙纽云,孙冬悦,等.医保基金有效使用:风险管理、国际经验与政策建议[J].中国卫生政策研究,2013,6(1):21-27.

[20] 王琬,吴晨晨.医疗保险支付方式改革的国际经验及其启示[J].中国医疗保险,2017(12):69-72.

[21] 龚贻生.中国商业健康保险发展战略研究[D].天津:南开大学,2012.

第五章

中国药物政策分析与评价

健康权是人权的重要组成部分,享有可能获得的最高标准的健康是每个人的基本权利之一。作为一种特殊商品和基本的治疗手段,药品与人的健康、生命息息相关,是维护人民健康权的重要工具。能够获得基本的药物,是人权的重要保障和体现。建立健全药品供应保障体系是我国基本医疗卫生制度的重要组成部分,是医疗卫生四大体系之一,是"医疗、医保、医药"三医联动的环节之一,关系到人民群众身体健康与用药合法权益,关系到医疗卫生机构的正常运行与功能发挥,关系到医药卫生体制改革的顺利推进与改革成效。

中华人民共和国成立以来,党和政府以维护人民群众用药权益为出发点和落脚点,高度重视人民群众的药品供应保障,根据国民经济发展水平及医药卫生体制改革整体进程,制定了一系列相应的药物政策,围绕卫生事业总方针开展药物政策体系建设,逐步形成了具有中国特色的药物政策框架,体现出预防为主、以农村为重点、中西药并重等特点,形成了以《中华人民共和国药品管理法》为核心的药品监管法律体系。

2009年3月,为建立中国特色医药卫生体制,逐步实现人人享有基本医疗卫生服务的目标,提高全民健康水平,中共中央、国务院就深化医药卫生体制改革提出《中共中央国务院关于深化医药卫生体制改革的意见》,强调要加快建立以国家基本药物制度为基础的药品供应保障体系,保障人民群众安全用药。本章试图梳理十余年来中国药物的政策发展,分析其取得的成效和可能存在的问题,并就其下一步发展提出建议。

一、中国药物政策梳理

十余年来,中国药物政策经历了大刀阔斧的改革,发生了翻天覆地的变化,所有改革的"初心"都是为了保证人民群众的用药安全,为人民群众的健康提供更可靠的保障。在药品研发层面,积极推动与国际接轨,鼓励创新,加快新药注册审评,解决注册积压。从国务院层面推动审评审批制度改革,并制定了很多配套措施,包括开展药物临床试验数据自查和核查、建立药品上市许可持有人制度、变更化学药品注册分类、建立优先审评审批制度、加快进口药品注册、加入人用药品注册技术要求国际协调会(ICH)。在药品生产层面,加大飞行检查力度,优胜劣汰,提倡全生命周期管理,进一步提高药品质量,推动仿制药一致性评价工作,进一步改革和完善疫苗管理体制。在流通与使用层面,保证药品供应,从政策层面规范用药,加大医保控费,推行两票制,对抗生素、输液和辅助用药实施限制,通过"4+7"试点推动带量采购。

(一)药品研发相关政策

为了优化药品审评审批制度,鼓励创新,国家在药品研发层面进行了一系列改革,以下概括了近年来影响较大的政策或者措施。

2015年7月,国家食品药品监督管理总局发布《关于开展药物临床试验数据自查核查工作的公告》。公告要求所有已申报并在总局待审的药品注册申请人,均须按照《药物临床试验质量管理规范》等相关要求,对照临床试验方案,对已申报生产或进口的待审药品注册申请药物临床试验情况开展自查,确保临床试验数据真实、可靠,相关证据保存完整。公告还附了1622个药物的临床试验数据自查核查品种清单。该公告的发布拉开了药物临床试验数据核查的序幕,此后,国家食品药品监督管理总局于2015年11月发布药物临床试验数据现场核查要点,于2016年3月发布国家食品药品监督管理总局药物临床试验数据核查工作程序,规定药品审评中心与食品药品审核查验中心建立审评需要核查品种沟通协调机制。药品审评中心根据审评进度和评价需要,向核查中心提供需要核查的品种情况。核查中心按审评顺序、自查报告筛选以及举报信息等情况拟订现场核查计划。

2015 年 8 月,国务院印发《关于改革药品医疗器械审评审批制度的意见》,明确药品医疗器械审评审批制度改革的目标、任务和保障措施。其主要针对药品注册申请积压严重、一些创新药品上市审批时间过长、部分仿制药质量与国际先进水平存在较大差距等问题,拉开了药品医疗审评审批制度改革的大幕。

为了推进药品审评审批制度改革,鼓励药品创新,提升药品质量,为进一步改革完善药品管理制度提供实践经验,第十二届全国人民代表大会常务委员会第十七次会议决定:授权国务院在北京、天津、河北、上海、江苏、浙江、福建、山东、广东、四川十个省区或直辖市开展药品上市许可持有人制度试点,允许药品研发机构和科研人员取得药品批准文号,对药品质量承担相应责任。

2016 年 3 月,为鼓励新药创制,严格审评审批,提高药品质量,促进产业升级,对当前化学药品注册分类进行改革,国家食品药品监督管理总局制定了化学药品注册分类工作改革方案,对化学药品注册分类类别进行调整,化学药品注册分类由 6 个类别调整为 5 个类别。对按新注册分类申报的化学药品注册申请实行新的审评技术标准。其中,对于创新药,一是强调"创新性",即应当具备"全球新"的物质结构。二是强调药物具有临床价值,对于改良型新药,强调"优效性",即相较于被改良的药品,其具备明显的临床优势;对于仿制药,强调"一致性",即被仿制药品为原研药品,且质量与疗效应当和原研药品一致。

2016 年 8 月,国家食品药品监管总局药品审评中心发布《关于参考使用 WHO、ICH 等药物研发技术指南的通知》,明确药物研发机构可参考使用世界卫生组织(WHO)、人用药品注册技术要求国际协调会

（ICH）、美国食品药品监督管理局（FDA）以及欧洲药品管理局（EMA）等发布的各类技术指南开展药物研发。2017年5月31日至6月1日，人用药品注册技术要求国际协调会2017年第一次会议在加拿大蒙特利尔召开。会议通过了中国国家食品药品监督管理总局的申请，总局成为人用药品注册技术要求国际协调会正式成员。

2017年10月，中共中央办公厅、国务院办公厅印发《关于深化审评审批制度改革鼓励药品医疗器械创新的意见》，为促进药品医疗器械产业结构调整和技术创新，提高产业竞争力，满足公众临床需要，就深化审评审批制度改革鼓励药品医疗器械创新提出以下意见：改革临床试验管理；加快上市审评审批；促进药品创新和仿制药发展；加强药品医疗器械全生命周期管理；提升技术支撑能力；加强组织实施。其中，在改革临床试验管理方面提出，临床试验机构资格认定实行备案管理；支持临床试验机构和人员开展临床试验；完善伦理委员会机制；提高伦理审查效率；优化临床试验审批程序；接受境外临床试验数据；支持拓展性临床试验；严肃查处数据造假行为。在加快上市审评审批方面提出，加快临床急需药品医疗器械审评审批；支持罕见病治疗药品医疗器械研发；严格药品注射剂审评审批；实行药品与药用原辅料和包装材料关联审批，原料药、药用辅料和包装材料在审批药品注册申请时一并审评审批，不再发放原料药批准文号；支持中药传承和创新；建立专利强制许可药品优先审评审批制度。在促进药品创新和仿制药发展方面提出，建立上市药品目录集；探索建立药品专利链接制度；完善和落实药品试验数据保护制度；促进药品仿制生产；发挥企业的创新主体作用；支持新药临床应用。进一步将药品医疗审评审批制度改革推向"深水区"。

为了切实鼓励创新，2017年12月，国家食品药品监督管理总局发布《关于鼓励药品创新实行优先审评审批的意见》(以下简称《意见》),明确优先审评审批的范围、程序和工作要求。《意见》明确了以下 7 种具有明显临床价值的药品注册申请,可列入优先审评审批范围:未在中国境内外上市销售的创新药注册申请;转移到中国境内生产的创新药注册申请;使用先进制剂技术、创新治疗手段、具有明显治疗优势的药品注册申请;专利到期前 3 年的药品临床试验申请和专利到期前 1 年的药品生产申请;申请人在美国、欧盟同步申请并获准开展药物临床试验的新药临床试验申请,以及在中国境内用同一生产线生产并在美国、欧盟药品审批机构同步申请上市且通过了其现场检查的药品注册申请;在重大疾病防治中具有清晰的临床定位的中药(含民族药)注册申请;列入国家科技重大专项、国家重点研发计划,以及由国家临床医学研究中心开展临床试验并经中心管理部门认可的新药注册申请。《意见》指出,防治艾滋病、肺结核、病毒性肝炎、罕见病、恶性肿瘤、儿童疾病、老年人特有和多发的疾病且具有明显临床优势的药品注册申请均可列入优先审评审批范围。此外,在仿制药质量一致性评价中,需改变已批准工艺重新申报的补充申请;列入《关于开展药物临床试验数据自查核查工作的公告》的自查核查项目,申请人主动撤回并改为按与原研药质量和疗效一致的标准完善后重新申报的仿制药注册申请;临床急需、市场短缺的药品注册申请;在公共健康受到重大威胁情况下,对取得实施强制许可的药品注册申请等也可列入优先审评审批范围。

为提高创新药上市审批效率,科学简化审批程序,2018 年 5 月发布的《国家药品监督管理局 国家卫生健康委员会关于优化药品注册审评审批有关事宜的公告》,明确提出要优化药品注册审评流程,加快进口药上市时间。该公告提出:进一步落实药品优先审评审批工作机制,对防治严重危及生命且尚无有效治疗手段疾病以及罕见病药品,国家食品药品监督管理总局药品审评中心建立与申请人之间的沟通交流机制,加强对药品研发的指导,对纳入优先审评审批范围的注册申请,审评、检查、审批等各环节优先配置资源,加快审评审批。对于境外已上市的防治严重危及生命且尚无有效治疗手段的疾病以及罕见病药品,进口药品注册申请人经研究认为不存在人种差异的,可以提交境外取得的临床试验数据直接申报药品上市注册申请。对于本公告发布前已受理并提出减免临床试验的上述进口药品临床试验申请,符合《药品注册管理办法》及相关文件要求的,可以直接批准进口。

2018年7月,国家药品监督管理局发布了《接受药品境外临床试验数据的技术指导原则》,对接受境外临床试验数据的适用范围、基本原则、完整性要求、数据提交的技术要求以及接受程度均给予明确。

（二）药品生产相关政策

为了达到加强监管、进一步提高药品质量的目的,在药品生产层面,政策调整的重点主要是加大飞行检查力度,优胜劣汰,提倡全生命周期管理,进一步提高药品质量,推动仿制药一致性评价工作。

飞行检查是食品药品监管部门针对行政相对人开展的不预先告知的监督检查,具有突击性、独立性、高效性等特点。2006年,国家食品药品监督管理局发布了《药品GMP飞行检查暂行规定》,2012年发布《医疗器械生产企业飞行检查工作程序(试行)》,在调查问题、管控风险、震慑违法行为等方面发挥了重要作用。

为适应监管形势变化和需要,经过深入调研和广泛征求意见,国家食品药品监督管理局对飞行检查的范围、要求、工作程序以及各方责任和义务做出了进一步明确,在此基础上,起草和制定了《药品医疗器械飞行检查办法》(以下简称《办法》),自2015年9月1日起施行。《办法》共 5 章 35 条,包括总则、启动、检查、处理及附则。《办法》将药品和医疗器械研制、生产、经营和使用全过程纳入飞行检查的范围,突出飞行检查的依法独立客观公正,以问题为导向,以风险管控为核心,按照"启得快、办得顺、查得严、处得快、罚得准"的要求,详细规定了启动、检查、处理等相关工作程序,严格各方责任和义务,提升飞行检查的科学性、有效性和权威性。《办法》主要体现了五大特点:一是规范飞行检查的启动和实施,充分体现依法独立原则。例如,《办法》规定了通过投诉举报、检验、不良反应(事件)监测发现产品可能存在质量安全风险等可以启动飞行检查的七种情形。二是建立风险研判和分层处理措施,解决风险有效管控的问题。《办法》按照风险不同分层设计了风险管控措施。例如检查过程中,对需要立即采取产品召回或暂停研制、生产、销售、使用或者召回等风险控制措施的,检查组应当立即报请组织实施部门及时做出处理决定。三是强调全方位多层次的衔接配合,建立顺畅的协调机制。《办法》明确要求组织实施飞行检查的食品药品监督管理部门应当加强对检查组的指挥,可根据现场检查反馈的情况启动食品药品监管相关部门的应对协调机制,可联合公安机关等有关部门共同开展飞行检查,可要求被检查单位所在地食品药品监管部门派员协助检查。四是丰富和细化应对手段,提升飞行检查的可操作性和权威性。例如《办法》对被检查单位"拒绝、逃避监督检查"的不配合情形进行了细化,明确这些情形构成《中华人民共和国药品管理法实施条例》《医疗器械监督管理条例》等有关规定的行政处罚从重情节。五是落实监管部门职责,强化执法监督。《办法》除明确地方监管部门的协助配合义务外,还规定食品药品监管部门应当对飞行检查情况予以公开的原则和信息通报与报告的义务。

2016 年 2 月,为提升我国制药行业整体水平,保障药品的安全性和有效性,促进医药产业升级和结构调整,增强国际竞争能力,根据《国务院关于改革药品医疗器械审评审批制度的意见》,国务院办公厅发布《国务院办公厅关于开展仿制药质量和疗效一致性评价的意见》,明确评价对象和时限,确定参比制剂遴选原则,落实企业主体责任,鼓励企业开展一致性评价工作。为贯彻落实《国务院办公厅关于开展仿制药质量和疗效一致性评价的意见》,提高仿制药质量,2016年5月,国家食品药品监督管理总局发布《关于落实〈国务院办公厅关于开展仿制药质量和疗效一致性评价的意见〉有关事项》的公告,对评价对象和实施阶段、参比制剂的选择和确定、一致性评价的研究内容、一致性评价的程序、复核检验与核查、保障措施等方面做了进一步明确。

2017年2月,为规范仿制药质量和疗效一致性评价工作,国家食品药品监督管理总局组织制定了《仿制药质量和疗效一致性评价工作中改规格药品(口服固体制剂)评价一般考虑》《仿制药质量和疗效一致性评价工作中改剂型药品(口服固体制剂)评价一般考虑》《仿制药质量和疗效一致性评价工作中改盐基药品评价一般考虑》3个技术指南。同时,为规范仿制药质量和疗效一致性评价工作,国家食品药品监督管理总局组织制定了《仿制药质量和疗效一致性评价品种分类指导意见》,对原研进口上市品种,原研企业在中国境内生产上市的品种,进口仿制品种,国内仿制品种,改规格、改剂型、改盐基的仿制品种以及国内特有品种是否开展和如何开展一致性评价提出分类指导意见。为了指导一致性评价相关检查工作的顺利实施,2017年5月,国家食品药品监督管理总局组织制定了《仿制药质量和疗效一致性评价研究现场核查指导原则》《仿制药质量和疗效一致性评价生产现场检查指导原则》《仿制药质量和疗效一致性评价临床试验数据核查指导原则》《仿制药质量和疗效一致性评价有因检查指导原则》。

2017年10月,中共中央办公厅、国务院办公厅印发《关于深化审评审批制度改革鼓励药品医疗器械创新的意见》,为促进药品医疗器械产业结构调整和技术创新,提高产业竞争力,满足公众临床需要,就深化审评审批制度改革鼓励药品医疗器械创新提出了意见,即促进药品仿制生产,坚持鼓励创新与促进药品仿制生产、降低用药负担并重,定期发布专利权到期、终止、无效且尚无仿制申请的药品清单,引导仿制药研发生产,提高公众用药可及性,完善相关研究和评价技术指导原则,支持生物类似药、具有临床价值的药械组合产品的仿制,加快推进仿制药质量和疗效一致性评价。

2018年9月,中央全面深化改革委员会第四次会议审议通过《关于改革和完善疫苗管理体制的意见》。会议指出,疫苗关系人民群众生命健康,关系公共卫生安全和国家安全,改革和完善疫苗管理体制,必须标本兼治、重在治本,采取强有力举措,严格市场准入,强化市场监管,优化流通配送,规范接种管理,坚决堵塞监管漏洞,严厉打击违法违规,确保疫苗生产和供应安全。要发挥国有企业和大型骨干企业的主导作用,加强疫苗研发创新、技术升级和质量管理。抓紧完善相关法律法规,尽快解决疫苗药品违法成本低、处罚力度弱等突出问题。

（三）药品流通与使用相关政策

为了保证药品供应,规范用药,减轻人民的医疗负担,药品流通与使用层面新政策的制定与实施更是全面而彻底。

为加强医疗机构抗菌药物临床应用管理,规范抗菌药物临床应用行为,提高抗菌药物临床应用水平,促进临床合理应用抗菌药物,控制细菌耐药,保障医疗质量和医疗安全,2012年4月,卫生部根据相关卫生法律法规制定了《抗菌药物临床应用管理办法》,规定医疗机构应当严格执行《处方管理办法》《医疗机构药事管理规定》《抗菌药物临床应用指导原则》《国家处方集》等相关规定及技术规范,加强对抗菌药物遴选、采购、处方、调剂、临床应用和药物评价的管理。

为进一步提高我国居民合理用药水平,加强合理用药健康教育工作,2013 年 9 月,国家卫生计生委等 3 部门发布《关于加强合理用药健康教育工作的通知》,该通知附件(合理用药健康教育核心信息)第二条明确指出,用药要遵循能不用就不用,能少用就不多用,能口服不肌注,能肌注不输液的原则。

2015 年 7 月,为进一步规范抗菌药物临床应用,国家卫生计生委组织对 2004 年印发的《抗菌药物临床应用指导原则》(卫医发〔2004〕285 号)进行了修订,形成了《抗菌药物临床应用指导原则(2015 年版)》。其后,为积极应对细菌耐药带来的挑战,提高抗菌药物科学管理水平,遏制细菌耐药发展与蔓延,维护人民群众身体健康,促进经济社会协调发展,国家卫生计生委等 14 部门联合制定了《遏制细菌耐药国家行动计划(2016—2020 年)》。

2015 年 2 月,国务院办公厅印发《关于完善公立医院药品集中采购工作的指导意见》。该意见分为总体思路、实行药品分类采购、改进药款结算方式、加强药品配送管理、规范采购平台建设、强化综合监督管理、切实加强组织领导七部分。该意见对公立医院药品集中采购工作提出了一系列有针对性的具体措施:一是放管结合,根据药品供应保障情况实行分类采购,对不同药品分别采取双信封制公开招标采购、谈判采购、医院直接采购、定点生产等方式,调动药品生产企业积极性,增强医院参与度。这是完善公立医院药品集中采购政策的一大亮点。二是改进药款结算方式,明确药款结算时限,强化合同约束,鼓励药品生产企业与医院直接结算药品货款,与配送企业结算配送费用,进一步减少中间环节。三是加强药品配送管理,强化生产企业主体责任,确保药品配送及时到位,重点保障偏远、交通不便地区药品供应配送,鼓励各地结合实际探索县乡村一体化配送。四是规范采购平台建设,拓展省级药品集中采购平台功能,推动药品采购编码标准化,实现药品采购数据共享和互联互通。公立医院使用的所有药品(不含中药饮片)均应通过省级药品集中采购平台采购。五是强化综合监督管理,全面推进信息公开,确保药品采购各环节在阳光下运行,严格执行诚信记录和市场清退制度,严肃查处医院和药品生产经营企业违法违规行为。这是深化医药卫生体制改革的一项重大举措,对于加快公立医院改革,规范药品流通秩序,完善国家药物政策,建立健全以基本药物制度为基础的药品供应保障体系具有重要意义。

为贯彻落实《中共中央关于全面深化改革若干重大问题的决定》和《中共中央 国务院关于深化医药卫生体制改革的意见》精神,指导各地推进分级诊疗制度建设,2015 年 9 月,国务院办公厅印发《国务院办公厅关于推进分级诊疗制度建设的指导意见》,部署加快推进分级诊疗制度建设,形成科学合理就医秩序,提高人民的健康水平,进一步保障和改善民生。建立分级诊疗制度是合理配置医疗资源、促进基本医疗卫生服务均等化的重要举措,是深化医药卫生体制改革、建立中国特色基本医疗卫生制度的重要内容,对于促进医药卫生事业长远健康发展、提高人民健康水平、保障和改善民生具有重要意义。

新一轮医药卫生体制改革实施以来,随着基本医疗保障制度实现全覆盖,基层医疗卫生机构综合改革整体推进,公立医院改革逐步拓展,医院次均费用上涨幅度得到一定控制。但总体来看,医疗费用不合理增长问题仍然存在,突出表现在部分城市公立医院医疗费用总量增幅较快、药品收入占比较高、大型医用设备检查治疗和医用耗材的收入占比增长较快、不合理就医等导致的医疗服务总量增加较快等。为有效控制公立医院医疗费用不合理增长,切实减轻群众医药费用负担,进一步增强改革综合成效,2015年10月,国家卫生计生委等5部委制定了《关于控制公立医院医疗费用不合理增长的若干意见》,将控制公立医院医疗费用不合理增长作为深化医改的重要目标和任务,提出加强中药饮片合理应用监管,建立中药饮片处方专项点评制度,促进合理用药,建立对辅助用药、医院超常使用的药品和高值医用耗材等的跟踪监控制度,明确需要重点监控的药品品规数,建立健全以基本药物为重点的临床用药综合评价体系。

2016年12月,国务院医改办会同国家卫生计生委等7部门联合下发《关于在公立医疗机构药品采购中推行"两票制"的实施意见(试行)的通知》(以下简称《通知》),在公立医疗机构药品采购中推行"两票制",即药品从生产企业到流通企业开一次发票,流通企业到医疗机构开一次发票。此举目的是压缩药品流通环节。公立医疗机构在药品验收入库时,必须验明票、货、账,三者一致方可入库、使用,不仅要向配送药品的流通企业索要、验证发票,还应当要求流通企业出具由生产企业提供的进货发票证据,以便相互印证。鼓励有条件的地区使用电子发票,通过信息化手段验证"两票制"。为保证"两票制"平稳落地,保障药品及时有效供应,《通知》还对一些特殊情况作了特别规定:一是顺应现代药品企业发展趋势,对药品生产企业或科工贸一体化的集团型企业设立的仅销售本企业(集团)药品的全资或者控股商业公司(全国仅限1家商业公司)、境外药品国内总代理(全国仅限1家国内总代理)可视同生产企业。对药品流通集团型企业内部向全资(控股)子公司或全资(控股)子公司之前调拨药品可不视为一票,但最多允许开一次发票。药品生产、流通企业要按照公平、合法和诚实信用原则合理确定加价水平。二是为保障基层药品的有效供应,规定药品流通企业为特别偏远、交通不便的乡(镇)、村医疗卫生机构配送药品,允许药品流通企业在"两票制"的基础上再开一次药品购销发票。三是为应对自然灾害、重大疫情、重大突发事件和患者急(抢)救等特殊情况,紧急采购药品或者国家医药储备药品,可实行特殊处理。四是对于麻醉药品和第一类精神药品的流通经营,仍按国家现行规定执行。《通知》明确,综合医改试点省(区、市)和公立医院改革试点城市的公立医疗机构要率先推行药品采购"两票制",鼓励其他地区执行"两票制",以期进一步降低药品价格,减轻群众用药负担。

2018年3月,《关于巩固破除以药补医成果持续深化公立医院综合改革的通知》发布,明确继续控制医疗费用不合理增长,全面推行以按病种付费为重点的多元复合式医保支付方式,扩大公立医院薪酬制度改革试点。

2018年4月,《国务院办公厅关于改革完善仿制药供应保障及使用政策的意见》发布,旨在促进仿制药研发,提升仿制药质量疗效,提高药品供应保障能力,更好地满足临床用药及公共卫生安全需求,加快我国由制药大国向制药强国跨越。其内容包括制定鼓励仿制的药品目录、加强仿制药技术攻关、完善药品知识产权保护、加快推进仿制药质量和疗效一致性评价工作、提高药用原辅料和包装材料质量、提高工艺制造水平、严格药品审评审批、加强药品质量监管、及时纳入采购目录、促进仿制药替代使用、发挥基本医疗保险的激励作用、明确药品专利实施强制许可路径、落实税收优惠政策和价格政策、推动仿制药产业国际化、做好宣传引导。

2018年9月,《国务院办公厅关于完善国家基本药物制度的意见》正式发布。该意见在顶层设计层面做出调整,并在基本药物的遴选、生产、流通、使用、支付、监测等环节做出制度性安排,明确了国家基本药物制度及政策未来的发展方向。

2018 年 9 月,国家卫健委公布《国家基本药物目录(2018 年版)》,调整国家基本药物目录,新目录涵盖药物由原来的 520 种增加到 685 种,其中西药 417 种、中成药 268 种(含民族药),新增品种包括肿瘤用药 12 种、临床急需儿童用药 22 种等,并进一步规范剂型、规格,685 种药品涉及剂型 1110 余个、规格 1810 余个。通过改革制定完善国家基本药物制度的指导性文件,推动优先使用基本药物,配合抗癌药降税政策,推进各省(自治区、直辖市)开展医保目录内抗癌药集中采购,对医保目录外的抗癌药推进医保准入谈判,深化医保支付方式改革等。

2018 年 11 月 15 日,经国家医保局同意,《4+7 城市药品集中采购文件》于上海阳光医药采购网正式发布,明确以北京、天津、上海、重庆、沈阳、大连、厦门、广州、深圳、成都、西安 11 个城市,针对 31 个药品进行带量采购。

带量采购企业申报要求包括申报企业承诺申报品种的全年产销能力达到本次采购数量要求,申报品种在采购品种目录范围内,且满足以下要求之一:原研药及国家药品监督管理局发布的仿制药质量和疗效一致性评价参比制剂;通过国家药品监督管理局仿制药质量和疗效一致性评价的仿制药品;根据《国家食品药品监督管理总局关于发布化学药品注册分类改革工作方案的公告》(2016 年第 51 号),按化学药品新注册分类批准的仿制药品。企业拥有本次采购品种指定规格的有效注册批件,在申报品种时,每个品种必须包含本企业生产的所有主品规。

根据采购文件,预中选品种将按照价格确定相应的准则。其中,同品种符合申报条件的企业数≥2 家的,最低报价只有 1 家企业的,该企业的申报品种获得预中选资格。价格次低者作为中选候选企业,在中选企业无法保障供应时备选。仅有 1 家企业符合申报条件的,直接获得预中选资格。此外,同品种符合申报条件的企业数≥2 家的,当出现最低报价≥2 家企业的情况,按以下规则及顺序确定 1 家企业获得预中选资格:本次集中采购前供货地区数多的企业优先;2017 年度上述 11 个地区该品种主品规销售量大的企业优先,有多个主品规的,销售量合并计算。

获得预中选资格的企业及申报品种,统一进入议价谈判确认程序。对于符合申报条件的企业数≥3 家的品种,预中选品种申报价格符合本次报价的有关要求,经双方确认后,获得拟中选资格。对于符合申报条件的企业数≤2 家的品种,分为两种情况。预中选品种申报价格降幅排名前列的(不多于 7 家),经双方确认后获得拟中选资格。申报价格符合降幅要求且达成一致意见的,即可获得拟中选资格。若不参加或不接受议价谈判,该品种作流标处理,且将影响该企业在试点地区所涉药品的集中采购(降幅以试点地区 2017 年底低采购价为计算基准)。本次试点 11 个城市的药品市场占全国的 20%～30%,通过药品的集中采购"以量换价"。而在这次试点的推动下,药品降价也将成为必然趋势。从申报要求可以看到,通过仿制药质量和疗效一致性评价的品种是获得采购资格的条件之一。在国家政策推动下,医药企业积极投身仿制药一致性评价工作。药品集中采购是我国为整治药品流通秩序、纠正行业不正之风、降低虚高药价而出台的关键举措,是我国药品供应保障体系的重要部分。一致性评价保障了仿制药的质量和疗效,本次药品集中采购将通过一致性评价品种列入申报要求,对老百姓用药安全具有重要意义。国家药品采购新政策对药品供应商设置了较高的门槛,投标药品必须是原研药与通过国家药品监督管理局仿制药质量和疗效一致性评价的仿制药,以确保治疗效果。这让患者使用的仿制药在质量和疗效上有了更好的保障,同时,还可以通过仿制药与原研药之间的替代,进一步降低患者的用药负担。

2018年11月,国家卫健委、国家中医药管理局联合下发《关于加快药学服务高质量发展的意见》,提出坚持公立医院药房的公益性,公立医院不得承包、出租药房,不得向营利性企业托管药房。

尤为值得关注的是,2019年4月,十三届全国人大常委会审议通过了《中华人民共和国药品管理法(修订草案)》,以适应新形势下的医药卫生事业发展的需要;国家发改委最新发布的《产业结构调整指导目录(2019年本)》征求意见稿,对于医药产业结构,提出鼓励8类、限制6类、淘汰13类。随着改革的不断深入,鼓励创新、药品上市许可人制度、优先审评审批制度、一致性评价、公立医院控费、规范用药、医保支付等政策措施逐步落地,诸多法律法规和管理措施的面世,充分显示了国家在新医改背景下建立健全药品供应保障体系的决心,中国药物政策将更趋科学,人民群众的用药安全和健康将得到更可靠的保障。

二、中国药物政策实施效果分析

改革开放前,我国经济发展水平比较低下,医疗卫生机构和药品生产流通任务均由国家承担,政府统一协调安排医药产品资源。药品供给总体上呈现"低水平、广覆盖"的特点,"新药""特药"短缺,医药产业活力不足,创新进取意识缺失,整体效率低下。改革开放后,随着市场经济体制改革的全面启动,医药行业相关利益方的博弈导致医药市场波动比较大,针对此现象,我国政府提出了诸多有关医药卫生体制改革的政策,主要目的在于有效规范医药卫生体制问题,使药品研发、生产、销售和应用得到了有效管理。

（一）医药市场规模快速扩大，医药产业逐步发展壮大

随着我国人民生活水平的提高，以及人口老龄化的影响，社会保障制度的持续完善，医疗服务需求得到大幅释放，药品生产销售市场规模不断扩大，增幅明显高于同期国民生产总值增幅（图 5-1），医药产业总体呈现蓬勃发展的良好势头。

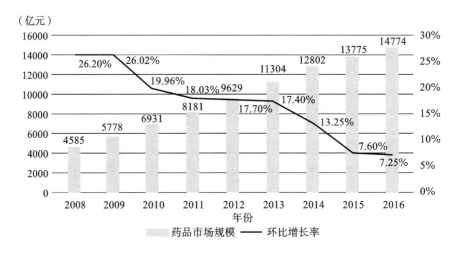

图 5-1　2008—2016 年我国药品市场规模及增幅

医药行业发展速度超过同期工业平均增长速度，而且利润总额增长率超越工业总收入的增长率，行业发展态势良好。2011 年，我国医药工业总产值达到 15223 亿元，已成为除美国和日本外的全球第三大药品市场。2016 年我国药品市场规模已仅次于美国，位列全球第二位，增长速度位列全球第一位，超过同期国际 4%～7% 的增长速度。工信部发布的 2017 年上半年医药工业运行数据显示，规模以上医药工业增加值同比增长 11.3%，增速较上年同期提高 1 个百分点，高于全国工业整体增速 4.4 个百分点，位居工业全行业前列。2017 年我国医药行业完成投资额 5986.0 亿元，同比增长 5.4%；医药行业投资额占

同期全国总量的0.9%;外商直接投资合同项目126个,较上年同期增加46个,占全国总量的比重为0.4%;实际使用外资金额为21.41亿美元,同比提高1.8%,占全国总量的比重为1.6%;业务总收入达到28185.5亿元,比上年同期增长12.5%,利润总额达到3314.1亿元,比上年同期增长17.8%。2017年医药行业平均利润率达到11.76%,亦明显优于传统制造行业。我国医药国际化步伐不断加快,2017年,医药行业进出口总值为418.8亿美元,同比增长17.3%。其中,出口额150.8亿美元,同比增长10.9%;进口额268.0亿美元,同比增长21.3%;贸易逆差117.2亿美元,较上年同期增长32.2亿美元。微观层面上,上市公司财报显示,2017年,国药控股、上海医药、康美药业、复星医药、石药集团等医药上市公司普遍取得20%以上的净利润增长。

经历过去30多年的高速增长后,当前我国经济整体进入"L"形转型期,转为中高速增长期,传统产业面临去产能、去库存的巨大压力,在此大背景下,医药行业的快速发展尤为重要,对于我国实现经济转型升级、动能转换、结构优化、培育新的经济增长点具有重大意义。作为科技含量高、资本及技术密集型产业代表的医药产业,已经成为带动整个国民经济增长的强大动力,是老龄化时代的朝阳产业,对国民经济增长的拉动作用巨大。

(二)国家基本药物制度基本建立,保证了基本药物可及性

改革开放以来,我国医药工业持续快速发展,建成了门类齐全、独立完整的产业体系,有力推动了工业化和现代化进程,显著增强了我国综合国力。在"自力更生、立足国内"的原则下,国产药品基本覆盖了常见病、慢性病、多发病和重大疾病,适应了疾病防治的需要。

《国家基本药物目录（2018年版）》覆盖了从抗微生物药到心脑血管系统用药、抗肿瘤用药等25种重大疾病的适应药品，多地将其作为基层医疗卫生机构配备使用药品的依据，为国家制定相关医疗保障补偿、救助政策提供了参考体系。基本药物制度有利于保障群众基本用药权益，转变"以药补医"机制，也有利于促进药品生产流通企业资源有效配置，对实现人人享受基本医疗卫生服务，维护人民健康，体现社会公平，减轻群众用药负担，落实世界卫生组织全民健康覆盖战略具有重要意义。该制度实施近十年来，在降低虚高药价、减轻群众就医负担等方面已经取得了明显成效，极大地完善了我国药品供应保障体系建设，医药市场效率与居民用药保障水平也大幅提高。

（三）新医保目录的调整完善，有力促进了人民健康水平的提高

医保目录是我国重要的基本医疗保险制度，也是医药卫生体制改革的主要内容之一。每次新医保药品目录的颁布，均会给国内药品消费结构带来新的变化。全国范围内推行的城镇职工基本医疗保险制度使得参保的职工可以享受到专业的医疗服务，并且可以有效降低治疗所需要的费用。同时政府实施对医疗服务的管理，制定了有关基本医疗保险药品目录、治疗项目等方面的标准，对提供基本医疗保险服务的医疗机构、药店进行资格认定并允许参保职工进行选择。基本医疗保险药品目录主要是指在临床治疗中使用频率高，且处于医疗保险支付范围内的药品。通过扩大医保药品目录范围，不仅可以有效满足人们对药品的需求，而且可以促进药品行业的发展。特别是医保药品目录逐渐加入高端药品，可以有效促进药品市场的扩大，影响药品消费结构。

新型农村合作医疗，简称"新农合"，是由我国农民自己创造的互助

共济的医疗保障制度,是由政府组织、引导、支持,农民自愿参加,个人、集体和政府多方筹资,以大病统筹为主的农民医疗互助共济制度。其报销范围大致包括门诊补偿、住院补偿和大病补偿三部分。新农合在保障农民获得基本卫生服务、缓解农民因病致贫和因病返贫方面发挥了重要的作用。

虽然由于城乡医疗保险并轨的原因,新农合与城镇居民基本医疗保险合并成为了城乡居民基本医疗保险,但新农合的本职并没有改变,依旧是农民的医疗保障,新农合个人(家庭)账户取消后,医保待遇不降,纳入门诊统筹。

(四)药品集中采购制度对医药产业的发展具有巨大的影响

药品集中采购政策是我国进行新医改的重要部分,国家组织药品集中采购和使用试点,目的在于探索完善药品集中采购机制和以市场为主导的药价形成机制,规范药品流通秩序,进一步减轻群众药费负担,是我国解决"看病贵""药价贵"问题"组合拳"的重要组成部分,对于降低虚高药价、探索以市场为主导的药价形成机制具有重要意义。自国务院5部门2000年联合印发《医疗机构药品集中招标采购试点工作若干规定》以来,各级政府在药品中招标方面做了大量的有益尝试。

2018年11月,中央全面深化改革委员会第五次会议审议通过了《国家组织药品集中采购试点方案》,确定在北京、上海、天津、重庆4个直辖市以及沈阳、广州、深圳、西安、大连、成都、厦门7个城市进行药品带量采购,集中采购中选的25个品种。2018年,11个试点城市开展了药品集中采购,共有25种药品中选,中选价平均降幅52%,最大降幅超过90%。2018年4月1日,11个城市试点实施工作全部启动。截至2018年4月14日24时,25个中选品种在11个试点城市采购总数量达 43824.97 万片 (支),总金额为 5.33 亿元,完成约定采购总量的 27.31%。

以中选的乙肝抗病毒仿制药恩替卡韦分散片为例,中选价格为 17.36 元 / 盒,与原研药价格(175.68 元 / 盒)相比,降幅达 93%,患者年用药费用将由 9000 元左右降至 200 元左右,极大地降低了乙肝患者费用负担。国家医疗保障局副局长陈金甫说,从试点效果来看,试点地区肿瘤、乙肝、高血压、精神病等重大疾病患者获得了质优价廉的药品,医疗费用显著下降。陈金甫表示:"中标药品的质量和供应都得到了保障,使用量超出了预期,有关政策基本上全面落实,比如医保的预付、医院使用以及回款等。"

(五)药品注册愈加规范,化学药品注册申请水平逐渐提高

2015 年,国务院发布了《国务院关于改革药品医疗器械审评审批制度的意见》,开始了新一轮药品审评审批制度改革。2017 年 7 月 19 日,中央全面深化改革领导小组审议通过了《关于深化审评审批制度改革鼓励药品医疗器械创新的意见》,明确部署要改革完善审评审批制度,激发医药产业创新发展活力,改革临床试验管理,加快上市审评审批,推进仿制药质量和疗效一致性评价,加快新药好药上市,满足临床用药急需。此轮改革是以提高药品质量为核心,主要目标是提高审评审批质量、解决注册申请积压、提高仿制药质量、鼓励研究和创新制药以及提高审评审批透明度。

新的药品注册管理制度实施以来,相关企业申请药品注册的行为呈现出与以往截然不同的变化。以化学药品为例,国家药品监督管理局药品审评中心 (CDE) 承办的化学药品受理数量:2015 全年承办 6755 个受理号;2016—2017 年随着政策的颁布实施,受理号数量大幅度下降(图 5-2);而 2018 年 CDE 承办的化学药品受理号数量又开始明显增多,截至 2018 年 12 月 6 日,我国 CDE 承办新的化学药品注册申请受理号数量超过 5200 个。

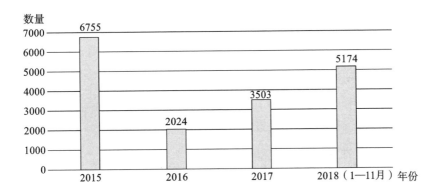

图 5-2　2015—2018 年国内化学药品注册情况

　　按照新的注册分类办法,如图 5-3 所示,2018 年 1—11 月,化学药品 1 类申报数量共有受理号 387 个,化学药品 2 类申报数量共有受理号 93 个,化学药品 3 类申报数量共有受理号 230 个,化学药品 4 类申报数量共有受理号 558 个,化学药品 5 类申报数量共有受理号 210 个。尤为可喜的是,国内药企注册申请全面超出进口申请。随着新注册分类的不断完善,与曾经的国内药企新药注册不同的是,2018 年的药品注册项目已有了"质"的提升,1 类品种注册表现出爆发性增加。在企业方面,规模、实力较大的药企依旧在不断做大做强,恒瑞医药、正大天晴、东阳光、宜昌人福药业、山东绿叶制药等,不论在新药还是在仿制药领域,都已初步布局完善,并形成了鲜明的产品梯次。

　　随着《生物制品批签发管理办法》《细胞治疗产品研究与评价技术指导原则(试行)》等重要法规的出台,生物技术药品产业的发展得到了积极的推进,九价人乳头瘤病毒(HPV)疫苗、PD-1 抗体药物、四价流感

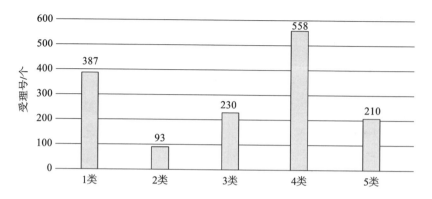

图 5-3　2018 年 1—11 月份我国化学药品注册情况（按新注册分类办法）

病毒裂解疫苗等生物制品陆续上市，受到了社会各方的广泛好评。

三、中国药物政策存在的问题

改革开放以来，我国药品行业取得了足以令人自豪的巨大成就，有力地增强了我国综合国力，但是，客观来说，仍然存在不少具体的问题，必须引起重视。

（一）药物政策体系层面上，碎片化监管问题尚未得到彻底解决

1. 监管体系碎片化

历史原因造成了我国药物政策存在"政出多门、多头监管"的现象，各方责、权、利不统一，监管力度较弱。在药品供应保障监管各个环节，涉及市场监督管理总局、工信部、商务部、卫生健康委、医疗保障局等多个市场监管主体机构，而各个机构之间缺乏联动，各自为政，目标不一，在当前的碎片化部门结构下未能建立起畅通的沟通合作机制。

2. 监管阶段碎片化

当前，我国药品质量监管体系以药品注册批文、GMP 认证等"事前"监管手段为主，未能对上市药品进行必要的质量跟踪检验，"事中"

和"事后"的监管力度不足。当前我国"事后"监管主要以药品不良反应监测报告(ADR)的手段进行,由于我国启动该制度的时间较晚,目前还存在一些问题:ADR 监测法律体系多为原则性条款,缺乏操作性强的实施细则和"分析→评价→报告"指南;ADR 主体的责、权、利不明晰,缺乏激励约束机制,ADR 事件责任追究制度亟待完善。

3. 监管地域碎片化

在属地监管模式下,各地监管部门责任不明确,没有机构进行跨地域的统一、有效监管,举例来说,在甲地的药品生产企业,通过乙地的流通企业配送到丙地的医疗机构,当药品出现问题时,各地的监管部门责任不明确,没有统一的机构跨地域进行有效的监管,这使得我国药品在生产、配送等环节都可能出现重大的安全事故。

分析其原因,更多的可能在于药品领域宏观政策缺位。①虽然已将国家药物政策的核心内容之一,即国家基本药物制度纳入新医改指导文件,但至今尚无覆盖整个药物领域的纲领性国家药物政策。②药物政策缺乏协调性。药物政策是国家卫生政策的一部分,其运转涉及医疗卫生体系的方方面面,它包含了筹资体系、服务体系和监管体系,还涉及公众健康目标与医药产业目标的平衡。因而,相关政策必须充分考虑各个部门之间的联动,实现药物政策与卫生、社保、价格、产业、财政、税收等相关领域之间的协调,从而更好地保障百姓用药可及、用药安全和用药合理。

(二)药物准入方面,国内企业的表现尚不尽如人意

前文提及,近两年化学药品注册水平较前些年明显提高。以 2018 年为例,国内企业共有约 300 个 1 类新药申请受理,但研究表明,这些药品多为改良型新药,真正具有原创性意义的药品却为数不多。虽然其中必然涉及药品推广手段方面的问题,但纵览我国所有已批准上市的 1 类新药,其终端市场表现大多不温不火,甚至不尽如人意,诸多可能的原因中,不可避免的一个即为药品的临床使用价值。更加令人尴尬的是,中药注册申请不容乐观。在"健康中国"计划大背景下,这必须引起所有医药人的重视。

纵览 2008—2017 年中药注册申报历程,2009 年是中药注册申报的巅峰,达到 2070 个(以受理号计,下同),占比也最高,为 23.93%,随后大幅下降,2015 年占比最低,2016 年、2017 年占比持平(图 5-4)。2017 年虽然出台了一些支持中医药发展的政策,使中医药发展有些许回升的趋势,但仍未改变中医药现代化发展艰难的状态。

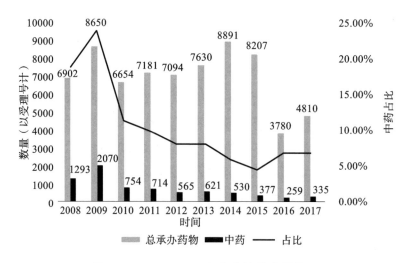

图 5-4　2008—2017 年中药注册申报情况

从 2017 年中药注册申请类型可以看出,79.70% 是补充申请,新药申请仅 37 个,仿制药申请仅 2 个(2016 年 75.68% 是补充申请,新药申请 32 个,仿制药申请 2 个)(图 5-5)。在 37 个新药中,注册较多的为

6(6.1)类,可见未在国内上市销售的中药、天然药物复方制剂是中药发展的大头。在中药经典名方、中药配方颗粒等相关政策的引导下,相关企业已经在积极布局,利用大数据等手段进行筛选,研发市场潜力较大、疗效佳的中药新药。

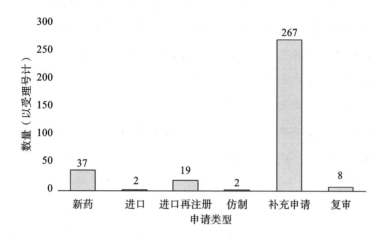

图 5-5　2017 年中药注册申请类型

　申报品种中,在剂型方面,以颗粒剂、丸剂、片剂、胶囊、口服溶液剂为主,其中最多的为颗粒剂,中药配方颗粒在中药发展中一直较为迅速,市场规模也一直在扩大。2015 年底国家药品监管总局发布的《中药配方颗粒管理办法(征求意见稿)》中表示,拟全面放开配方颗粒的生产、使用限制,虽然其中对企业提出较高要求(上游完全可溯源、负责医院用药配送),但也为其发展提供了出路。饱受争议的中药注射剂在行业发展中质疑声不断,屡上辅助与重点监管用药名单,其发展之路越行越艰。该型中药在 2017 年申请不多,注射剂加上粉针共有 8 个受理号,均为补充申请。

（三）群众用药负担未见明显减轻

新医改以来，药品制造业总资产从 2008 年的约 6000 亿元增长到了 2013 年的 1.85 万亿元，而药品流通企业销售总额从 2008 年的约 4700 亿元增长到了 2013 年的 1.3 万亿元。这是由于随着基本医疗保障逐步实现全覆盖和政府卫生财政投入，医药产业获得了改革红利。但是，即使政府财政投入不断加大，医保覆盖范围和保障水平持续提高，群众用药经济负担并未显著减轻。

按照 WHO "灾难性卫生支出"（catastrophic health expenditure, CHE）发生的标准来衡量，当一个家庭的卫生总支出占家庭可支付能力的比重达到 40% 时即认为该家庭发生了灾难性卫生支出。中国健康和营养调查（China Health and Nutrition Survey, CHNS）项目的数据显示，2011 年在该样本人群中灾难性卫生支出发生家庭数达到 139 例，家庭灾难性卫生支出发生率达到 8.69%。而且，居民医疗负担减轻主要是因为城镇地区贡献，农村地区群众的医疗负担一直高于城镇地区，且有加重趋势。

二级以上医院药占比居高不下，百姓就医的药费负担和用药合理问题没有得到根本性解决。由于现有公立医院正常的补偿机制尚没有良好运转，随着县级公立医院与市级公立医院改革的全面推进，即使普遍实施了药品零加成，表面上消除了医院和医生"以药补医"的原动力，药企与医院间的利益输送和用药诱导还没有完全革除，药品仍然部分担负了医疗机构补偿机制功能，成为弥补其他医疗成本的渠道，"以药补医"实际上加重了过度医疗和卫生无效支出，而且威胁患者用药安全。公立医院在取消药品加成后药占比有所降低，但由于基数高，我国药占比仍然远远高于国际水平。

（四）药品短缺问题尚未得到根本性遏制

从药品供需角度，WHO 将药品短缺分为药品缺乏和药品缺货。基于药品短缺对公众健康的威胁，FDA 将保障药品供应作为优先职责考虑。为满足人民群众用药，我国逐步建立了以基本药物制度为核心的国家药品供应保障制度，将临床必需、安全有效、价格合理和使用方便的药品纳入国家基本药物目录，提高了药品的可及性，但药品短缺问题在我国仍然十分严峻。

国家药品供应保障综合管理信息平台发布的短缺药品监测结果快报表明，自 2016 年 5 月起，截至 2017 年 12 月，我国短缺药品品种数维持在高位水平，具体见图 5-6。

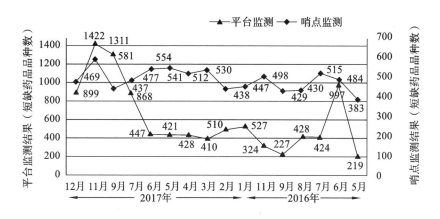

图 5-6　2016—2017 年药品短缺情况

我国的短缺药品中，国产药品、化学药品占比较高，基本药物目录、医保目录内品种占比高，抗肿瘤药、心血管系统用药、消化系统用药等成为短缺药品重症区，其他还包括维生素、矿物质类药、激素及影响内分泌药等（表 5-1）。

表 5-1　哨点监测与平台监测共同短缺药品品种分布

分类	频次	品种数	平均频次	短缺药品（品种及频次）
化学药品				
抗肿瘤药	27	7	3.86	长春新碱（12）、丝裂霉素（4）、平阳霉素（3）、博来霉素（3）、放线菌素 D（3）、高三尖杉酯碱（1）、氨甲蝶呤（1）
心血管系统用药	6	4	1.5	去乙酰毛花苷（2）、间羟胺（2）、硫酸镁（1）、多巴胺（1）
消化系统用药	6	3	2	阿托品（3）、西咪替丁（2）、消旋山莨菪碱（1）
血液系统用药	8	2	4	维生素 K_1（5）、鱼精蛋白（3）
维生素、矿物质类药	4	2	2	葡萄糖酸钙（3）、维生素 B_6（1）
呼吸系统用药	2	2	1	氨茶碱（1）、特布他林（1）
其他	5	5	1	左甲状腺素钠（1）、氯解磷定（1）、对乙酰氨基酚（1）、赛庚啶（1）、利多卡因（1）
中成药	2	1	2	湿润烧伤膏（2）

分析各省平台监测数据中每期短缺时间排名前 10 位的品种，得到 54 个短缺品种，单个品种平均短缺时间可长达 34.5 个月，除化学药品和基本药物占比仍然较高外，不同剂型的药品短缺程度不同，注射剂（32）占比最高，其次是片剂（17），其他剂型包括眼用制剂（3）、丸剂

（1）、颗粒剂（1）。

（五）罕见病用药保障严重不足

我国罕见病用药（即孤儿药）主要依赖于进口。美国、日本、澳大利亚和欧盟共上市孤儿药 1133 种，中国共进口 209 种，进口比例为 18.4％。目前我国上市的孤儿药有部分药品纳入了社会医疗保险药品目录。国内已上市的孤儿药品种中，共 33 种药品纳入 2009 年版《国家基本医疗保险、工伤保险和生育保险药品目录》，其中甲类 5 种，享受全额报销待遇，乙类 28 种，患者仍需自付一定比例。而随着药品价格谈判等新机制的引入，价格高昂的孤儿药也有可能进入医保目录。2017 年第二批通过谈判纳入国家医疗保险目录的 36 种药品中就包含了两种孤儿药。

虽然我国近十年进口的孤儿药数量在持续增加，但总量仍不及国外上市孤儿药的三成。而且我国医疗保险报销目录中覆盖的孤儿药很少，并且主要在乙类目录中。因此，目前我国罕见病患者的用药保障严重不足，"无药可用""用不起药"等问题非常严重。

四、中国药物政策建议与展望

药品质量直接关系着社会稳定，药品市场存在非同质竞争等不完全市场特性，其行业发展既涉及社会公共福利和政府支出，又直接影响药品研发、制造、流通企业在药品供应保障体系中的积极性，事实上，政府经常成为药品市场的最大买单者。因此，政府必须发挥更大更重要的作用，不能任由"看不见的手"在药品市场中发挥作用。中国药物政策的建设和完善，应该充分发挥社会主义国家的制度优越性，在《"健康中国 2030"规划纲要》的指导下，在参考国外经验的基础上，结合国内实际情况进行。

（一）制定纲领性的国家药物政策

20 世纪 70 年代，国家药物政策的概念正式出现，旨在系统解决可持续的用药可及、用药安全和用药合理等问题。目前，国际上宏观层面药品干预政策是通过制定国家药物政策来实现的。国家药物政策是一国药品领域的纲领性政策，是指由一国政府构建、解决医药产业中存在的诸多问题的综合政策框架，主要由基本药物、供应保障、质量监督、价格形成、合理用药等内容组成，在质量管理、药费控制、市场效率和患者福利四个维度上开展药品监管，以更好地促进和保障人民健康。

澳大利亚在 1995 年就制定了国家药物政策，一系列旨在促进国民健康、维护患者福利、解决药品领域实际问题的政策被先后制定。在行政机构设置方面，卫生与老龄部部长任命下的管理机构、委员会和合作伙伴年度会议三个机构支撑澳大利亚国家药物政策的持续有效运转。其中管理机构包括主席及政府代表，负责为卫生与老龄部部长在国家卫生政策框架下执行国家药物政策提供咨询；委员会包括各专业领域的技术人员，负责为管理机构提供技术咨询，执行和监管管理机构委托的有关项目和研究；合作伙伴年度会议邀请各利益相关方参加，交流国家药物政策的有关信息，讨论执行和协作，以及挑战与机遇。

（二）加强政府对生产流通环节的综合管控和有序监管

药品与一般的商品相比具有特殊性，依赖于行业自律的管控会使社会暴露于健康隐患风险之下，因此，必须通过国家的宏观手段对药品的研发、生产和流通过程进行综合管控。在国外，无论是发达国家还是发展中国家，都建立了专业的治理机构，通过中央与地方的机构分工合作，实现对药品的综合管控。

　　具体的管控措施主要涉及以下几个方面。①国家设置机构保障监管。在法国，药品管理由卫生部、社会保障部和财政产业部负责，下设国家健康产品卫生安全局、卫生高级权力机构、卫生服务产品经济委员会和国家补充性医疗保险基金联盟四个部门，分别负责药品市场监管、药品目录调整评价、药品定价和药品费用偿付。②中央和地方有序分工。印度中央级的药品标准控制组织负责药品上市审批，特殊药品的生产许可、认证，不良反应监测等工作。各省的药品标准控制组织负责药品生产、流通监管，包括生产和销售许可证的办理，药品质量监督和召回等，形成了中央统筹、地方协调配合的监管体系。③组建机构对药品供应保障体系实施统一监管。墨西哥的卫生医疗理事会是国家层面为加强药品领域监管而设置的唯一机构。理事会由卫生部部长牵头，由国家医学研究院、墨西哥外科研究院等医学界权威人士组成，他们的任用或罢免直接由总统负责，对本国生产的药品质量、药品销售和进口等工作进行法律监督，使消费者在安全、合理使用有关药品方面受到法律和政府的保护。

（三）丰富政府参与药品价格形成的手段

　　作为药品市场的最大买单者，政府通过各种手段参与价格形成是国际上的通行做法。这种干预是出于保护专利、鼓励创新的角度设计的，但更多的是在药品费用的控制和促进药品合理使用的方向做出的努力。目前国际上采用的手段主要包括确定药品市场参考价、控制药企利润水平和制定精确的药品医保支付价规则等。

1. 确定药品市场参考价

　　所谓参考定价体系是指保险机构为一组疗效相同或相近的药品设定一个参考价格。制药公司可以自主决定药品的上市价格及药品价格的涨跌。保险方只为患者支付每种药品的参考价格,患者配药时需要支付药品实际价格高于参考价格的那部分费用。这种药品价格管制方式既保留了患者对药品的选择性,也控制了药品的医疗保险支出,在很大程度上保持了药品的市场竞争力,鼓励制药厂家做长期的战略投资。药品市场参考价格主要依据治疗价值、治疗费用、药品的经济价值和其他国家的药价制定。

2. 控制药企利润水平

药企利润水平控制是指允许医药公司自行设定药品销售价格,只要求厂家的总利润率保持在规定范围内。捷克、韩国、墨西哥、西班牙、土耳其和英国都采取了利润水平控制的办法。从国际经验来看,很多国家都采用了多种方法来控制药价。单一方法以及完全放开药价的发达国家较少。

3. 制定精确的药品医保支付价规则

在法国,卫生部下属的卫生产品经济委员会负责医保目录内药品价格的制定,该机构由一名主席和一名副主席(独立的专家),来自社会事务部、卫生部、财政部、产业部的代表(各一名),职工医疗保险基金会代表,其他强制性医疗保险基金会代表,补充和私人险代表和医院董事会代表组成。药品在定价和确定进入医保目录前需要进行临床效益水平评价和临床效益改善程度评价,这一工作由透明委员会负责,每5年评价一次,评价结果均会通过政府公告公布。其中,临床效益水平评价是针对某一特定临床症状来评价某一疗法的具体临床价值,包括医疗价值(疾病严重程度和临床效果)、公共卫生效益与目标人群三个方面,分为临床效益重大、中等、较弱、不足四个水平。

中国药物政策一系列改革的"初心"都是为了保证人民群众的用药安全,为人民群众的健康提供更可靠的保障,只要我们不忘初心,牢记使命,砥砺前行,我国的药物政策一定能够更加完善。

参考文献

[1] Perehudoff S K, Alexandrov N V, Hogerzeil H V. Access to essential medicines in 195 countries: a human rights approach to sustainable development[J]. Global Public Health, 2019, 14(3): 431-444.

[2] 国务院发展研究中心信息网行业研究部. 2017 年 1—12 月医药行业运行分析[R]. 北京:国务院发展研究中心, 2018.

[3] 国务院发展研究中心信息网行业研究部. 2017 年 12 月医药行业收入和利润情况[R]. 北京:国务院发展研究中心, 2018.

[4] 智研咨询集团. 2016—2022 年中国医药市场运行态势及投资战略研究报告[R]. 北京:智研咨询集团, 2016.

[5] 王胜鹏,朱炯,高志峰,等. 重点短缺药品及供应保障措施探讨[J]. 中国药事, 2018, 32(8):1034-1042.

[6] 张丽清,李雷. 我国药品短缺原因分析及供应保障对策[J]. 中国卫生事业管理, 2019, 36(2):113-115.

[7] 康琦,杨燕,何江江. 我国罕见病保障工作的进展、问题和建议[J]. 卫生软科学, 2018, 32(7):20-23.

[8] 周莉,赵科颖,顾敏娜,等. 国家药物政策的国际比较及启示[J]. 中国卫生资源, 2017, 20(3):199-204.

第六章

中国护理政策分析与评价

一、中国护理政策分析

护理政策通常是护理事业规范的正式的书面文件或者相关指导方针和规范纲要等,也可以是非书面或非正式的实际行动。它通常体现了决策者对能够加强卫生体系建设、改善公民健康状况的某一相关行动的合法化。

现行的相关护理政策促使我国在护理事业领域取得巨大成就,同时与国外现行护理政策相比,其一方面为我国未来的护理事业发展指明了方向,另一方面也督促了奋斗在护理事业发展一线的全体护理人员继续为我国人民健康而努力。

自 1949 年中华人民共和国成立以来,我国护理卫生事业已经有了较为显著的发展,而这与我国护理政策的逐步完善以及各相关单位的护理工作实践有着密切的联系。

本章将针对 2009 年新医改至今的相关护理政策内容进行简单的整理。

(一)近十年不同时期护理政策的特点

1. 全面响应新医改政策护理事业改革期

2009 年 3 月 17 日中共中央、国务院公布《中共中央国务院关于深化医药卫生体制改革的意见》,此后卫生部等五部委于 2010 年 2 月 23 日联合发布了《关于公立医院改革试点的指导意见》,这与护理事业密切相关。护理事业全面响应新医改政策,坚持以人为本,将"以患者为中心"的护理模式调整为"以人为中心",坚持护理事业,立足国情、实事求是地总结医药卫生事业改革发展的实践经验。同时在健康促进与教育方面加大投入,在医疗卫生机构、机关、学校、社区、企业等大力开展健康教育,从医院到社区倡导全民健身,倡导健康文明的生活方式,从而提高群众的健康与自我保健意识。同时,在深化整体护理的基础上,责任制的护理模式进一步强化了护理人员的管理方式。此后2012年4月卫生部印发《关于实施医院护士岗位管理的指导意见》,从护士数量配置、绩效考核制度、护理岗位培训等多个方面再次完善了护理事业整体制度框架,护理事业整体改革。

2."十二五""十三五"时期深化护理事业改革期

"十一五"时期,中国卫生事业发展迅速,"十二五"及"十三五"时期,中国卫生事业在国民经济和社会发展中的地位和作用进一步提高,护理事业发展面临新的挑战和机遇。我国进入全面建设小康社会的新时期,人民群众对生命和健康日益关注,为加快护理事业发展提供了良好的社会基础,护士队伍建设需要进一步加强,临床服务能力需要进一步提高,护理服务领域需要进一步拓展,护理服务体系需要进一步完善,从而适应卫生事业的发展和人民群众的健康服务需求。同时,有文件提出推进老年病、慢性病、临终关怀等长期医疗护理服务,推动护理事业全面、协调、可持续发展。全国护理事业进入全面深化改革阶段。

(二)中国护理政策梳理

护理工作是卫生事业的重要组成部分,为进一步加快护理事业发展,满足人民群众的健康需求,根据《"健康中国2030"规划纲要》《全国医疗卫生服务体系规划纲要(2015—2020年)》,2017年国家卫生计生委制定了《全国护理事业发展规划(2016—2020年)》。

以上相关政策以"十二五"时期护理事业发展及"十三五"时期护理事业发展面临的机遇和挑战为规划背景,同时响应新医改政策相关内容,具体阐述了"十三五"时期护理事业的发展指导思想、基本原则、未来的发展目标和主要任务以及相关重大工程项目和规划保障措施六大方面的问题。

根据《"健康中国 2030"规划纲要》总体要求,牢固树立和贯彻落实创新、协调、绿色、开放、共享的发展理念,以人民健康为中心,促进护理事业和社会经济协调发展,不断满足广大人民群众的健康服务需求。

以下内容整合梳理了自 2009 年新医改以来我国护理政策的具体内容。

1. 护士队伍建设政策

新医改方案的出台意味着护理队伍不应该消极等待,而应该增加注册护士总量,根据不同科室不同功能定位、护士服务半径、临床工作量等科学分配护士人力资源,满足临床工作需要。此外,提高护士和管理人员准入标准,从而提高从业人员服务质量,满足临床护理需求。同时落实国家相关法律法规,以维护护理人员的合法权益,继续落实《护士条例》等相关法律法规,在保证队伍整体配置的同时提高薪酬待遇等。加强护教协同工作,探索建立护理人才培养和行业需求紧密衔接的供需平衡机制,引导地方和学校根据区域健康服务业发展水平安排护教协同工作,全面提高护理人才培养质量,注重职业道德、创新意识和临床实践教学能力建设。此外,创新中医护理模式,提升中医护理在整体护理队伍中的水平,充分发挥中医护理在疾病治疗、慢性病管理、养生保健、健康养老等方面的作用。同时,加强我国护理人员与国际其他地区的交流合作,多方位、多层次地开展护理领域的相关学习,借鉴先进护理理念。响应"一带一路"建设,按照国际交流部署和"一带一路"沿线国家和地区卫生和健康合作要求,实现护理领域的经验互享、交流互通,达到互利共赢。除此之外,依照 2019 年 2 月 2 日经国家卫生健康委委主任会议讨论通过的《医疗机构投诉管理办法》,将切实保证护士队伍的人身安全并依法严惩相关违法犯罪行为,保护护士人身安全。2009—2019 年我国颁布了多项加强护士队伍建设的政策,如表6-1 所示。

表 6-1　加强护士队伍建设的政策

编号	时间	公文编号	印发机构	文件名称
1	2009.03		中共中央、国务院	《关于深化医药卫生体制改革的意见》
2	2010.01	卫医政发〔2010〕7 号	卫生部	《关于加强医院临床护理工作的通知》
3	2011.06	卫医政发〔2011〕55 号	卫生部	《临床护理实践指南(2011 版)》
4	2011.12	卫医政发〔2011〕96 号	卫生部	《中国护理事业发展规划纲要(2011—2015 年)》
5	2015.03	国办发〔2015〕14 号	国务院办公厅	《关于印发全国医疗卫生服务体系规划纲要(2015—2020 年)的通知》
6	2016.10		中共中央、国务院	《"健康中国 2030"规划纲要》

2. 优质护理服务政策

伴随着医疗市场业务的拓展,新医改政策的变化,医疗护理服务已成为民众关注的焦点。以社区护士为主,延伸护理服务覆盖面积通过"请进来,送出去"等新兴方式,加强社区护理分级诊疗制度建设,推进

家庭医生签约服务制度,推动责任制整体护理模式。将护理服务优质
化、深入化,扩大护理服务领域,从医疗机构深入至社区基层,持续开展
优质护理服务,逐步推进延续性护理服务,大力发展社区和居家护理服
务,同时丰富护理专业内涵,增强群众获得感。2010—2019 年我国颁
布了多项开展优质护理服务的政策,如表 6-2 所示。

表 6-2　开展优质护理服务的政策

编号	时间	公文编号	印发机构	文件名称
1	2010.12	卫医政发〔2010〕108 号	卫生部	《关于印发〈医院实施优质护理服务工作标准(试行)〉的通知》
2	2011.02	国办发〔2011〕10 号	国务院办公厅	《关于印发 2011 年公立医院改革试点工作安排的通知》
3	2011.03	卫医政发〔2011〕23 号	卫生部	《关于印发〈2011 年推广优质护理服务工作方案〉的通知》
4	2012.04	卫办医政〔2012〕47 号	卫生部	《关于印发〈2012 年推广优质护理服务工作方案〉的通知》
5	2013.09	国发〔2013〕40 号	国务院	《关于促进健康服务业发展的若干意见》
6	2015.03	国卫办医发〔2015〕15 号	国家卫生计生委、国家中医药管理局	《关于进一步深化优质护理、改善护理服务》

续表

编号	时间	公文编号	印发机构	文件名称
7	2017.01	国发〔2016〕77号	国务院	《关于印发〈"十三五"卫生与健康规划〉的通知》
8	2017.01	国卫医发〔2017〕7号	国家卫生计生委	《关于印发安宁疗护中心基本标准和管理规范（试行）的通知》
9	2019.01	国卫办医函〔2019〕80号	国家卫生健康委办公厅	《关于开展"互联网＋护理服务"试点工作的通知》
10	2019.03	国卫办医函〔2019〕265号	国家卫生健康委办公厅、国家中医药办公室	《关于印发2019年深入落实进一步改善医疗服务行动计划重点工作方案的通知》

3. 护理管理政策

护理事业要适应新医改的要求，首先要转变护理管理观念、创新护理管理模式。逐步建立护理分层管理模式制度，根据护士临床服务能力、学术水平等，对护士进行分层管理，科学设置护理岗位，建立护士岗位责任制，明确岗位职责和工作标准。同时，建立人事、财务、医务、护理、后勤等多部门联动机制，提高管理层次的科学性，从而提高护士工作积极性。2009—2019年我国颁布了多项提升护理管理水平的政策，如表6-3所示。

表 6-3　提升护理管理水平的政策

编号	时间	公文编号	印发机构	文件名称
1	2009.05	卫医政发〔2009〕49 号	卫生部	《关于印发〈综合医院分级护理指导原则（试行）〉的通知》
2	2010.07	卫办医政发〔2010〕125 号	卫生部办公厅	《关于在医疗机构推行表格式护理文书的通知》
3	2010.12	卫医政发〔2010〕108 号	卫生部	《关于印发〈医院实施优质护理服务工作标准（试行）〉的通知》
4	2011.03	卫医政发〔2011〕21 号	卫生部	《关于印发〈护理院基本标准（2011版）〉的通知》
5	2012.04	卫医政发〔2012〕30 号	卫生部	《关于实施医院护士岗位管理的指导意见》
6	2012.06	卫办发〔2012〕45 号	卫生部	《关于印发医疗机构从业人员行为规范的通知》
7	2016.01	国卫办医发〔2016〕2 号	国家卫生计生委办公厅	《关于印发〈新入职护士培训大纲（试行）〉的通知》
8	2018.06	国卫医发〔2018〕20 号	国家卫生健康委员会、国家中医药管理局等 11 部门	《关于印发促进护理服务业改革与发展指导意见的通知》

编号	时间	公 文 编 号	印 发 机 构	文 件 名 称
9	2018.08		国家卫生健康委员会	《关于政协十三届全国委员会第一次会议第 1056 号（医疗体育类102 号）提案答复的函》
10	2019.03		国家卫生健康委员会	《医疗机构投诉管理办法》
11	2019.04	国卫医发〔2019〕37 号	国家卫生健康委员会	《关于做好下放护士执业注册审批有关工作的通知》

4．老年护理政策

逐步建立健全以机构为支撑、社区为依托、居家为基础的老年护理服务体系，使相关队伍和机构建设大力加强并规范。同时在符合社会整体需求的基础上，不断发展社区护理和家庭护理，进一步促进医养结合、长期护理、安宁疗护以及相关护理服务业的发展。开展老年护理从业人员学习培训，不断提高其护理能力。

政策实施离不开各层各级人员的共同努力，全体护理人员应提高自身思想认识，加强整体从业规范，明确各部门职责，卫生行政部门在完善相关法律法规的同时，应抓好"规划"实施，形成多方合作、多方合力的共赢局面。同时在实施方面，认真贯彻落实，务求取得实效，保证工作效率。

二、中国护理政策实施效果分析

（一）服务筹资

目前，我国不同环境下的护理成本逐年增加。居家护理成本占比最大，且城镇护理成本远大于农村护理成本。目前我国在护理政策保障下，不同护理环境下的护理成本（图 6-1、图 6-2）主要由护理社会保险担负，我国护理需求总费用失能占比较大。

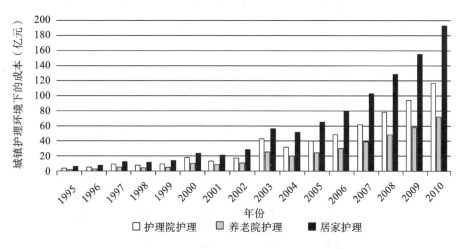

图 6-1　不同护理环境下的护理成本（亿元）（城镇）

（二）资源分配

护理资源分配是我国临床护理水平的重要组成部分，而护理资源可以分为护理人力资源和护理设施资源。目前我国护理人员的学历结构呈逐渐上升趋势，总体水平从专科变为本科，临床护士中研究生比例增高。我国中东部地区的护士数量较西部地区多。此外，我国医院和其他医疗机构的数量呈现增多的趋势，见图 6-3、图 6-4、表 6-4、图 6-5。

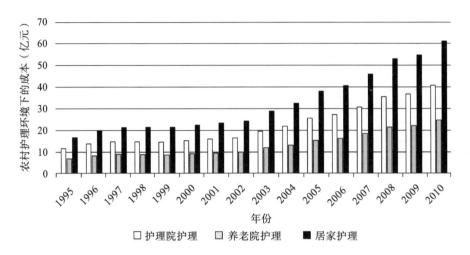

图 6-2　不同护理环境下的护理成本（农村）

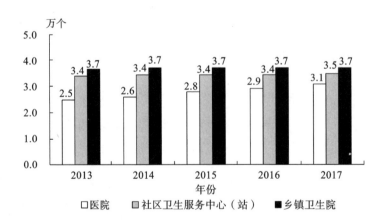

图 6-3　全国医疗机构数（2013—2017 年）

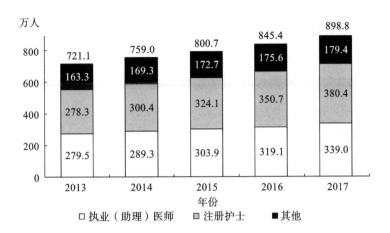

图 6-4　全国卫生人员数（2013—2017 年）

表 6-4　全国护理人力资源分配

档次	护理人力资源配置等级	概率/（%）	省　区　市
一	少	＜4	西藏、甘肃、河北、黑龙江
二	相对较少	4～5	吉林、青海、天津、河南、内蒙古、四川、山西、安徽、云南
三	相对较多	5～6	贵州、新疆、宁夏、重庆、辽宁、江西、山东、浙江、江苏、广西、广东
四	多	≥6	福建、山西、北京、湖北、上海、海南

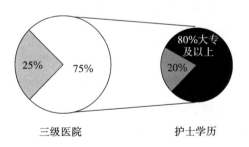

三级医院　　　　　护士学历

图 6-5　全国三级医院护士学历组成

(三)服务效果

1. 护士队伍的改善

"十二五"时期护理事业发展取得显著成效。护士队伍不断壮大,全国注册护士总数不断增加(图6-6),医护比逐渐提高。护士队伍的专业素质和服务能力逐步提升,学历结构比例不断改善,大专及以上护士占比从51.3%提高到62.5%,其中本科及以上护士占比为14.6%。

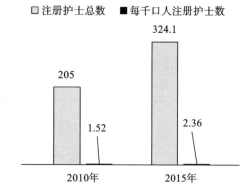

图6-6 2010年、2015年注册护士总数和每千口人注册护士数

2. 优质护理服务

优质护理服务对公众产生了积极影响。在对患者及家属进行的调查和访谈中,81.5%的患者及家属感受到护士在工作中传递的爱心与关爱,85%的公众认为护士是"白衣天使",使用了"责任心""爱心"等词语对护士的职业形象进行赞美。这说明护理服务质量获得了较大改善,对医院推行优质护理服务后减少护工支出成本也有直接体会,公众对护士的满意度逐渐提高。

"十二五"时期,在推行优质护理服务的基础上,继续巩固和扩大优质护理服务已见成效,见表6-5。

表 6-5 开展优质护理服务情况

医院级别	开展优质护理服务医院数量	占全国同等级医院百分比
三级	2311	100%
三级甲等	1022	87%
二级	4585	82.6%

3. 护理管理

"十二五"时期,全国各省区市按照深化医药卫生体制改革和护理改革发展的工作要求,以实施护理岗位管理为出发点,不断改革创新护理管理体制机制,在护士人力资源管理、科学绩效考核和薪酬分配等方面积极进行改革创新,有效调动了护士队伍的积极性。目前我国各大医院及各大卫生机构都采用层级管理体系来实施护理人员的管理,我国将护士分为五个层次:Ⅰ级、Ⅱ级、Ⅲ级、专科护士、高级护师。各个层次是根据护士的学历、职龄等因素进行划分的。为了激励护士更好地工作,公平地对待每位护士的工作成果,我国现大多实施奖金绩效制。

按照分层管理进行护士团队的管理有效避免了工作的分工不明确、才能发挥不完全等问题,并且护士层级管理实现了护士个人能力、价值与利益的有机结合,从临床护理、护理管理等方面拓宽了护士职业生涯发展路径。采用工资绩效制可以较为公平地对待护理人员的工作成果,引导护士成长,使其带有更好的心态去工作,这样也有助于加强我国护理质量,提高患者的满意度,降低护士离职率,减少人力成本,但仍需要明确护理分工,实施连续排班措施,如表 6-6、表 6-7 所示。

表 6-6　某医院护理岗位管理前后护士职业满意度对比

时间	调查人次	满意度/(%)
岗位管理前	445	39.8±24.3
岗位管理后	591	47.9±27.3
t		-5.0
P		<0.001

表 6-7　某医疗护理岗位管理前三年及后三年的离职率对比

时间	注册护士人次	离职人数/人	离职率/(%)
岗位管理前	1531	37	3.8±0.5
岗位管理后	1873	36	3.4±1.2
t		0.537	
P		>0.05	

4．老年护理

"十二五"时期,老年护理服务队伍不断壮大,老年护理服务行为更加规范,老年护理服务体系逐步健全。在老年护理服务体系中,社区和居家护理服务不断发展,全国各省区市中医养结合、安宁疗护以及护理服务等行业不断发展,满足了老年人的健康服务需求。

随着人口老龄化程度的加剧,养老需求逐渐扩大。2018 年,我国老年人与残疾人服务机构共 29792 个,老年人与残疾人服务床位数共 392.8 万张,社区养老床位数 3535252 张。从各省区市来看,四川省养老人与残疾人服务机构数最多,江苏省位列全国第二。

现在,在老年护理的帮助下,我国慢性疾病得到了有效控制,如老年高血压、获得性老年肺炎等,如表 6-8、表 6-9 所示。

表 6-8　某机构老年护理干预前后收缩压、舒张压数值情况（mmHg）

组别	收缩压		舒张压	
	干预前	干预后	干预前	干预后
观察组 (n=60)	153.42±13.23	115.23±10.02	103.63±7.35	82.16±3.25
对照组 (n=60)	153.73±13.15	127.96±11.44	103.52±7.26	94.48±5.32
t	0.5763	5.4752	0.7483	5.4783
P	>0.05	<0.05	>0.05	<0.05

表 6-9　某机构老年护理治疗依从性及复发情况分析[$n(\%)$]

组别	例数	完全依从	部分依从	不依从	复发
观察组	46	32(69.57)	13(28.26)	1(2.17)	2(4.35)
对照组	46	27(58.70)	12(26.09)	7(15.22)	8(17.39)
χ^2	—		4.96		4.03
P	—		<0.05		<0.05

三、中国护理政策存在的问题

全面建成小康社会与全民健康有着密切的联系。全面建成小康社会的任务对护理事业提出了新的要求。同时，我国老龄化进程加速、群众健康需求更丰富等现状也对护理事业的发展提出了新课题。我国护理事业发展要以护理政策为指导纲要，当护理政策存在问题时，会影响到护理事业的发展。以下将根据我国护理事业发展的现状，介绍我国护理政策不足的地方。

（一）护士队伍

护士队伍数量相对不足、分布不均，专业素质和服务能力不足。我国缺少对护士工作的鼓励与宣传政策。由于护理事业在我国起步较晚，社会大众对护理事业的认可度不高，社会地位较低。我国应大力宣传护理事业，提高护士的社会地位。目前，针对护士的正面报道较少，除护士节、南丁格尔奖等特殊情况，其他对护士的报道很少。我国没有统一的护士行业管理政策，管理者主观性较大。由于我国很多医疗机构还没有完善的行业管理规范，没有形成一套对护理人员的人才聘用留任机制，尤其是一些私人医疗机构或者民办公助的医疗机构，在护理人员的管理和培养上缺乏经验，导致高素质护理人员感觉难以在此获得进一步发展，护理人员流失严重。社区居家医疗服务目前还在起步阶段，护理人员基本上都是"游击战"式作业，难以形成稳定的队伍。我国在护理人才的培训和培养方面还没有明确规范的政策，财政支持力度较弱。目前我国高等医学院校的全科医学、医疗机构护理学科教育不够普及，尚未建成合理的护士分级培养体系，培养的人才无法满足社会需求。

（二）优质护理服务

护士人力资源配置不足。我国综合医院护理人员配置的总体标准为床护比1:0.4，此标准遵照的是1978年卫生部颁发的《综合医院组织编制原则（试行草案）》，该标准已使用40余年，现已远远落后于时代的需求，且不具有针对性，因此，在医药卫生体制改革的形势下，我国目前床护比还有一定差距。

临床支持系统不到位。在临床工作中，人力资源配备短缺、后勤支持系统不到位是我国医疗机构普遍存在的问题。我国护理人员中有大部分同时进行着非护理专业工作,使护理人员面对着成为非专业的劳动型人力资源的困境,这也使护理人员不能有更多的时间护理患者,从而降低了患者对护理人员的满意度。医院信息化建设在一定程度上有效提高了医疗服务效率和医院管理水平,随着医院信息化程度的逐渐提高,医院信息系统越来越多,但大多数属于叠罗汉的情况,有了某种需求就要开发一种系统,不断叠加后使得系统集成与整合不足,而且缺乏信息共享与交换,不能很好地减轻临床护理人员的负担,也达不到帮助临床护理人员更好地服务患者的效果。

(三)护理管理

我国提高护士待遇的相关政策有待完善。虽然我国在《公办社会福利机构聘用人员薪酬待遇保障意见》中提出护理员和孤残儿童护理员薪酬待遇从 2012 年 10 月 1 日起每月不低于 2500 元,但据调查结果来看,这个标准主要体现在社会福利机构的正式人员,大部分护理人员是合同工或临时工,没有社会保险,每月不低于 2500 元的薪酬待遇也享受不到,而针对临时工与正式职工同工不同酬的问题没有明确的政策支持,从而形成临时护理人员对护理工作的不重视以及护理人力资源短缺的问题。我国护士合法权益的维护与安全的保障政策有待完善,缺少有利于护理质量提高的各级别医院的最低床护比和医护比标准,缺少相关政策以提高医院护士人力支出的比例,即缺少医院中护士人力支出占总人力支出比例的最低标准规定。此外,医疗机构未完全落实《护士条例》等,仍有不少危害护士安全的违法犯罪行为。

(四)老年护理

高水准的技术及康复效果欠缺。我国各大院校还没有普遍开设相关的康复专业学历教育及建立专门的康复培训机构,老年护理教育严重滞后,康复护理专业人才短缺。临床上的康复护士大多只是经过医院短期培训直接上岗的,康复护理一直缺乏,专业性康复护理至今还未得到社会及各大人士的重视,康复技术人才比例远远低于其他发达国家。

四、中国护理政策建议与展望

近年来,我国护理事业发展迅速且日趋成熟,在规模和质量上都有了较大提升,但需进一步以社会发展需求为导向,制定相应的老龄化护理发展策略,逐步优化护理专科的层次结构,明确护理与"互联网＋"持续性护理分级管理目标,强化护士队伍的建设,以提升办学水平和护理人才培养质量,推动我国护理学科的可持续发展。

(一)建议

1. 加强护理队伍建设

首先,要为护士创造良好的环境,认真贯彻《护士条例》,依法维护护士的合法权益。要大力宣传护士的先进事迹和高尚形象,提高护士的职业责任感和成就感。要以国际护士节和南丁格尔精神为纽带,大力培育护士的奉献精神。要着力提高护士的社会和经济待遇,特别是其社会地位。要依法执行女性护士的婚、孕、产、哺乳等有关的政策规定,保障其合法权益,构建和谐的工作环境,让护士"减负降压"。

其次,提高护士的综合能力。医院应加大对护士教育与科研的支持力度:一是每年划拨护士专项教育培训经费、科研经费,用于护士进修、学习、参加学术会议、开展护理科研等;二是要积极引导护士加强业务学习,营造学习氛围,激发护士钻研业务的热情,并从时间、经费、制度上予以保证;三是要大力鼓励护士参加医学继续教育、学术交流、技术比赛、岗位练兵；四是要真正做到"还时间于护士，还护士于患者"；五是要树立典型，大力表彰优秀护士。

2．深化优质护理服务

优质护理服务是医改的一个重要抓手，是提升医院服务质量和服务水平的良好契机。首先要得到领导重视，通力合作是前提。采取一系列有效的措施，如将优质护理开展成效与科室护理单元评级挂钩，将护理工作量、工作难度等与绩效奖金挂钩等，这些措施的实施为优质护理服务的开展营造了良好的环境与氛围。其次，要改变模式，人才培养是关键。只有从本质上改变流水线式的以护士为中心的分工护理模式，实施以患者为中心的责任制护理，增强护士责任感，加强护士的层级规范化培训和继续教育，才能不断提升护理服务质量。最后，要主动服务，沟通到位是保障。只有树立主动为患者服务的意识，才能实施精细化护理，才能不断挖掘护理服务盲点，不断思考如何改善护理服务质量。护士要树立为患者主动服务的意识，及时与患者沟通，合理安排患者的治疗、护理、检查，实施无缝隙、全方位护理。

3．加强护理科学管理

一是加强对护理管理的重视，要提高护理工作的水平和质量，前提条件就是要对护理工作予以高度的重视，不仅要提高护理人员的社会地位，还要将护理工作与其他医疗工作紧密结合，通过加大管理力度，及时解决护理工作中出现的问题，从而使护理工作更加完善。二是拓展护理管理的内容。在护理工作中，人性化的管理非常必要。护理人员必须要对患者予以足够的尊重，并且建立人性化管理的原则和相应的措施。三是逐步实施医院护理岗位管理。完善并推进医院护理岗位管理制度，实现护士同岗同薪同待遇，激发广大护士动力。四是加强护理信息化建设，借助大数据、云计算、物联网和移动通信等信息技术的快速发展,大力推进护理信息化建设,积极探索创新,优化护理流程和护理服务形式,强化移动医疗设备等护理应用信息体系,提高服务效率和服务质量。

4. 加快老年护理发展

首先要转变老年护理的观念。老年护理不仅注重延长生命,而且注重老年人生理、心理的健康,从生活自理能力和预防保健等多方面提高老年人的生命质量。其次要制定专业的体系规范,编写修订国家级教材职业准入与晋升标准。老年护理教材应融入医学、心理学等学科精髓,使其更加专业化、人性化。老年护理相关医护人员的资质考核等都需要进一步建立和完善。最后,加快发展养老服务业,积极应对人口老龄化,不断满足老年人持续增长的养老服务需求,动员社会各方面的力量,引导和支持国内外资金投入到发展养老福利事业中来,加快对养老、医疗、护理等公共服务资源的整合,将已有的服务资源融合到养老机构的发展中,不断完善养老机构的硬件设施建设。

(二)展望

1. 护理专科化的发展

目前我国专科护士培养基本都以教育的形式培养,强调某一专科领域的工作经验。在专科发展承托上,亟需专业组织进行规划、指导、实施和评估;学术期刊作为学科发展的标志,是专业信息创新、认证、传播、交流、检验的重要载体,然而中医护理学发展至今,一直未创立专业学术期刊。

2. "互联网+"下的护理发展

随着"互联网+"的深入发展,可通过开展各种形式,如电话回访、科室网站开辟护理专栏、不定期组织患者参加专病义诊联谊活动以及建立基于网络平台的健康教育等,使更多患者受益,受众面越来越广,同时有助于满足其多样化多层次的健康需求。

将出院患者的信息依靠互联网支撑,形成强大的网络信息。借助"互联网＋",可使护理形式发展成为更为完善的具有强大内涵的网络,更为快捷、有效地保障患者。随着社会对健康期望值的进一步提升,对护理的要求也会随之提高,由于护理工作在我国起步晚,将护理模式作为医院工作的一部分,借助"互联网＋"技术,进一步制度化、规范化,为出院患者实施更完善、更多样化的延续护理,将是医院护理发展的研究方向。

参考文献

[1] Lucy Gilson.卫生政策与体系研究概述[J].中国卫生政策研究,2013,6(1):62-70.

[2] 汤娟,温莹浩,蔺辉.公立医院护理人才流失的原因分析及对策[J].中国实用护理杂志,2014,30(21):37-39.

[3] 叶寿惠.新医改形势下的护理纠纷原因分析与对策探讨[J].重庆医学,2008,37(8):887-888.

[4] 李杨.新医改下护理发展对策[J].解放军医院管理杂志,2010,17(2):188-189.

[5] 陈璐.中国长期护理成本的财政支持和公平保障[J].财经研究,2013,39(5):73-85.

[6] 栗征.《2017年我国卫生健康事业发展统计公报》出炉[J].中医药管理杂志,2018(12):225.

[7] 岳阳阳.三级医院医护人员配置及住院死亡率的影响因素分析[D].沈阳:中国医科大学,2016.

[8] 王丽萍,钱瑞莲.护理岗位管理的实践与成效[J].齐齐哈尔医学院学报,2019,40(4):503-504.

[9] 秦淑秀,丁兆廷,牟翠玲.社区护理模式应用于老年高血压病的护理探讨[J].健康大视野,2019(8):163-165.

[10] 王紫涵.护理人力资源短缺现状研究[J].科学与财富,2018(33):167.

[11] 金平.骨科护士对优质护理认知现状的调查及优质护理应用的效果评价[J].保健文汇,2017(10):250.

[12] 代清霞.厦门地区社区护理队伍的现状、分析与对策[J].中国医药导报,2018,15(31):168-171,180.

[13] 刘艳月.我国老年康复护理现状与展望[J].养生保健指南,2019(8):18.

[14] 张广清,张小培,罗丽霞,等.优质护理面临的难点与建议[J].中国卫生质量管理,2012,19(3):6-9.

[15] 郑楠,闫伟娜.我国护理管理的现状与问题分析[J].实用临床护理学电子杂志,2018,3(3):189-191.

[16] 李哲.浅谈中国老年护理的现状与对策[J].世界最新医学信息文摘,2017,17(27):31-32.

[17] 单亚维,高尚谦,乔雪,等.中医护理专科化发展之路的思考[J].护理学报,2014(11):19-22.

[18] 陈春花,王世英."互联网＋"形势下延续护理开展形式与展望[J].解放军医院管理杂志,2016,23(7):629-630.

第七章

中国公共卫生服务政策分析与评价

公共卫生服务是基本公共服务的主要内容之一。关于公共卫生，我国公共卫生界的专家根据国情，把公共卫生定义为以社会为对象，以行政管理、监督执法、宣传教育和技术服务为手段，通过宏观调控协调社会力量，改善社会卫生条件，提高全民健康水平的社会实践活动。公共卫生的基本职能或核心职能指的是影响健康的决定因素、预防和控制疾病、预防伤害、保护和促进人群健康、实现健康公平性的一组活动。公共卫生的基本职能涉及的活动不仅限于卫生部门管辖的公共卫生领域，很多活动还需要政府的其他部门以及非政府组织、私营机构等来参与或实施。公共卫生职能属于公共产品，政府有责任保证这些公共产品的提供，但不一定承担全部职能的履行和投资责任。

公共卫生以公众的健康为核心。公共卫生主要包括的是与公众有关的健康，例如疾病预防、健康促进、提高生命质量。随着社会经济的不断发展，公共卫生的范围也越来越广，但是核心问题还是公众的健康问题。健康是人世间最宝贵的财富，健康是人类最基本的权利，健康是生存最重要的前提。保护和促进健康，既是我国卫生事业的根本任务，也是国家和世界发展的重要社会指标。公共卫生工作的使命就是通过疾病、伤害和残疾等公共卫生问题的预防控制，确保经济发展、社会进步及国家安全，促进人类健康，提高生命质量。

一、中国公共卫生服务政策梳理

公共卫生服务的作用主要是为人们提供卫生服务，逐步促进健康行为的改变，以及不断完善健康环境，其范围从传染病防治到社区卫生，几乎覆盖了我们生活中的每一方面。公共卫生服务不同于医疗服务，医疗服务更多的是针对疾病本身。中华预防医学会指出公共卫生服务包括疾病预防控制、计划免疫、健康教育、卫生监督、妇幼保健、精神卫生、卫生应急、急救、采血服务以及食品安全、职业病防治和安全饮水 12 个领域。公共卫生服务的内涵表述主要有广义和狭义两种方式。广义的公共卫生服务涉及基础性公共卫生服务和基本医疗服务,而狭义的公共卫生服务定义主要强调政府通过各种措施来预防疾病、促进公众健康。

本章参考《"健康中国 2030"规划纲要》中"强化覆盖全民的公共卫生服务"的内容,综合公共卫生基本元素构成和基本任务,将从慢性病综合防控政策、重大传染病防控政策、计划生育服务政策和基本公共卫生服务政策四方面分析中国公共卫生服务政策。

(一)慢性病综合防控政策

《"健康中国 2030"规划纲要》提出要加强慢性病防治工作,减轻疾病负担,提高居民的健康期望寿命,努力全方位、全周期保障人民健康。慢性病是严重威胁我国居民健康的一类疾病,也是影响国家经济社会发展的重大公共卫生问题。慢性病影响因素的综合性、复杂性决定了其防治任务的长期性和艰巨性。2009—2019 年,我国颁布了多项慢性病综合防控政策,如表 7-1 所示,初步形成了慢性病综合防治工作机制和防治服务网络。我国在不同阶段均制定了慢性病防治规划,各部门落实工作,逐步建立了各级政府主导、相关部门密切配合的跨部门慢性病防治协调机制,健全了疾病预防控制机构、基层医疗卫生机构和医院分工合作的慢性病综合防治工作体系。

表 7-1　慢性病综合防控政策

编号	时间	公文编号	印发机构	文件名称
1	2009.06	卫妇社发〔2009〕61 号	卫生部、全国妇联	《农村妇女"两癌"检查项目管理方案》

续表

编号	时间	公文编号	印发机构	文件名称
2	2009.09	卫办疾控发〔2009〕141号	卫生部	《中国居民口腔健康指南》
3	2010.04	卫疾控发〔2010〕40号	卫生部、国家民委	《关于加强少数民族地区癌症综合防治工作的意见》
4	2010.11	卫办疾控发〔2010〕172号	卫生部	《慢性非传染性疾病综合防控示范区工作指导方案》
5	2012.05	卫疾控发〔2012〕34号	卫生部、国家发展改革委、教育部、科技部、工业和信息化部、民政部、财政部、人力资源社会保障部、环境保护部、农业部、商务部、广电总局、新闻出版总署、体育总局、国家食品药品监督管理局	《中国慢性病防治工作规划（2012—2015年）》

续表

编号	时间	公文编号	印发机构	文件名称
6	2014.08	国卫办疾控函〔2014〕780号	国家卫生计生委办公厅	《心血管疾病高危人群早期筛查和综合干预项目管理办法（试行）》
7	2014.09	国卫办疾控函〔2014〕814号	国家卫生计生委办公厅	《中国居民慢性病与营养监测工作方案（试行）》
8	2015.09	国卫疾控发〔2015〕78号	国家卫生计生委、国家发展改革委、教育部、科技部、工业和信息化部、民政部、财政部、人力资源社会保障部、环境保护部、农业部、新闻出版广电总局、体育总局、安全监管总局、食品药品监管总局、知识产权局、国家中医药管理局	《中国癌症防治三年行动计划》

续表

编号	时间	公文编号	印发机构	文件名称
9	2016.10	国卫办疾控发〔2016〕44号	国家卫生计生委办公厅	《国家慢性病综合防控示范区建设管理办法》
10	2017.01	国办发〔2017〕12号	国务院	《中国防治慢性病中长期规划（2017—2025年）》

（二）重大传染病防控政策

传染病防治工作关系到人民群众的身体健康和生命安全,关系到经济社会发展和国家安全稳定。国家相关部门认真贯彻实施《中华人民共和国传染病防治法》,坚持以人为本、预防为主、防治结合,法律法规制度不断完善。从2009年起,原卫生部联合多部门印发了关于结核病、寨卡病毒、黄热病等多种传染病的防治规划或行动计划,如表7-2所示,从政策层面上保证了传染病防治工作的落实。

表7-2　重大传染病防控政策

编号	时间	公文编号	印发机构	文件名称
1	2009.08	卫发明电〔2009〕156号	卫生部办公厅	《甲型H1N1流感病例密切接触者居家医学观察管理方案》
2	2009.10	—	全国爱卫会、卫生部	《病媒生物预防控制管理规定》

续表

编号	时间	公文编号	印发机构	文件名称
3	2010.05	卫疾控发〔2010〕47号	卫生部、发展改革委、教育部、科技部、工业和信息化部、公安部、财政部、商务部、质检总局、广电总局、国家旅游局、总后勤部卫生部、武警部队后勤部	《中国消除疟疾行动计划（2010—2020年）》
4	2010.08	卫办疾控发〔2010〕126号	卫生部办公厅	《全国结核菌/艾滋病病毒双重感染防治工作实施方案》
5	2010.09	卫办疾控发〔2010〕150号	卫生部办公厅	《全国流感监测方案（2010年版）》
6	2011.09	卫疾控发〔2011〕76号	卫生部、中宣部、国家发展改革委、教育部、公安部、民政部、财政部人力资源社会保障部、广电总局、中国残联、中国红十字会总会	《全国消除麻风病危害规划（2011—2020年）》

编号	时间	公文编号	印发机构	文件名称
7	2011.11	国办发〔2011〕53号	国务院办公厅	《全国结核病防治规划（2011—2015年）》
8	2012.11	卫办疾控发〔2012〕133号	卫生部办公厅	《流感样病例暴发疫情处置指南（2012年版）》
9	2013.05	—	国家卫生计生委办公厅	《人感染H7N9禽流感疫情防控方案（第二版）》
10	2015.09	国卫办疾控函〔2015〕820号	国家卫生计生委办公厅	《国家卫生计生委办公厅关于开展手足口病监测试点工作的通知》
11	2015.10	国卫办疾控发〔2015〕53号	国家卫生计生委办公厅	《传染病信息报告管理规范（2015年版）》
12	2016.03	国卫发明电〔2016〕311号	国家卫生计生委办公厅	《寨卡病毒病防控方案（第二版）》
13	2016.04	国卫办疾控函〔2016〕382号	国家卫生计生委办公厅，质检总局办公厅	《黄热病防控方案（2016年版）》
14	2017.01	国办发〔2017〕8号	国务院办公厅	《中国遏制与防治艾滋病"十三五"行动计划》

续表

编号	时间	公文编号	印发机构	文件名称
15	2016.10	国卫疾控发〔2016〕58号	国家卫生计生委、中央统战部、国家发展改革委、教育部、科技部、公安部、民政部、财政部、水利部、农业部、食品药品监管总局、国务院扶贫办	《全国包虫病等重点寄生虫病防治规划（2016—2020年）》
16	2017.03	—	国家卫生计生委、财政部、国土资源部、水利部、农业部、国家林业局	《"十三五"全国血吸虫病防治规划》
17	2017.10	国卫疾控发〔2017〕53号	国家卫生计生委、国家发展改革委、教育部、科技部、工业和信息化部、公安部、财政部、人力资源社会保障部、住房城乡建设部、国家食品药品监管总局、国家中医药管理局	《中国病毒性肝炎防治规划（2017—2020年）》

（三）计划生育服务政策

计划生育服务政策如表 7-3 所示，这些政策完善了人口和计划生育公共服务体系，加快了人口计划生育服务体系建设，落实了计划生育技术服务基本项目，将流动人口纳入城镇计划生育服务范围，加强了人口计划生育服务基础设施和信息服务配套设施建设。这些政策规定要落实国家规定的免费计划生育技术服务基本项目，全面推行知情选择，普及避孕节育、优生优育和生殖健康知识，提高药具服务的可及性和便捷性，做好再生育技术服务指导，提高生殖健康水平，做好优生优育全程服务，为妇女儿童提供优质的孕前优生健康检查、住院分娩、母婴保健、避孕节育、儿童预防接种等服务，做好流动孕产妇和儿童跨地区保健服务以及避孕节育的接续，加强出生缺陷综合防治，开展出生缺陷发生机制和防治技术研究，推进新生儿疾病筛查、诊断和治疗工作。

《"十三五"全国计划生育事业发展规划》明确了计划生育服务的发展方向，即全面提升计划生育优质服务能力，加强生殖健康保健，使人人享有生殖健康服务。

表 7-3　计划生育服务政策

编号	时间	公文编号	印发机构	文件名称
1	2009.06	国人口发〔2009〕49 号	国家人口计生委	《全国流动人口计划生育服务管理工作规范》
2	2010.05	国人口发〔2010〕31 号	国家人口计生委	《国家免费孕前优生健康检查项目试点工作技术服务规范（试行）》

续表

编号	时间	公文编号	印发机构	文件名称
3	2015.12	中发〔2015〕40号	中共中央、国务院	《中共中央国务院关于实施全面两孩政策改革完善计划生育服务管理的决定》
4	2016.12	国发〔2016〕87号	国务院	《国家人口发展规划(2016—2030年)》
5	2017.01	国卫指导发〔2017〕5号	国家卫生计生委	《"十三五"全国计划生育事业发展规划》

(四)基本公共卫生服务政策

基本公共服务是指政府要为社会公众提供基本的、在不同阶段具有不同标准的公共产品和公共服务。在此基础上,提出基本公共服务均等化。基本公共服务均等化就是要使全体公民都能得到可获得性、非歧视性和可接受性的基本公共服务(公共产品),使每个公民都可以享受到均等化、普遍化、一体化的基本公共服务,让公共财政的阳光普照所有地区和人口。

2009年3月17日,《中共中央国务院关于深化医药卫生体制改革的意见》提出促进基本公共卫生服务逐步均等化这项重点工作。次日国务院印发《医药卫生体制改革近期重点实施方案(2009—2011年)》,对健康档案等九大类基本公共卫生服务内容提出了具体要求,并在此基础上增加国家重大公共卫生服务项目,加强公共卫生服务能力建设,保障公共卫生服务所需经费。

2009年7月13日,卫生部、财政部、国家人口计生委联合印发的

《关于促进基本卫生公共服务逐步均等化的意见》中确定了工作目标，首先到 2011 年，国家基本公共卫生服务项目得到普及，城乡和地区间公共卫生服务差距明显缩小，接着到 2020 年，基本公共卫生服务逐步均等化的机制基本完善，重大疾病和主要健康危险因素得到有效控制，城乡居民健康水平得到进一步提高。该意见指出两点基本原则：第一，基本公共卫生服务项目主要通过城市社区卫生服务中心（站）、乡镇卫生院、村卫生室等城乡基层医疗卫生机构免费为全体居民提供，其他基层医疗卫生机构也可提供；第二，加强专业公共卫生机构和医院对城乡基层医疗卫生机构的业务指导。中央财政对西部地区拨付补助资金 80%，对中部地区拨付 60%，对东部地区按 10%～50% 的不同比例拨付补助。2009—2014 年中央财政累计投入 978 亿元。

2009 年 10 月 10 日，卫生部发布的《国家基本公共卫生服务规范（2009 年版）》在城乡居民健康档案管理、健康教育、0～36 个月儿童健康管理、孕产妇健康管理、老年人健康管理、预防接种、传染病报告和处理、高血压患者健康管理、2 型糖尿病患者健康管理、重性精神疾病患者管理方面，分别对国家基本公共卫生服务项目的服务对象、服务内容、服务流程、服务要求、考核指标及服务记录表单等做出了规定。

2011 年卫生部发布的《国家基本公共卫生服务规范（2011 年版）》中新增了突发公共卫生事件报告和处理、卫生监督协管，儿童由 0～3 岁扩大为 0～6 岁，其余还包括高血压、2 型糖尿病、重性精神病患者健康管理，老年人健康管理，孕产妇健康管理项目。2011 年，人均基本公共卫生服务经费补助标准由 15 元提高至 25 元。

2013 年 6 月，卫计委联合财政部和国家中医药管理局发布了《关于做好 2013 年国家基本公共卫生服务项目工作的通知》，新增了扩大电子健康档案、慢性病及老年人管理覆盖面，适当提高预防接种、重性精神疾病管理、传染病和突发公共卫生事件处理、卫生监督协管的补助水平,新增中医药健康管理服务项目等内容,并且人均基本公共卫生服务经费补助标准由 25 元增加到 30 元。

2017 年 2 月,国家卫生计生委将《中医药健康管理服务规范》和《结核病患者健康管理服务规范》合并后发布了《国家基本公共卫生服务规范(第三版)》,在有关服务规范方面进行了修改完善,对部分工作指标进行了一定程度的优化和精简(表 7-4)。基本公共卫生服务项目包括居民健康档案管理、健康教育、预防接种、0～6 岁儿童健康管理、孕产妇健康管理、老年人健康管理、慢性病患者健康管理(包括高血压患者健康管理和 2 型糖尿病患者健康管理)、严重精神障碍患者管理、肺结核患者健康管理、中医药健康管理、传染病及突发公共卫生事件报告和处理、卫生计生监督协管 12 大类。该规范中将人均基本公共卫生服务项目经费增加至 50 元,更新了《中华人民共和国精神卫生法》《预防接种工作规范》,不断推进家庭医生签约服务、分级诊疗制度建设等工作。

表 7-4 国家基本公共卫生服务政策的发展历程

国家基本公共卫生服务规范	年份	补助资金总额/亿元	基本公共服务项目	人均补助资金/元
2009 年版	2009 年	195	10 大类	15
	2010 年	195	10 大类	15
2011 年版	2011 年	325	11 大类	25
	2012 年	325	11 大类 41 小项	25
	2013 年	390	11 大类 42 小项	30
	2014 年	455	11 大类 43 小项	35
	2015 年	520	12 大类 45 小项	40
	2016 年	585	12 大类 46 小项	45
2017 年版	2017 年	650	12 大类 46 小项	50

二、中国公共卫生服务政策实施效果分析

公共卫生服务政策的颁布是为了提升基本公共卫生服务绩效,进而提高全体居民的感受度,最终增强居民的获得感。以下将从服务筹资、资源分配、服务水平、服务效果四个方面对中国公共卫生服务政策实施效果进行分析。

(一)服务筹资

2008—2017 年政府在公共卫生服务方面的经费逐年增加,如图 7-1 所示。2016 年各地区人均卫生总费用如图 7-2 所示,反映了公共卫生投入省际分布不均衡的现象,其中北京、上海、天津三个直辖市的公共卫生人均投入居前三,明显高于平均水平。

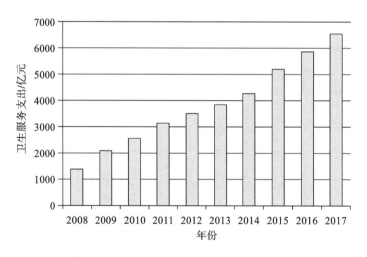

图 7-1 2008—2017 年政府公共卫生服务支出

(二)资源分配

公共卫生服务资源配置主要从公共卫生基础设施、人力资源、技术

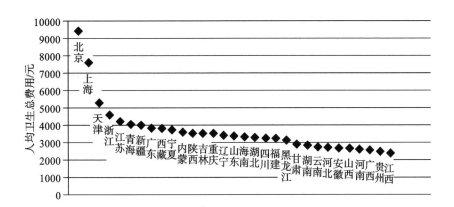

图 7-2 2016 年各地区人均卫生总费用

条件等方面考察效果。2010 年及 2013—2017 年我国专业公共卫生机构数如图 7-3 所示,2013 年起由于计生部门主管的计划生育技术服务机构纳入统计范围,计划生育技术服务机构数明显增加。2017 年,由

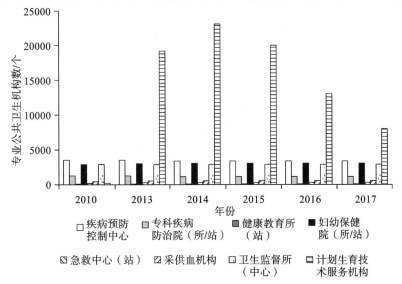

图 7-3 2010 年及 2013—2017 年专业公共卫生机构数

于乡镇撤并、计生与妇幼保健机构合并等原因,计划生育技术服务机构数显著减少。2017 年我国公共卫生人力资源的配置情况如图 7-4 所示,结果表明东部地区在公共卫生人力资源的配置上高于中部地区和西部地区。我国专业公共卫生机构、妇幼保健院(所/站)和专科疾病防治院(所/站)等公共卫生机构床位数的比较如表 7-5 所示,结果表明,自 2008 年至 2017 年,各公共卫生机构床位数都在逐年增加。

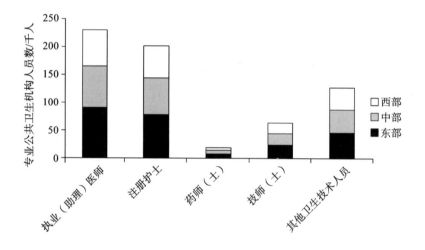

图 7-4　2017 年专业公共卫生机构人员数

表 7-5　2008—2017 年公共卫生机构床位数(万张)

年份	专业公共 卫生机构	妇幼保健院 (所/站)	专科疾病 防治院(所/站)
2008 年	14.66	11.73	2.64
2009 年	15.40	12.61	2.71
2010 年	16.45	13.44	2.93
2011 年	17.81	14.59	3.14

续表

年份	专业公共 卫生机构	妇幼保健院 （所/站）	专科疾病 防治院（所/站）
2012 年	19.82	16.16	3.57
2013 年	21.49	17.55	3.85
2014 年	22.30	18.48	3.76
2015 年	23.63	19.54	4.03
2016 年	24.72	20.65	4.00
2017 年	26.26	22.11	4.08

（三）服务水平

妇幼保健是反映社会基本公共卫生服务水平的重要方面,2010—2017 年我国妇幼服务系统管理率（2011 年暂无数据）如图 7-5 所示,3 岁以下儿童系统管理率、7 岁以下儿童保健管理率呈现先上升后平稳的趋势,但 7 岁以下儿童保健管理率明显高于同年 3 岁以下儿童系统

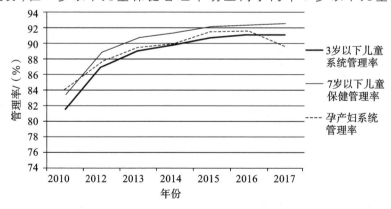

图 7-5 2010—2017 年妇幼服务系统管理率

管理率。孕产妇系统管理率呈逐年上升趋势,在 2017 年虽有所下降,系统管理率也高于 88%。

(四)服务效果

公共卫生服务效果通过居民健康结果来分析,以下将根据《中国卫生和计划生育统计年鉴》《中国卫生统计年鉴》中的数据进行服务效果评价。

1. 慢性病防控效果

我国常见慢性病主要有心脑血管疾病、糖尿病、恶性肿瘤、慢性呼吸系统疾病等,这些慢性病影响人民群众的身体健康。2003 年、2008年、2013 年进行了三次国家卫生服务调查,其中居民慢性病患病率如图 7-6 所示,结果表明居民慢性病患病率(按人数计算)逐渐增高。我国总死亡人数的 86.6% 由慢性病导致,由于慢性病引起的负担已占总疾病负担的 70% 以上。虽然我国在慢性病预防控制方面做了一定工作,但我国慢性病仍有快速上升的势头。

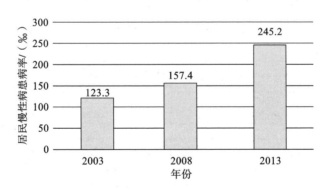

图 7-6　居民慢性病患病率

2. 传染病的防控效果

2008—2017 年我国传染病防控甲乙类法定报告传染病发病率、死

亡率如表 7-6 所示,发病率逐渐下降,后稳定在一定水平,但死亡率呈
上升的趋势。现在我国传染病防控处于传统传染病持续存在、新发传
染病不断出现的状态,并且死亡率较高。预防接种等防控措施难以在
流动人口等易感人群中落实。

表 7-6　甲乙类法定报告传染病发病率、死亡率

年份	发病率(1/(10 万))	死亡率(1/(10 万))
2008 年	268.01	0.94
2009 年	263.52	1.12
2010 年	238.69	1.07
2011 年	241.44	1.14
2012 年	238.76	1.24
2013 年	225.80	1.20
2014 年	226.98	1.19
2015 年	223.60	1.22
2016 年	215.68	1.31
2017 年	222.06	1.34

3. 计划生育的服务效果

计划生育服务涉及孕前优生健康检查、住院分娩、母婴保健、避孕
节育、儿童预防接种等服务。2010—2017 年我国婚前检查保健情况如
图 7-7 所示,婚前检查率保持持续上升的趋势。2008—2017 年我国孕
产妇保健情况如图 7-8 所示,孕产妇建卡率、产前检查率和住院分娩率
都呈逐渐升高的趋势,并且孕产妇住院分娩率已接近 100%。

4. 基本公共卫生服务的效果

妇幼保健是反映社会基本公共卫生服务水平的重要方面,如表 7-7

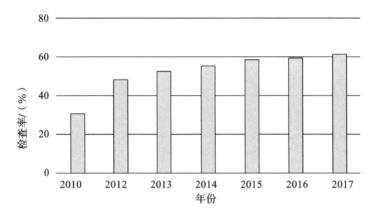

图 7-7　2010—2017 年婚前检查保健情况

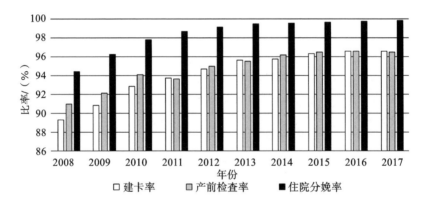

□建卡率　□产前检查率　■住院分娩率

图 7-8　2008—2017 年孕产妇保健情况

所示,2008—2017 年,3 岁以下儿童系统管理率、7 岁以下儿童保健管理率呈现先上升后平稳的趋势,但 7 岁以下儿童保健管理率明显高于同年 3 岁以下儿童系统管理率。孕产妇系统管理率的变化呈逐年上升趋势,在 2017 年虽有所下降,但系统管理率也大于 88%。基本公共卫生服务效果用新生儿死亡率、婴儿死亡率、5 岁以下儿童死亡率和孕产妇死亡率等负性指标评价。2008—2017 年新生儿死亡率、婴儿死亡率、5 岁以下儿童死亡率的变化情况如图 7-9 所示,均呈现逐年降低的趋势。根据《中国卫生和计划生育统计年鉴》《中国卫生统计年鉴》统计的孕产妇死亡率(图 7-10),孕产妇死亡率从 2008 年的 35/(10 万)左右降至 2017 年的 20/(10 万)左右。

表 7-7　2008—2017 年妇幼保健管理系统服务水平

年份	孕产妇系统 管理率/(%)	3 岁以下儿童 系统管理率/(%)	7 岁以下儿童 保健管理率/(%)
2008 年	78.1	75.0	77.4
2009 年	80.9	77.2	80.0
2010 年	84.1	81.5	83.4
2011 年	85.2	84.6	85.8
2012 年	87.6	87.0	88.9
2013 年	89.5	89.0	90.7
2014 年	90.0	89.8	91.3
2015 年	91.5	90.7	92.1
2016 年	91.6	91.1	92.4
2017 年	89.6	91.1	92.6

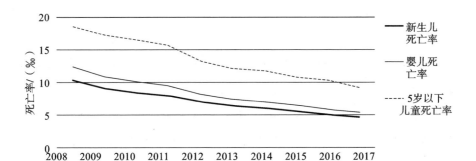

图 7-9　2008—2017 年监测地区新生儿、婴儿及 5 岁以下儿童死亡情况

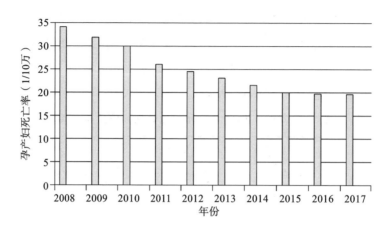

图 7-10　2008—2017 年孕产妇死亡情况

三、中国公共卫生服务政策存在的问题

慢性病防治工作仍面临着严峻挑战,全社会对慢性病的严重危害普遍认识不足,政府主导、多部门合作、全社会参与的工作机制尚未建立,慢性病防治网络尚不健全,卫生资源配置不合理,人才队伍建设亟待加强。当前全社会对慢性病防治的重视程度仍然较低,群众自我保健意识薄弱,现有防治体系和服务能力难以满足人民群众的健康需求,慢性病防治形势仍然十分严峻。

传染病防控主要存在三个方面的问题。首先,传统传染病持续存在,与此同时新发传染病不断出现,许多新发传染病发病快,早期发现及诊断比较困难,缺乏特异性防控手段,早期病死率较高;其次,我国人口流动规模大,流动人口容易成为传染病的易感人群,预防接种等防控措施难以落实;最后,环境和生产生活方式的变化也导致传染病防控的困难。

针对这些问题,传染病防控服务能力有待进一步提高,传染病源头控制、重点人群防控等措施落实还不到位。传染病防控的社会管理政策措施相对滞后,发挥社会力量参与传染病防控工作的机制有待完善。预防传染病的健康教育还需要加强,一些新闻媒体对《中华人民共和国传染病防治法》规定的无偿开展传染病防治和公共卫生教育的公益宣传责任有待进一步落实。

计划生育服务存在服务力度和覆盖面小,政府重视程度不够,人员和经费缺乏等问题。人口总量压力仍然较大,结构矛盾突出,实现人口均衡发展需要付出长期艰苦的努力。实施"全面二孩"政策的配套公共服务和相关经济社会政策还不完善,计划生育服务管理能力有待提高,计划生育特殊家庭扶助保障问题仍较突出,流动人口基本公共卫生计划生育服务均等化存在一定差距。

基本公共卫生服务的发展存在一些问题。我国的公共卫生支出呈现不足的状态。我国公共卫生人员整体素质较低,专业能力不强,并且中西部以及农村地区人力资源缺失严重,导致我国公共卫生服务均等化实现困难。不同的基本公共卫生服务项目开展不平衡,目前,妇幼保健、预防接种和健康教育等传统项目的开展优于健康档案的建立、慢性病管理等项目。基本公共卫生服务在资金管理方面,有资金配套不到位、拨付滞后和挤用、挪用的现象,在落实服务任务时,有服务质量和数量不够等问题,在绩效考核时,激励约束机制不够完善。

四、中国公共卫生服务政策建议与展望

慢性病防治要进一步完善覆盖全国的慢性病防治服务网络和综合防治工作机制,建立慢性病监测与信息管理制度,提高慢性病防治能力,努力构建社会支持环境,落实部门职责,降低人群慢性病危险因素水平,减少过早死亡和致残,控制由慢性病造成的社会经济负担,扩大

基本公共卫生服务项目内容和覆盖人群，加强慢性病高风险人群检出和管理。

传染病防控应大力推广免疫接种，健全公共卫生安全体系，坚持防治结合、联防联控、群防群控，维护公共卫生安全。2017 年 1 月国务院办公厅印发的《国家突发事件应急体系建设"十三五"规划》明确坚持源头治理、关口前移，推进应急管理由以应急处置为重点向全过程风险管理转变。在推进"健康中国"建设、努力实现全民健康、全面建成小康社会的新时期，建设与完善传染病风险预警系统是强化覆盖全民的公共卫生服务、完善传染病防控体系、提升传染病管理能力的前置关口和重要环节。

计划生育服务应加大资金投入、完善社区服务体系、加强信息化建设、加强流动人口计划生育公共服务绩效评估相关研究。推进优生优育全程服务，落实孕前优生健康检查，加强孕产期保健服务和出生缺陷综合防治，提高出生人口素质。向不孕不育及生育困难人员提供必要的辅助生殖技术服务。推进妇幼保健计划生育服务机构标准化建设和规范化管理，加强孕产妇与新生儿危急重症救治能力建设。加快产科和儿科医师、助产士及护士人才培养，合理确定服务价格，在薪酬分配等方面加大政策倾斜力度。全面推进知情选择，向育龄人群提供安全、有效、适宜的避孕节育服务，提高服务的公平性和可及性。加强基础研究和科技创新，开发推广避孕节育、优生优育、生殖保健的新技术新产品。按照常住人口配置服务资源，将流动人口纳入城镇基本公共卫生和计划生育服务范围。巩固完善流动人口信息互通、服务互补、管理互动的全国"一盘棋"工作机制。推进网上信息核查和共享，做好流动人口在居住地的生育登记服务。广泛开展生殖健康科普宣传，增强流动人口等人群自我保健意识和防护能力。提高流动人口计划生育服务、管理规范化、制度化水平,切实维护流动人口的合法权益。

有效推进基本公共卫生服务,政府要发挥重要作用,进一步承担经费保障的职责,并且领导、监督和管理基本公共卫生服务项目的实施。健全促进基本公共卫生服务均等化的法律制度,建立稳定的财政投入体制,保证资金的合理运行管理。科学开展考核评测,对基本公共卫生服务的实施结果进行管理,并且及时发现和解决项目实施过程中存在的问题。

参考文献

[1] 黄建始.什么是公共卫生?[J].中国健康教育,2005,21(1):18-20.

[2] 吕筠,李立明.现代公共卫生体系的基本职能及其内涵[J].中国公共卫生,2007,23(8):1022-1024.

[3] 肖子华,林颖.生育政策变革后的计划生育管理策略——基于新修订的地方《人口与计划生育条例》视角[J].人口与经济,2018,230(5):53-61.

[4] 王伟,任苒.基本公共卫生服务均等化的内涵与实施策略[J].医学与哲学(人文社会医学版),2010,31(6):58-60.

[5] 翟清华,景琳,郑小华.国外先进经验对我国传染病防控的启示[J].中国卫生事业管理,2009,26(2):138-142.

[6] 谭江蓉,杨云彦.人口和计划生育利益导向政策研究:回顾与前瞻[J].人口与发展,2012,18(3):41-49.

[7] 赖昕,蔡筱英,刘智勇.我国流动人口计划生育公共服务现状与对策研究[J].医学与社会,2012,25(3):5-7.

[8] 陈丽,姚岚,舒展.中国基本公共卫生服务均等化现状、问题及对

策[J].中国公共卫生,2012,28(2):206-209.

[9] 陶芳芳,张玉成,顾宝柯,等.传染病防控视角下对《"健康上海2030"规划纲要》的解读与思考[J].上海预防医学,2018,30(1):21-25.

[10] 陈丽,舒展,姚岚.基本公共卫生服务均等化的难点与对策[J].中国卫生经济,2011,30(8):23-25.

第八章

中国健康人才培育政策分析与评价

一、中国健康人才培育政策梳理

2016 年 8 月 26 日,中共中央政治局审议通过了《"健康中国 2030"规划纲要》,提出健康是人全面发展的基础,是建设全面小康的内在要求,没有全民健康,就没有全面的小康。加速推进医疗卫生事业建设和人才培育是提升全民健康水平的重要支撑和保障。实现健康中国战略,基础在教育,关键在健康人才。做好健康人才的培育工作,需要多部门合作,共同制定完善的培育政策、培养方法及考核标准等。2008 年至今,国务院、卫生部(现更名为国家卫生健康委员会)、教育部等已发布多项与健康人才培育密切相关的文件,以保障医学教育过程的顺利进行,培养出一大批优质高能的健康人才,满足人们日益增长的健康需求。

(一)健康人才培养体系

随着科学技术的发展,医学健康相关知识和技术更新也非常迅速,为了更好地实现全民健康,一个合格的健康工作者必须拥有终身学习的能力,为提高工作水平和业务能力创造良好的基础。现阶段我国健康人才的培养体系主要由院校教育、毕业后教育、继续教育三个部分组成,与国际健康人才培养模式接轨,便于在增强我国健康人才服务能力的同时,逐步融入国际卫生健康大环境。

1. 院校教育

院校教育又称为基础知识教育,是指健康人才在学校内学习健康相关的课程、知识和技能,从而为后续学习工作奠定基础。根据学历层次主要分为专科、本科、研究生,其中 2~3 年专科毕业生无学位,4~5 年的本科毕业生授予学士学位,研究生毕业可根据具体情况授予硕士或者博士学位,相关政策见表 8-1。

表 8-1　院校教育相关政策

编号	发文时间	发文机构	发文字号	标　题
1	2008.09	教育部 卫生部	教高 〔2008〕9 号	教育部 卫生部关于印发《本科医学教育标准——临床医学专业(试行)》的通知
2	2012.05*	教育部 卫生部	教高 〔2012〕6 号	教育部 卫生部关于实施临床医学教育综合改革的若干意见
3	2017.01*	国务院	国发 〔2016〕77 号	国务院关于印发"十三五"卫生与健康规划的通知
4	2017.01*	教育部办公厅 国家卫生计生委办公厅 国家中医药管理局办公室	教高厅 〔2017〕1 号	教育部办公厅 国家卫生计生委办公厅 国家中医药管理局办公室关于进一步做好原七年制临床医学教育调整改革工作的通知
5	2018.10*	教育部 国家卫生健康委员会 国家中医药管理局	教高 〔2018〕4 号	教育部 国家卫生健康委员会 国家中医药管理局关于加强医教协同实施卓越医生教育培养计划 2.0 的意见

备注:*表示政策内容相似或相同,表内仅列出最新,下同。

2009 年《教育部 卫生部关于加强医学教育工作提高医学教育质量的若干意见》(教高〔2009〕4 号)中明确提到,各院校要充分考虑"生物-心理-社会"医学模式和卫生事业需求,更新人才培养规划和专业目录,建立多学科融合课程体系,加强早期实践能力培养,倡导学生自主学习、终身学习,实施医学教育专业认证,将认证结果作为招生名额的依据,保障教学质量。

2011—2015 年期间,教育部先后发布了多条意见和通知,提出取消七年制临床招生,转向八年制的人才培养模式,即本科生先接受五年基础知识教育,然后再进行三年规范化培训或研究生教育,同时对专科生辅以三年基础教育和二年的助理全科医生培训,建立完整规范的学制体系,优化人才培养结构,强化实践教学建设,完善认证制度,探索实习资格认证规范,逐步形成完善的阶段质量监控机制。

2017 年,国务院办公厅发布的《关于深化医教协同进一步推进医学教育改革与发展的意见》中提到,逐步减少中专院校的招生数量,提高生源质量,完善院校、附属医院融合贯通的管理运行机制,保障医学教育的完整性。与此同时,教育部也相继出台了系列政策,提出要围绕群众全生命周期的健康需要进行全方位的人才培养改革,强调医德双修和各专业百家争鸣,随后又提出倡导新医科专业建设,加强医学教育信息化人才的培养,为院校教育的发展提供了完善的政策保障。

2. 毕业后教育

根据《医学教育全球标准》,世界医学教育联合会认为毕业后教育是指在完成高等院校基础医学教育课程以后,在导师的指导培育下,培养学生独自工作能力的教育过程。毕业后教育是医学生培养体系的重要组成部分,是培养高层次医学人才、强化卫生队伍建设、提高卫生工作质量和水平的保障。我国现阶段推行的毕业后教育包括住院医师规范化培训、专科医师规范化培训。国家对建立完整规范的培养体系十分重视,已颁布系列政策来保障毕业后教育顺利进行,相关政策见表8-2。

表 8-2 毕业后医学教育政策

编号	发文时间	发文机构	发文字号	标 题
1	2009.04	国务院	国发〔2009〕12 号	国务院关于印发医药卫生体制改革近期重点实施方案(2009—2011 年)的通知
2	2009.12	卫生部	卫人发〔2009〕131 号	关于加强卫生人才队伍建设的意见
3	2012.05	教育部 卫生部	教高〔2012〕6 号	教育部 卫生部关于实施临床医学教育综合改革的若干意见
4	2014.08*	国家卫生计生委办公厅	国卫办科教发〔2014〕48 号	国家卫生计生委办公厅关于印发住院医师规范化培训基地认定标准(试行)和住院医师规范化培训内容与标准(试行)的通知
5	2015.09*	国家卫生计生委办公厅	国卫办科教发〔2015〕49 号	国家卫生计生委办公厅关于印发住院医师规范化培训招收实施办法(试行)和住院医师规范化培训考核实施办法(试行)的通知

续表

编号	发文时间	发文机构	发文字号	标　　题
6	2017.01*	国务院	国发〔2017〕9号	国务院关于印发"十三五"推进基本公共服务均等化规划的通知
7	2017.05*	国务院办公厅	国办发〔2017〕37号	国务院办公厅关于印发深化医药卫生体制改革2017年重点工作任务的通知
8	2017.06*	教育部	教高〔2017〕4号	教育部关于进一步做好"5＋3"一体化医学人才培养工作的若干意见
9	2018.08*	国务院办公厅	国办发〔2018〕83号	国务院办公厅关于印发深化医药卫生体制改革2018年下半年重点工作任务的通知

2009年,《中共中央国务院关于深化医药卫生体制改革的意见》(中发〔2009〕6号),提出要建立住院医师规范化培训制度,强化医学教育,紧接着又对培训试点工作做出了详细的安排。

2011年,卫生部颁发文件对住院医师规范化培训相关内容和要求做出规定,初步建立了住院医师规范化培训制度。

2014年,国家卫生计生委员会等7部门颁布了《关于建立住院医师规范化培训制度的指导意见》,将住院医师规范化培训与学位政策、执业注册相连接,在全国各地大力推行。这意味着我国住院医师规范化培训体系已经逐步完善,这对于培养同质化的医学人才具有非常深远的影响。

2015—2017 年期间,国务院与国家卫生和计划生育委员会相继发布系列文件,对培训对象的招收办法、培训基地的认证标准、培训内容模式和结业考核工作做出了详细的规定。在此期间,国家卫生和计划生育委员会等 8 部门还提出开展专科医师规范化培训制度试点,然后逐步推行,为建立专科医师规范化培训制度打下了基础。

3. 继续教育

继续教育是从事医疗卫生工作的人员在完成基础知识和规范化技能培训后,参加一些以更新医疗卫生知识、理论、技术为目标,提高知识水平和技能的培训,是终生学习体系的一个阶段。它可以让医疗卫生工作人员在整个专业工作生涯中与时俱进,避免与专业前沿知识脱轨,以适应医疗卫生的高度发展,相关政策见表 8-3。

表 8-3 继续医学教育政策

编号	发文时间	发文机构	发文字号	标题
1	2009.05	国务院	国发〔2009〕22 号	国务院关于扶持和促进中医药事业发展的若干意见
2	2009.12	卫生部	卫人发〔2009〕131 号	关于加强卫生人才队伍建设的意见
3	2015.03	国务院办公厅	国办发〔2015〕13 号	国务院办公厅关于进一步加强乡村医生队伍建设的实施意见

编号	发文时间	发文机构	发文字号	标　　题
4	2016.06*	国务院办公厅	国办发〔2016〕47号	国务院办公厅关于促进和规范健康医疗大数据应用发展的指导意见
5	2017.01*	国务院	国发〔2016〕77号	国务院关于印发"十三五"卫生与健康规划的通知
6	2017.01*	国务院	国发〔2017〕9号	国务院关于印发"十三五"推进基本公共服务均等化规划的通知
7	2018.01	国务院办公厅	国办发〔2018〕3号	国务院办公厅关于改革完善全科医生培养与使用激励机制的意见
8	2018.08*	国务院办公厅	国办发〔2018〕83号	国务院办公厅关于印发深化医药卫生体制改革2018年下半年重点工作任务的通知

2009年,教育部提出通过学术讲座、专题学习班、网络课程等多种形式开展培训,加强继续教育的便捷性和易得性,对培训基地和培训内容进行严格的监管,保证培训质量,将继续医学教育与卫生人员考核、聘任、晋升挂钩,提高卫生队伍的素质和水平。

2010年,教育部在颁发的与长期健康人才培养相关的文件中提到要改变人才对继续教育的看法,建立健全培训相关制度,为完善医学人才终身学习体系奠定基础。

2014 年,教育部等六部门提出对原有的培训方式进行改革,充分利用新兴的科学技术,如网络、数字化学习,提倡使用电子课件和教材,提高继续教育可及性,有针对性地对各行各业健康人才进行素质教育和最新专业技能培训,加强继续教育师资力量建设,鼓励优秀人才承担教学培训工作。

国务院在 2015 年提出要落实继续医学教育,探索考核管理办法,保证培训的有效性,避免资源浪费。随后一年又提出要充分利用医疗卫生行业大数据,对各领域的人才进行继续教育培训,保证各专业均衡高质量发展。

2017 年,国务院提出要建立一批继续教育培训基地,以实现对全部健康人才的培训,提升健康服务总水平,建立个人继续教育学习账号,将培训累积的学分进行成果转化,推进培训知识技能的开放共享,逐步形成全民受惠的继续教育体系。

（二）紧缺型健康人才培养

为更好地满足人民全周期的健康需求,全方位提升我国健康事业水平,国务院、教育部、卫生部等部门不仅对健康人才的终身学习体系进行了改革,而且对一些医疗卫生短板也进行了相应的调整,调整方向主要体现在三个方面,即基层健康人才培养、特殊专业健康人才培养、中医药健康人才培养,以保证我国健康事业稳步全面地发展。

1. 基层健康人才培养

基层医疗卫生人员肩负"治已病、防未病"的双重重担。随着人们健康生活的需求日益增高,基层医疗卫生人员不足成为了实现健康中国战略目标路上的阻碍。为此,国家制定了一系列教育帮扶发展政策,以保证基层工作人员的工作能力稳步提升,数量稳步增加,相关政策见表 8-4。

表 8-4　基层健康人才政策

编号	发文时间	发文机构	发文字号	标　　题
1	2011.01*	卫生部办公厅	卫办科教发〔2010〕211号	卫生部办公厅印发《关于开展基层医疗卫生机构全科医生转岗培训工作的指导意见（试行）》的通知
2	2011.12	卫生部	卫医政发〔2011〕96号	卫生部关于印发《中国护理事业发展规划纲要（2011－2015年）》的通知
3	2013.01*	卫生部办公厅	卫办科教发〔2012〕151号	关于印发《全科医学师资培训实施意见（试行）》的通知
4	2013.08	国家卫生和计划生育委员会	国卫基层发〔2013〕14号	国家卫生计生委关于进一步完善乡村医生养老政策提高乡村医生待遇的通知
5	2015.03*	国务院办公厅	国办发〔2015〕13号	国务院办公厅关于进一步加强乡村医生队伍建设的实施意见
6	2017.01*	国务院	国发〔2016〕78号	国务院关于印发"十三五"深化医药卫生体制改革规划的通知
7	2017.01	国务院	国发〔2016〕77号	国务院关于印发"十三五"卫生与健康规划的通知
8	2017.01*	国务院	国发〔2017〕9号	国务院关于印发"十三五"推进基本公共服务均等化规划的通知

续表

编号	发文时间	发文机构	发文字号	标　　题
9	2017.07*	国务院办公厅	国办发〔2017〕63号	国务院办公厅关于深化医教协同进一步推进医学教育改革与发展的意见
10	2018.01*	国务院办公厅	国办发〔2018〕3号	国务院办公厅关于改革完善全科医生培养与使用激励机制的意见
11	2018.08*	国务院办公厅	国办发〔2018〕83号	国务院办公厅关于印发深化医药卫生体制改革2018年下半年重点工作任务的通知

2009年,国务院提出制定优惠政策,鼓励高校医学毕业生到基层工作,实施免费为农村定向培养全科医生和招聘执业医师的计划,促使高学历人才向基层流动,进行基层医生定期培训,提升医疗技能。

2010年,国家提出根据基层健康人才需求情况,院校与基层签订协议,实施面向基层的培养计划,进行基层医生转岗至全科医生的培训,提高基层医务人员的工作能力。

2011年,卫生部办公厅印发了《基层医疗卫生机构全科医生转岗培训大纲(试行)》,对基层医生转岗培训的内容、方式及考核提出了具体要求,规范转岗全科医生培养模式,提升基层卫生人才全科服务的能力,逐步形成基层医疗卫生服务体系。

2012年,教育部和卫生部共同发出文件,提出进行以培养基层工作人员为目标的全科医生改革试点,通过多渠道建设全科医生队伍来逐步壮大基层队伍,通过规范的全科医生培训和助理全科医生培训工作,提高基层医生的综合服务能力,通过直接或间接给予基层卫生服务人才相应鼓励,让高层次的人才可以安心长期地留在基层服务群众。

2013 年至今,国务院、教育部、国家卫生和计划生育委员会颁布系列文件,均提出长期进行订单式高校医学卫生人才培养,增加全科医生培训人数,加强以全科医生为基础的基层卫生队伍建设,力争快速提高基层医疗卫生人员质量和服务水平,补齐基层医疗短板。

2．特殊专业健康人才培养

随着"健康中国"的提出,我国的医疗卫生人员的工作重心应由治病转向健康,但是我国现实情况却是健康人才发展不均衡不协调,无法保证全方位全周期的医疗卫生服务。因此从 2008 年至今,国务院、教育部、卫生部发出系列文件对特殊专业健康人才的培养给予指示,相关政策见表 8-5。文件中指出高等医学院校要对特殊专业健康人才进行职业教育,增加各类高技能人才的培养数量,培养一部分交叉融合学科人才,统筹推进其他各类医药卫生人才培养。

表 8-5　特殊专业健康人才政策

编号	发文时间	发文机构	发文字号	标　题
1	2009.12	卫生部	卫人发〔2009〕131 号	关于加强卫生人才队伍建设的意见
2	2015.06	国务院办公厅	国办发〔2015〕44 号	国务院办公厅关于转发卫生计生委等部门全国精神卫生工作规划(2015—2020 年)的通知

编号	发文时间	发文机构	发文字号	标　　题
3	2015.11	国务院办公厅	国办发〔2015〕84 号	国务院办公厅转发卫生计生委等部门关于推进医疗卫生与养老服务相结合指导意见的通知
4	2016.02	国家卫生和计划生育委员会	国卫办医发〔2016〕2 号	国家卫生计生委办公厅关于印发《新入职护士培训大纲（试行）》的通知
5	2016.11*	国家卫生和计划生育委员会	国卫医发〔2016〕64 号	国家卫生计生委关于印发全国护理事业发展规划（2016—2020 年）的通知
6	2017.01*	国务院	国发〔2016〕77 号	国务院关于印发"十三五"卫生与健康规划的通知
7	2017.03	国务院	国发〔2017〕9 号	国务院关于印发"十三五"推进基本公共服务均等化规划的通知
8	2017.02	国务院办公厅	国办发〔2017〕12 号	国务院办公厅关于印发中国防治慢性病中长期规划（2017—2025 年）的通知
9	2017.03*	国务院	国发〔2017〕13 号	国务院关于印发"十三五"国家老龄事业发展和养老体系建设规划的通知

续表

编号	发文时间	发文机构	发文字号	标　题
10	2017.07*	国务院办公厅	国办发〔2017〕63号	国务院办公厅关于深化医教协同进一步推进医学教育改革与发展的意见
11	2018.03	教育部办公厅	教高厅函〔2019〕20号	教育部办公厅关于成立教育部护理学专业认证工作委员会的通知

现阶段我国的特殊专业健康人才主要分布在护理、公共卫生、儿科、妇产科、老年医学、精神科、病理、助产、康复、心理健康、营养、经营管理等方向。尤其随着人口老龄化加剧,小家庭增多,越来越多的空巢老人随之出现,对养老护理服务的需求也急剧增加。因此,国务院2015年规划将与养老需求密切相关的老年医学、康复、护理人才作为急需紧缺人才进行培训。紧接着2016年提出对新进入工作单位的护理人员进行培训,提高服务水平。2018年,成立教育部护理学专业认证工作委员会,对护理专业实施认证,保证护理人才培育质量。

3. 中医药健康人才培养

中医药是我国特有的医药学,建设有中国特色社会主义的医疗卫生体系必须关注中医药的发展。因此教育部在2008年就提出要加强中医药院校教育管理,规范中医药本科专业类别、课程目录和培养计划,加强实践能力培养基地建设,稳步提升中医药院校专业的教学质量,相关政策见表8-6。

表 8-6　中医药健康人才政策

编号	发文时间	发文机构	发文字号	标题
1	2008.06	教育部办公厅、国家中医药管理局办公室	教高厅〔2008〕3 号	教育部办公厅 国家中医药管理局办公室关于印发《高等学校本科教育中医学专业设置基本要求（试行）》等文件的通知
2	2009.05	国务院	国发〔2009〕22 号	国务院关于扶持和促进中医药事业发展的若干意见
3	2013.01	教育部、国家中医药管理局	教高〔2012〕14 号	教育部 国家中医药管理局关于印发《本科医学教育标准-中医学专业（暂行）》的通知
4	2013.10	国务院	国发〔2013〕40 号	国务院关于促进健康服务业发展的若干意见
5	2017.01*	国务院	国发〔2016〕77 号	国务院关于印发"十三五"卫生与健康规划的通知
6	2017.01	国务院	国发〔2017〕9 号	国务院关于印发"十三五"推进基本公共服务均等化规划的通知
7	2017.07*	教育部、国家中医药管理局	教高〔2017〕5 号	教育部 国家中医药管理局关于医教协同深化中医药教育改革与发展的指导意见
8	2018.08	国务院办公厅	国办发〔2018〕83 号	国务院办公厅关于印发深化医药卫生体制改革 2018 年下半年重点工作任务的通知

2009 年提出对县乡村的中医药人才进行培训,实施中医方向的全科医师岗位培训,推进中医药继续教育制度的发展,开始进行中医药师承教育和专业学位接轨的试点,加强高层次中医药人才培养。

2013 年,国务院提出实施中医药传承与创新人才工程,推进中医药医教研协同发展,选拔领军人才、优秀人才、骨干人才带动中医药全面发展,将中医药与养老保健相结合,解决我国老龄人群护理问题。

2016 年,《国务院关于印发中医药发展战略规划纲要(2016—2030年)的通知》(国发〔2016〕15 号)中提到要基本建立中医药卫生人才的教育体系,促进中医药在教育、研究、治疗、保健方面的发展,培养出一批技术精湛、医德高尚的中医药人才。

2017 年提出健全中医师承制度,建立中医药重点学科和科研机构,培养更多的优质中医药人才,加快中医药卫生事业的发展。

2018 年发布相关文件对掌握中医医术的人员进行医师资格考核,规范中医药卫生人才的职称评定。

二、中国健康人才培育政策实施效果分析

(一)健康人才培养体系

1. 院校教育

我国医学院校培养的健康人才以普通高等学校和中等职业学校学生数量居多,具有研究生及以上学历的优质人才较少。研究生和普通高校的医学专业招生、在校生及毕业生数量均表现出递增的趋势,但中等职业学校招生人数整体呈递减趋势,在校生和毕业生人数都先增长,2011 年开始在校生逐年减少,2013 年开始毕业生逐渐减少(表 8-7)。

表 8-7　医学专业招生、在校、毕业情况

年份	研究生			普通高等学校学生			中等职业学校学生		
	招生	在校	毕业	招生	在校	毕业	招生	在校	毕业
2009	44713	128205	34629	499582	1788175	428422	628765	1597102	420776
2010	40067	128916	35582	533618	1864655	483611	582799	1683865	435870
2011	60831	181129	49039	593030	2001756	498184	530467	1650724	504644
2012	64868	188666	56001	591683	2120880	513376	513420	1539531	534092
2013	66525	196621	58550	630203	2256404	559000	519612	1470917	500063
2014	70466	204148	61192	680128	2419365	588724	488066	1465838	452132
2015	75325	215232	62602	708858	2554393	626861	468240	1401127	460809
2016	79341	227162	65798	777207	2756139	674263	450903	1340680	443900
2017	86539	253719	66869	808558	2891864	745914	421440	1285590	421861

　　2009—2017 年期间，医学专业研究生招生数量年平均增长率为
8%，虽然 2009 年、2010 年的研究生招生速度出现负增长，但是在
2011 年增长率却达到最大，即 51.8%，其后每年的增长速度基本保持
在 5% 左右。普通高等学校医学专业招生的年平均增长速度为 6.8%，
除 2012 年出现负增长外，其余各年均保持正向增长。中等职业学校的
医学专业招生速度除 2009 年、2013 年外均为负增长(图 8-1)。

　　2017 年医学专业毕业的研究生、普通高等学校毕业的医学生和中
等职业学校毕业的医学生人数分别约为 6.7 万、74.6 万、42.2 万，与
2009 年相比，研究生和高等学校毕业生人数净增长分别为 3.2 万、
31.7万，年平均增长率分别为 10%、8%，而中等职业学校毕业生总数
变化不大。从历年执业(助理)医师的学历构成情况(图 8-2)可以看
出，本科及以上学历的工作人员所占比例逐年增加，专科学历的工作人

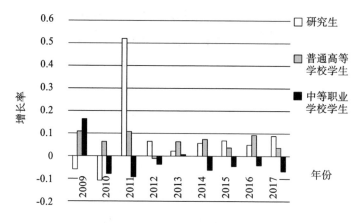

图 8-1 医学专业招生人数增长率

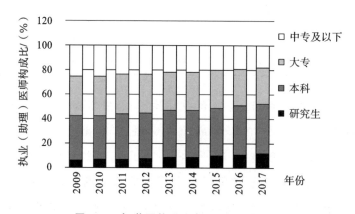

图 8-2 各学历执业(助理)医师构成比

员逐渐减少。截至 2018 年底,教育部临床医学专业认证工作委员会完成了 89 所院校的临床医学专业认证。总体而言,我国院校教育培养的健康人才逐渐朝着规范化的高学历高质量方向发展,这充分说明了国家在 2009—2017 年期间出台的一系列关于减少专科学校招生人数、规范健康人才培养体系、提高人才质量的政策已逐步落实到位,并且取得了不错的效果。

此外,为适应健康中国建设需求,各高校陆续增设了与之密切相关的健康服务与管理、数据科学与大数据技术等专业。根据教育部2016—2018年度普通高等学校本科专业备案和审批结果,新增备案本科专业条目6017个,其中数据科学与大数据技术专业条目478个(7.9%)、健康服务与管理专业条目81个(1.3%)。

2. 毕业后教育

截至2017年底,国家批准建立了550家住院医师规范化培训基地,其中有450家西医培训单位,100家中医培训单位,还批准了108家专科医师规范化培训试点基地。从图8-3可以看出,从2010年开始,执业(助理)医师总人数持续增长,在2010年增长速度达到最快,其后增长速度较为稳定,直至2017年达到339万人,净增长98万人,年平均增长速度为4.5%,与高等院校的毕业生数增长速度一致。图8-4显示在各医疗卫生机构中,医院的执业(助理)医师数量最多,基层机构次之,到2017年底执业(助理)医师数量分别达到193.2万、121.4万人,年均增长速度分别为6%和3%,而公共卫生机构执业(助理)医师人数仅在2013年出现小幅增长,其后稳定在23万人左右,未出现大的改变;其他医疗机构的执业(助理)医师人数在2017年底达到1.17万人,表现为逐年小幅递减。这说明,我国毕业后规范化培训工作正在有条不紊地进行中,接受规范化培训的人数逐年增多,2009年至今国家颁布的一系列关于规范化培训的政策已逐渐开始显效。

3. 继续教育

现阶段我国已经初步建好了医学继续教育网站,在网站内可以查阅到学术会议和培训班相关信息,也可以选择网络课程,通过视频教学学习相关专业知识和技能。该网站目前已有251位继续教育的授课名师,涵盖了23个方向的培训。从2009年到2017年底,已发布615场

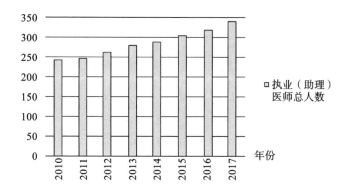

图 8-3　执业（助理）医师总人数（单位：万人）

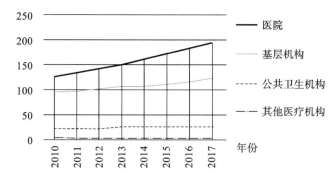

图 8-4　各机构执业（助理）医师人数（单位：万人）

学术会议或学习班的通知，总体呈现出上升趋势。因将继续教育学分与健康人才职称评审挂钩，所以从拥有的各级专业技术资格的卫生人员构成比（图 8-5）可以看出，正高和副高级别的人才所占比例没有很大改变，基本稳定在 1.7% 和 5.9%，中级和师级（助理）人才所占比例略微减小，士级和资格不详的人才比例稍有增加。聘任技术职务分布情况和各级专业技术资格人员分布情况相似。仅从人员职称变化角度看，继续教育学分制度对职称评审影响不大，从举办的学术会议和培训班的情况可以看出，健康人才对继续教育的需求增加，侧面反映出参加继续教育的人员数正处于上升期间。因无具体的学分资料，无法详细评估继续教育效果。

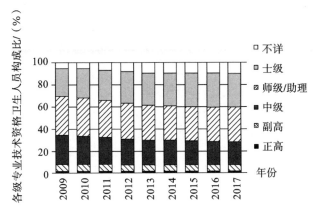

图 8-5　各级专业技术资格的卫生人员构成比

（二）紧缺型健康人才培养

1. 基层健康人才培养

从图 8-4 和图 8-6 可以看出，我国基层卫生人才数量逐年增加，截至 2017 年底已有 382.6 万人，相比 2009 年净增长 54.4 万人，年均增长率为1.8％，并且以卫生技术人员居多，乡村医生和卫生员次之。其中卫生技术人员中的执业（助理）医师数量和注册护士数量缓慢而稳定地增长，年均增长率分别为 3％ 和 7％，但乡村医生和卫生员数量整体呈减少趋势，至 2017 年底仅 96.86 万人，占全部卫生人员的 8％。

根据表 8-8 中社区服务中心和乡镇卫生院的卫生人员学历分布情况可以看出，社区和乡镇均以大专和中专人才为主，但社区的本科及以上学历人才比例比乡镇要高许多，并且呈现出增加的趋势。但是村卫生室的人才以中专学历居多，其他学历人才少，2009 年至 2017 年底无明显改善。这说明国家推行的院校-基层订单式培养已经在社区和乡镇卫生机构逐渐显效，慢慢开始改善基层健康人才学历分布情况，继而

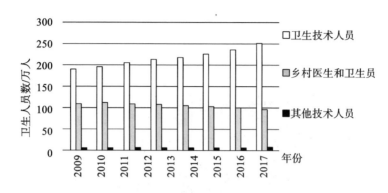

图 8-6 基层健康人才数

为基层高质量人才队伍建设打下良好基础。

表 8-8 社区服务中心和乡镇卫生院卫生人员学历构成比

年份	社区服务中心卫生人员学历构成比/（%）					乡镇卫生院卫生人员学历构成比/（%）				
	研究生	本科	大专	中专	高中及以下	研究生	本科	大专	中专	高中及以下
2009	0.4	17.5	39.1	37.1	5.8	0	5.3	33.4	52.7	8.6
2010	0.6	18.4	39.9	35.9	5.2	0.1	5.6	33.9	52.2	8.3
2011	0.7	18.4	40.3	35.5	5.2	0	5.9	34.8	51.8	7.5
2012	0.7	19.3	40.9	34.1	5.0	0	6.1	35.7	51.3	6.8
2013	0.9	22.4	41.6	31.1	4.1	0.1	7.4	38.1	48.7	5.7
2014	0.9	22.9	41.6	30.6	4.0	0.1	7.7	38.3	48.5	5.5
2015	1.0	25.0	41.5	29.0	3.5	0.1	8.6	39.4	46.9	5.0
2016	1.2	26.7	41.9	27.2	3.0	0.1	10.0	41.1	44.5	4.3
2017	1.3	29.5	41.4	25.3	2.5	0.1	12.3	41.5	42.3	3.8

2．特殊专业健康人才培养

从图 8-7 可以看出我国临床类别的执业医师占比最高,中医类别次之,口腔类别再次之,公共卫生类别最少。从表 8-9 中可以看出分科执业(助理)医师构成比,临床类别中内科和外科的执业(助理)医师在总体中所占比例较高,其次为中医科、妇产科、医学影像科、口腔科、全科医疗科等科别,儿科、预防保健科、精神科、地方病科、运动医学科等科室执业(助理)医师相对不足,并且这些科别的人才增长速度缓慢。

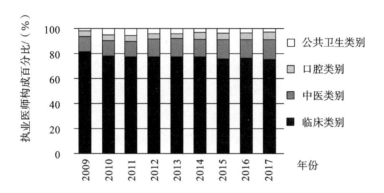

图 8-7　各类执业医师构成百分比

表 8-9　分科执业(助理)医师构成比　　　　　　　　　　　　单位:%

年份	2009	2010	2011	2012	2013	2014	2015	2016	2017
预防保健科	3.3	2.8	3.2	3	2.9	2.8	2.7	2.7	2.6
全科医疗科	5.3	5.4	5.7	5.6	5.6	5.3	5.2	4.9	4.8
内科	22.8	21.2	23.2	22.7	22.9	22.8	22.8	22.7	23.1
外科	13.4	12.1	13.2	12.9	12.7	12.7	12.6	12.5	12.4
儿科	3.9	4.8	3.9	3.9	3.9	3.9	3.9	4.0	4.0
妇产科	9.7	10.1	9.7	9.4	9.3	9.4	9.3	9.3	9.2

续表

年份	2009	2010	2011	2012	2013	2014	2015	2016	2017
眼科	1.3	1.2	1.3	1.2	1.2	1.3	1.3	1.3	1.3
耳鼻咽喉科	1.5	1.4	1.4	1.4	1.4	1.4	1.4	1.4	1.3
口腔科	4.2	4.3	4.5	4.5	4.8	5.0	5.2	5.3	5.6
皮肤科	0.9	0.9	0.9	0.8	0.8	0.9	0.9	0.8	0.8
医疗美容科	0.1	0.2	0.1	0.1	0.2	0.2	0.2	0.2	0.2
精神科	1.0	1.3	1.0	0.9	0.9	0.9	0.9	1.0	1.0
传染科	0.8	1.1	0.7	0.7	0.7	0.7	0.7	0.6	0.6
结核病科	0.3	0.4	0.3	0.2	0.2	0.2	0.2	0.2	0.2
地方病科	0	0	0	0	0	0	0	0	0
肿瘤科	0.8	1.1	0.8	0.8	0.9	0.9	0.9	0.9	1.0
急诊医学科	1.8	1.6	1.9	1.8	1.8	1.8	1.9	1.9	1.9
康复医学科	0.7	0.8	0.8	0.8	0.9	0.8	0.8	0.9	0.9
运动医学科	0	0	0	0	0	0	0	0	0
职业病科	0.1	0.2	0.1	0.1	0.1	0.1	0.1	0.1	0.1
麻醉科	2.4	2.0	2.4	2.3	2.4	2.4	2.4	2.4	2.5
医学检验科	0.4	0.3	0.4	0.4	0.4	0.3	0.3	0.3	0.3
病理科	0.5	0.4	0.5	0.5	0.5	0.5	0.5	0.5	0.5
医学影像科	6.7	5.6	6.7	6.5	6.6	6.6	6.7	6.8	6.8
中医科	12.2	15.4	11.9	11.4	11.3	11.6	11.6	11.8	11.6
民族医学科	0.2	0.2	0.2	0.1	0.2	0.1	0.1	0.2	0.1
中西医结合科	0.8	1.7	0.9	0.9	0.9	0.9	0.9	1.0	1.0
其他	4.9	3.5	4.3	7.1	6.5	6.5	6.5	6.3	6.2

图 8-8 显示,卫生技术人员中注册护士人数增长迅速,在 2017 年底已经达到 380.4 万人,已然超过 339 万人的执业(助理)医师,成为卫生技术人员中数量最多的一类,到 2017 年底实现相比 2009 年净增长 194.9 万人次,这一数据甚至超过了 2009 年年底的注册护士人数,年均增长率为 11.7%。药师(士)和检验师(士)增速缓慢,截至 2017 年底各有 45.3 万人、32.9 万人,相较于 2009 年底净增长 10 万人左右。以上情况充分说明我国针对护理人才培养提出的一系列措施取得了显著的成果。

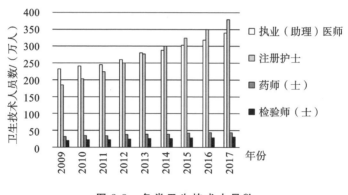

图 8-8 各类卫生技术人员数

3. 中医药健康人才培养

从表 8-10 可以看出,中医类别执业(助理)医师增长速度较快,2009 年底仅 27.3 万人,但截至 2017 年底已经达到 52.7 万人,实现净增长 25.4 万人,年均增长速度达到 10%,成为继护理人才后年均增长速度最快的人才类别,并且中医类别执业(助理)医师在医师总体中所占比例持续增长,到 2017 年底已达 15.6%,发展迅速。见习中医师和中药师(士)人数呈缓慢增长态势,年均增长速度分别为 3.7% 和 3.2%。2017 年我国中医药人员总数已达 66.3 万,相比 2009 年增长了28.5万人,年均增长速度为8%。这些成果与国家政策对中医药健康事业的关注是分不开的,充分说明国家对中医药事业的扶持和促进起到了很好的效果。

表 8-10　各类中医药人员数在同类人才中所占比例

年份	人员数				占同类人员总数比例/(%)		
	中医类别执业(助理)医师/万人	见习中医师/万人	中药师(士)/万人	中医药人员总数/万人	中医类别执业(助理)医师	见习中医师	中药师(士)
2009	27.3	1.2	9.3	37.8	11.7	9.9	27.3
2010	29.4	1.3	9.7	40.4	12.2	9.9	27.4
2011	30.9	1.1	10.0	42.0	12.5	6.2	27.5
2012	36.8	1.2	10.8	48.8	14.1	6.7	28.5
2013	39.8	1.4	11.0	52.2	14.3	6.9	27.9
2014	41.9	1.5	11.2	54.6	14.5	6.7	27.3
2015	45.2	1.4	11.4	58.0	14.9	6.4	26.9
2016	48.2	1.4	11.7	61.3	15.1	6.6	26.6
2017	52.7	1.6	12	66.3	15.6	7.7	26.6

(三)健康人才培养改革实践

当前,我国医学教育正经历着前所未有的深刻变革。深化医学教育教学改革,推进内涵建设,是一项紧迫的战略任务。人才是卫生与健康事业的第一资源。如何培养适应新时代需要的卓越医学人才,是一项亟待研究的重大课题,事关健康中国建设和医疗卫生事业改革的顺利进行。2008 年至今,在国务院、教育部等多部门的共同支持下,许多院校已相继进行了健康人才培育改革。

西安交通大学为培养创新人才,开办了"侯宗濂医学实验班",实行长学制的医学教育,探索健康精英人才的新培养模式,全力打造"掌握系统专业知识,具有良好诊疗技能、国际化视野、人文情怀的高素质临床医师"。该实验班通过"器官-系统"模式组织教学,借鉴台湾阳明大学课程改革的经验,依托优势学科的引导作用,变革以学科为核心的课程体系,将课程按照人体器官系统进行有机整合,构建了以"正常异常-干预-预防"为主线,以"区段"课程为特色的"双循环-回旋式""器官-系统"新课程体系。引入问题驱动教学法(PBL),全面培养学生的职业价值、医学科学基本知识、沟通技巧、临床技能、群体健康与预防等多方面的能力,帮助学生养成自主学习、终身学习的习惯以及良好的交流沟通和合作学习的精神。

2012 年 5 月,为响应国家教育部、卫生部共同推出的"卓越医生教育培养计划",重庆医科大学在临床专业各班级中遴选了优秀学生,组建了"卓越医师教育试点班"。作为第一批试点高校,重庆医科大学实施"以器官系统为主线、以疾病为中心、以岗位胜任力为导向、基础与临床全线贯通"的课程整合改革,打破学科界限,进行横向及纵向贯通整合,整合形成"人体概述""呼吸系统疾病"等 11 门课程,推动了基础与临床、医学与人文内容的有机整合。重庆医科大学采用讨论式教学,让学生自己预习,遇到不懂的知识就查资料、看文献,提高自学能力,促进学习前后融会贯通,实现了早期临床教学理念。在 2016 年,重庆医科大学将此培养模式在临床医学及儿科学专业全体学生中推行。

2008 年以来,在 7 项省级教学研究项目的支持下,武汉科技大学认真总结"十二五"规划取得的成绩和获得的经验,主动适应经济发展新常态,把握医学教育改革新趋势,服务健康中国建设新需求,积极创新医学人才培养模式,以国家《本科医学教育标准——临床医学专业(试行)》为引领,医教协同、德技共育,基于巴斯德象限模式,结合转化医学"B to B"理念,学习、借鉴国内外医学教育改革经验,积极推进医学教育教学综合改革,增设了三段综合考试、早期临床实践课程,推进课程整合,在试点班试行了以"器官-系统"为主线的整合课程教学和 PBL 教学,优化课程结构,增加人文选修课程比重和心理健康类课程,加强学生自主学习、终身学习能力的培养,注重与毕业后教育的衔接,逐步探索完善了以发现(find)、分析(analyse)、协同(synergy)、共育(togethcr)、评价(cvaluatc)、循环(rccyclc)为核心要素的"FASTER"模式,在"融课程、早临床、重人文、多实践、育创新、调机制"诸方面开展了系统深入的实践,取得了显著效果。

三、中国健康人才培育政策存在的问题

目前我国的健康人才培育政策已经取得了很大的进展,但人才培养及应用的实际情况仍不容乐观。健康人才终身学习的培养体系虽已初步建成,但仍然存在着一些不合理、不规范、不全面的地方,如只对部分专业进行了认证、住院医师和专科医师的规范化培训难以短时间全面覆盖、继续教育考核标准有待完善等。紧缺型人才数量相比以往虽有增加,但现实改善效果不甚明显,尤其是老龄人口增多和二孩政策的全面放开,对儿少、妇幼、护理人才的需求显著增加。国家特色的中医药人才数量仍然不足,规范化培养体系还有待完善。

(一)健康人才培养体系

1. 院校教育

医学专业认证不全面。目前仅对开办临床医学的院校进行了专业

认证,对护理专业和中医学专业开展了认证试点,尚未全面覆盖其他医学专业,导致其他医学专业办学质量参差不齐,不利于医学院校教育水平的全面提升。

健康人才生源质量有待进一步提高,各地招生规模与需求不相适应。研究显示健康人才生源质量存在专业差异和地域差异。临床医学专业的生源质量明显高于非临床专业,长学制专业的生源质量高于短学制专业的生源质量,经济发达地区和双一流高校对优质生源的吸引力明显高于其他地区和学校。

院校教育管理模式有待改善。虽然学分制实施以来,学生可以自主选择学习科目,但传统的管理模式仍然是上级领导下级,老师指导学生,实际教学情况依旧是灌输式教育,学生只能被动地接受知识,没有深入思考,因此降低了学生广泛学习健康知识的兴趣和激情,不利于学生创新创造能力的培养和个性化发展。

医学专业设置和课程安排不合理。出现了同一专业在不同院校内的专业名称和学科归属情况不一致,设置的专业类别和课程内容与现阶段医学模式不匹配、与长学制健康人才培养不相宜、同大数据时代的医学发展水平不相适应的现象。

实践能力培养严重不足。医院职能的改变、学生自主就业、研究生招生考试与健康人才实践之间产生了一定的冲突,导致健康人才实践学习精力不足,学习时间减少,学习效率降低,严重影响了实践实习的质量。

2. 毕业后教育

培训基地的认定标准和设置有待规范和完善。现行的一刀切式的三甲及以上培训基地设置与各地医院的综合服务能力、资源拥有情况不匹配,同时部分医院的专业培训基地数量过多,而全科方向的住院医师培训基地较少甚至没有,不利于充分发挥各基地的培训优势。

专科医生培训招生对象的社会化程度低。各基地更倾向于培训本单位内部人员,较少面向其他单位招收学员,并且社会学员所在单位也担心人才流失,存在不愿送培的现象,导致专科医师规范化培训未能真正实现为国家培养人才的目的。

学员面临多重身份的挑战,规范化培训与硕士学位培养存在矛盾。"四证合一"专业型硕士研究生培养模式虽然可能能够满足培养高层次健康人才的需求,但是却给学术型硕士研究生培养带来了挑战,容易引起专业型硕士研究生招生人数激增,与基地容量不相适应,而学术型硕士研究生人数过少,难以满足实际需求。除此之外,毕业生忙于考研,可能导致其过于重视理论知识,忽略了实习阶段的实践能力培养,因此需要在规范化培训的初期对其进行临床实践能力的补修或加强。

健康人才规范化培训质量有待提高,实践环节有待加强。负责培训的导师工作繁忙,难以根据学员的专业知识和技术水平因材施教,也无法实现精细教学,而接受培训的学员多忙于接诊和书写病历,临床实践机会较少,导致培训前后服务技能没有很大的改进。存在培训导师带教不规范现象,缺乏临床教学的量化考核。目前对专家的考核仅仅停留在科研论文水平上,而未充分考虑教学工作,导致带教导师的工作重心偏离指导学员的规范化培训。

3. 继续教育

第一,对继续教育认识不足。虽然我国健康人才培养队伍逐渐壮大,整体素质稳步提升,但是研究显示仍有相当一部分人员并未充分认识到继续教育是扩充专业知识、提升专业能力的重要机会,只是将其作为硬性指标去完成,缺乏个人主动性,严重影响了继续医学教育的培训效果。

第二,政策制度不健全,学分登记管理存在漏洞。目前继续教育缺乏培训实施过程的监督检查,同时各单位也缺乏自主性研究制定适合本单位的学分管理情况的具体实施策略,只是在进行上传下达的工作,未将继续教育落到实处。调查显示有医院并未将继续教育学分作为医护人员晋升和奖金分配的必要条件,外加健康人才工作时间和工作精力有限,难以实现继续教育和日常工作之间的平衡,严重影响了继续教育培训的质量。

第三,评价体系不完善。目前继续教育仅以学分来评价,对于培训效果尚无更加明确的考核指标,无法判断其是否在职业能力提升方面发挥作用。培训形式单一,培训内容不能够普适。现阶段的继续教育培训多采取主办单位聘请某领域的专家开展专题讲座,以灌输式学习为主,难以用于临床实践,部分教学内容与实际工作联系程度不高,导致学员学习兴趣和参与程度不高。

第四,继续教育经费不足与分布不均。目前继续教育没有明确的收费标准,有部分主办单位存在高收费、乱收费的现象,致使参加培训的单位难以承受过高的培训费用,为减少相应经费投入,都尽可能少派或不派人员外出学习。

（二）紧缺型健康人才培养

1. 基层健康人才培养

人才数量不足,结构不合理。虽然我国基层健康人才数量有一定增长,但是距离世界平均健康人才水平还是有一定差距,并且目前基层健康人才多数为专科学历,本科及以上学历的毕业生偏向于到大医院就业,而不愿去基层医疗卫生机构工作,而在村卫生机构,大专及以上学历的人才极度短缺,无法满足农村居民的健康需求,制约了基层健康事业的发展。

基层健康人才培训内容和制度不完善。服务内容和服务模式不能满足居民需求。基层健康人才必须是可以提供预防、保健、康复、医疗以及健康知识传播等服务的全科医生人才，才能满足基层人民全周期的健康需求。国家虽已出台多项文件对基层健康人才规范化培训做出要求，但是基层人员学习积极性低，主办单位提供的实际培训内容太过简单，甚至有单位将低水平培训反复进行，对学员的业务能力和水平的提升并没有起到实质性的作用。

缺乏系统性的卫生人才培养模式。目前基层健康人才的培育主要由各级地方政府组织、医学院校机构实施，因此不同地区的健康人才培养对象存在很大差异，不同院校机构在教学层次、教学内容和专业性上也有很大差别，有的机构比较关注基层健康人才的部分专业知识培养，有的机构则更偏向于传授管理知识，缺乏全面系统专业的规范化培训，不利于基层全科人才的培养。

此外，基层健康人才师资队伍建设也存在一定的不足，目前大部分培养机构的老师都来自某一专业或领域，缺乏精通医疗、卫生、保健、预防、康复等技能的复合型人才队伍，因此无法引导基层健康人才将学习的理论知识与实践相结合，大大降低了基层健康人才的培训效果。

2. 特殊专业健康人才培养

各专业发展不平衡、不充分的情况依然存在。护理、公共卫生、儿科、妇产科等专业人才紧缺，专业顶层设计不足，导致这部分人才的学历普遍偏低，质量参差不齐，同时东部、中部、西部地区人才培养与分布情况不均衡，欠发达地区的健康需求得不到满足。

院校培养目标不明确，未根据市场情况进行人才培养数量规划，导致有些专业供大于求、有些专业人才供不应求，尤其是儿科、妇产科、公共卫生专业等专业人才极度匮乏,不能满足人们全方位健康的需求。

部分专业缺乏规范化的培养体系和培养基地。培养过程过于重视院校内理论知识教育,忽视了与用人单位的合作,导致培养出来的人才临床实践能力不足,服务能力低下,难以满足各单位需求,引发相应专业就业困难的假象。

高层次高质量的交叉融合性人才严重缺乏,忽视了优质人才的领军作用,以致很难在短时间内快速培养出大量优质人才来带动相应专业学科的发展,从而会阻碍全面健康的发展进程。

3．中医药健康人才培养

中医药学是我国的特色医学,是新时期建设健康事业必不可少的部分,但是目前我国中医药人才培养目标与学科发展特点背离。中医药学底蕴深厚,不仅需要关注理论知识的传授,还需注重实践能力的养成,但现阶段的中医学教育却更加重视现代医学知识,未能遵循人才培养规律。人才培养周期长、成本高,培养质量达不到要求。

目前我国中医学人才培养模式大致是先完成基础教育,再接受中医学相关专业的教育,仅靠大学短期中医学教育难以培养出精通中医药学的优质人才。近年来,中医药健康人才数量虽然已有显著增长,但是仍然难以满足健康事业的发展需求。随着人民生活水平的提高和中医药国际化的发展,人们对中医医疗、预防保健的需求也会逐渐增加,而现有的中医药人才却已经出现供不应求的现象。

中医方向的全科医师岗位培训制度有待完善,培训基地设施不足。目前中医药学规范化培训统一在三级甲等中医院进行,医院的师资力量、教学水平导师的工作能力等难以得到保障,再加上没有明确的考核标准,就无法判断培训效果,也就不能根据培训效果改进培训方法,不利于人才培养。随着"一带一路"的建立,中医药逐渐走出国门,原有的中医药学培养方案已经无法满足现阶段国际化人才培养要求,阻碍了中医药国际化发展。

四、中国健康人才培育政策建议与展望

在 2018 年 10 月 25 日召开的全球初级卫生保健会议上,世界卫生组织(WHO)197 个成员国一致通过了《阿斯塔纳宣言》,宣言中提到人人应享有健康,随着社会的快速发展和医疗卫生事业的进步,个人享有的健康权利应该得到充分保障。现阶段我国已经进入了新时期,全民健康事业蓬勃发展,人们对健康的追求已经不仅仅局限于没有疾病,而是希望可以实现从出生到死亡一直保持心理生理全面健康。因此编者对于新时期我国健康事业的发展提出以下建议。

(一)健康人才培养体系

1. 院校教育

落实医学专业认证制度,增强院校办学质量。借鉴国际专业认证经验,建立专业认证队伍多元化,继续推进临床医学、护理专业、中医学相关专业的认证,同时创新认证方法和认证标准,对医学各专业均进行认证,规范医学院校的办学行为,提高办学质量,促进各专业健康稳步发展。

优化课程体系,打造医学五类金课。各院校要根据实际需要和现行医学模式制定培养目标、培养计划和培养方案,围绕核心专业课程开展系列相关课程设置;增加课程的难度和深度,革新课堂教学模式,鼓励师生互动式教学;加强"互联网+教育"的推广,主张运用慕课开展线上学习;大力推进虚拟仿真教学和社会实践教学,增加实践机会,培养德智体美劳全面发展的健康人才。

构建系统的技能培训体系,加强实践能力培养。学生实习前,在校内培训基地借助相关仪器设备对基础必备技能进行培训。实习期间,由带教导师指导学生学习工作必备技能,同时辅助开展拔高技能培训,实习结束后开展技能考核,了解必备技能掌握情况,然后再进行针对性的技能训练,直至合格方可毕业。

控制中职招生人数,调整招生规模。综合考虑教育、人口、社会、经济和卫生等因素,通过数理统计学模型合理预测健康人才需求,然后根据需求情况制定招生政策,逐步减少中职招生人数,增加本科、大专招生人数,提高生源质量。

创新管理模式,增强院校主动性。将高等院校的管理权限下放给各个院系,让了解各专业情况的人员直接规划本专业的发展,学校相关部门提供资金支持。推进以问题为导向的教学模式,尊重学生的自主性,鼓励学生选择自己感兴趣的科目和科研项目,提高学生的创新能力和自我学习能力。

2. 毕业后教育

完善基地认定标准,健全管理制度。设立第三方基地培训单位,对已申请培训基地的单位进行考核,了解单位师资情况和招生容量,综合考虑各地健康人才需求、高校毕业生数量、人员流动及经济状况,确定招生人数、培训基地和备用基地数量,通过各单位的职业通过率检验培训效果,去除不合格基地。

降低培训成本,推行业内社会人培训。通过对专科基地进行补贴的方式,鼓励专科培训基地面向其他单位招生,通过送培单位与学员签订工作培训协议,消除或减轻送培单位人才流失的顾虑。

创新课程培训体系,探索双轨合一的人才培养模式。主张通过学生自学和导师授课完成基础课程和专业课程的学习,鼓励学生了解学科前沿技术,进行自我知识更新和技能提升,同时推进住院医师培训与硕士研究生培养接轨,将专科医师培训与医学博士生培养相结合,提升人才培养质量。

建立临床教学考核指标,提高规范化培训质量。鼓励学生多参加临床实践,将导师的教学工作量和科研能力按照一定比例纳入工作考核指标,让导师对学员进行精细化教学指导,增强培训效果。

3. 继续教育

做好继续教育顶层设计,完善相关制度。建立竞争机制,增强健康人才的危机感;教育部要对主办单位的教学资质、教学内容、教学方式、收费标准等进行严格的审查,并要求主办单位上交和公布参培学员的相关信息,规范继续教育管理。

推进继续教育学分的信息化建设,健全考核评价体系。规范学分管理,对学分构成做出明确规定,应以本专业培训所得学分为主,辅以人文教育学分;在进行继续教育学分与职称评审挂钩的同时探索其他考核方法,例如,定期在继续教育网站上进行考试,将考试情况、学分情况与职称评审、奖金发放结合。

提高认识,建立专门的管理机构。增强各机构领导对继续教育的重视程度,在机构内设立继续教育部门,专门负责检查继续教育落实情况,普及终身学习的理念,提高人员的学习主动性,鼓励大家自觉更新专业知识库,提高服务能力。

创新培训模式,增强培训内容的普适性。开展以当前国内外热门话题或先进科学技术培训为主题的培训,辅以实用技能学习班,采用互动式、对话式、"互联网+"式的培训模式,个性化推荐网络课程,充分调动学员的主观能动性和探索未知方向的积极性,增强学习效果。

（二）紧缺型健康人才培养

1. 基层健康人才培养

采用创新院校人才培养，增强基层岗位吸引力。继续推进院校-基层定向培养模式，加强高层次基层健康人才队伍建设，与此同时开展政府主导的基层卫生条件改善工作，创造良好的工作环境，完善大专及本科以上人才下基层的优待政策，随着基层工作年限的增长，福利也随之略微增加，加强基层岗位的吸引力。

完善基层健康人才培训制度，规范培训内容。加强以全科医师为基础的基层健康人才规范化培训，实施县乡村一体化人才培养模式，将县级以上的医疗卫生单位的优质人才下派去乡镇进行带教帮扶，也可在县级以上单位定期举办不同主题的学习班，以便乡村健康人才就近学习，相关部门应在正式培训前审核培训内容的实用性，并将培训效果与年度考核、职称晋升挂钩，提高基层健康人才的整体质量。

建立健全基层健康人才培养模式。由教育部和国家卫生健康委员会共同牵头，健全免费定向培养、毕业后教育、继续教育培养体系和培养规范，保证基层健康人才也能享受到国家教育资源，提升全面服务能力。

2. 特殊专业健康人才培养

做好各专业发展的顶层设计，加大紧缺专业人才培养力度。根据我国居民的健康需求、医疗教育情况、经济水平、地理位置等因素预测各地区各专业所需人数，做好开办专业、招生人数的合理规划，以便各院校对部分专业人才实施扩招，从而满足人们全生命周期的健康服务。

建立涵盖各领域的全科医师团队，通过院校教育、岗位培训、社会引导的三位一体式人才培养模式，增加全科医生培养人数，加强全科医生实践能力培养，充分发挥全科医师的健康守门人作用，以缓解各专业人才的紧缺现象。

鼓励培养健康人才的院校与各医疗卫生机构加强合作交流,以便学生在毕业前可以在各单位内实习,了解必备技能,加强实践能力培养,避免人才供应与单位需求出现断层现象。

3. 中医药健康人才培养

改革中医学相关专业的学制和招生制度。根据教学需要适当延长大学本科时间,可参考临床医学的"5+3"人才培养模式。这样既能满足中医学的长周期的学习规律,又可保证人才培养质量。

深化教学内容和课程改革。明确核心教学内容,围绕精选内容开展相关课程教学,合理安排理论学习的时间,加强基本实践技能的培养,做到早临床、早实践、多重复、后分化,缩短理论与实践的时间差,以便于更好地将理论应用于实践。

完善中医药人才培养体系。将师承制度融入中医药学习体系中,建立规范化的培训基地和培训制度,明确培训内容、考核标准,保证中医药人才的高质量发展,将教育培训与健康服务融合,推动校企合作办学,培养具有中医药知识和技能的健康服务人才,在促进中医药人才就业的同时解决养老需求。改变中医药人才培养方案和专业课程设置。加入中医药翻译相关专业,加强中医药英文课程建设,培养出一批具有中医学基础和较强英语语言能力的中医学交流人才,进而加快推进我国中医药国际化发展进程。

参考文献

[1] 王健健. 毕业后医学教育规范化培训研究——以 J 市第一人民医院为例[D]. 荆州:长江大学,2016.

[2] 高力军,李勇,梁超,等. 基于高校招生结构性改革下的某医学院

校 2013—2017 年生源质量评价[J].医学教育研究与实践，2018,26(2):196-200.

[3] 许斌,李辉.对新时代高等院校医学院系学生教育管理模式的探讨[J].教育教学论坛,2019(5):10-11.

[4] 刘金波,唐文,盛彤彤,等.医学相关类专业设置及其人才培养的探讨[J].医学教育探索,2005,4(3):142-144.

[5] 黄东阳,何萍,杨棉华,等.强化医学生临床实践能力的探索与实践[J].中国高等医学教育,2004(2):48-49,51.

[6] 姚隆,曾闽榕,李华,等.我国住院医师规范化培训的现状与对策[J].海南医学,2018,29(11):1612-1614.

[7] 马妮娜.我国专科医师规范化培训的现状、问题与对策[J].中国继续医学教育,2017,9(16):4-6.

[8] 张淑珍,武志峰,车爱枝.浅析国内外继续医学教育现状与发展[J].疾病监测与控制,2011,5(10):605-606.

[9] 杨美玲,赵伟明,贺凤莲,等.浅析继续医学教育的管理现状与对策[J].卫生职业教育,2005,23(13):27-29.

[10] 林槙槙.我院继续医学教育管理的现状分析与对策[J].福建医科大学学报(社会科学版),2011,12(4):48-51.

[11] 郝蕾.继续医学教育的现状、存在的问题及应对措施[J].中国城乡企业卫生,2010,25(4):4-5.

[12] 李婧,田立启,张光鹏,等.我国基层卫生人才队伍建设进展与挑战[J].经济师,2017(5):226-227.

[13] 印木清,汪红艳,蒋春新.提升基层医疗卫生服务能力的几点思考[J].江苏卫生事业管理,2018,29(4):388-389,396.

[14] 杜爱萍,许瑞凌,李思佳.新形势下高职院校全科医学人才培养模式的探讨[J].卫生职业教育,2011,29(14):7-9.

[15] 王可.浅析欠发达地区基层卫生人才现状与对策[J].川北医学院学报,2017,32(3):457-460.

[16] 吕晓艺.现代化卫生人才培养问题与对策研究[J].管理观察,2018(22):183-184.

[17] 林蕙青.服务健康中国建设　推进医学教育改革创新[J].中国高等教育,2018(11):4-5.

[18] 王庆.医药卫生类高职院校急需紧缺专门人才培养现况[J].卫生职业教育,2013(15):7-9.

[19] 徐慧.浅析护理人才紧缺现状和人才培养的思考[J].课程教育研究(新教师教学),2015(20):73.

[20] 王凤清,王青,段丽萍.高层次医学应用型人才培养实践[J].中华医学教育探索杂志,2018,17(3):225-228.

[21] 司建平.中医药健康服务人才队伍现状及政策建议[J].医学与哲学,2015,36(5A):82-85.

[22] 陈相新.我国高等中医药人才培养现状分析与思考[J].医学与社会,2012,25(7):84-86.

[23] 黄瑶,沈绍武.中医药人才培养现状及建议浅析[J].社区医学杂志,2017,15(1):72-74.

[24] 王彦华,郭迎树,任献青,等.中医住院医师规范化培训常见的问题与对策[J].中国中医药现代远程教育,2018,16(19):48-50.

[25] 杨毅,曹立娅,张飙.中医药国际化人才培养的现状研究及对策分析[J].中国高等医学教育,2010(9):5-7,13.

[26] 杨具荣,余亚微,王梦平,等.中医药翻译人才队伍现状及对策研究[J].江西中医药大学学报,2017,29(2):91-93.

[27] 李欣.中医药国际人才培养现状与策略分析[J].中国继续医学

教育,2017,9(8):52-54.

[28] 吴云,付丽.中国高等医学教育专业认证的现状与思考[J].西北医学教育,2013,21(2):207-209,220.

[29] 王乃琪,严艳,李靖年,等.临床技能培训体系对医学生临床实践能力培养的教学效果研究[J].医学教育管理,2019,5(1):1-4,12.

[30] 赵允伍,王珩,陈旭林,等.我国住院医师规范化培训问题分析与对策探讨[J].卫生经济研究,2019,36(3):12-14.

[31] 朱鸿秋,曾成成,彭晓艳.基于"双轨合一"临床专研培养模式的思考[J].中医药管理杂志,2018,26(8):35-37.

[32] 王欣懿.卫生人才继续教育培训的现状与思考[J].继续医学教育,2018,32(8):1-2.

[33] 虞红,伍立志.地方基层卫生人才培养模式探索[J].中国卫生产业,2012,9(22):100-101.

[34] 徐志杰,蔡博宇,戚麟,等."三位一体"模式下的全科医学人才培养[J].全科医学临床与教育,2017,15(1):1-4.

[35] 裘索.中医药人才培养现状及对策探讨[J].中医药学刊,2005(3):529-531,575.

[36] 顾赤,王玲.中医药国际化背景下中医药院校《中医英语》课程建设研究[J].吉林广播电视大学学报,2018(7):3-4.

第九章

中国健康扶贫政策分析与评价

消除贫困、改善民生、逐步实现共同富裕,是社会主义的本质要求,是我们党的重要使命。党的十八大以来,党中央将扶贫开发工作提升到治国理念的新高度,作为巩固党的执政基础、巩固中国特色社会主义的重要工作来认识和把握。随着扶贫工作的不断深入,精准扶贫已成为我国未来几年扶贫工作的基本方略。2015 年 11 月召开的中央扶贫开发工作会议将实施健康扶贫工程列为打赢脱贫攻坚战的七大行动之一,要求着力保障农村贫困人口享有基本医疗卫生服务,努力防止因病致贫返贫。截至 2015 年,我国有农村贫困人口 5575 万,贫困发生率 5.7%,其中,贫困人口中因疾病导致贫困的比例占贫困人口数的 42%,患大病、重病的有 240 万人,健康问题仍是导致贫困的主要原因。世界卫生组织的《组织法》中明确规定:健康是人类的一项基本权利,各国政府应对其人民的健康负责。而政府对其人民的健康负有责任,只有通过提供适当的卫生保健和社会措施才能履行其职责。健康权的充分享有以及健康水平的不断提高是社会进步的重要标志。加强贫困人口健康扶贫,是实现贫困人口脱贫的关键战役,是精准扶贫、精准脱贫的重要实践,是全面建成小康社会的重要举措。

一、中国扶贫政策梳理

贫困作为世界难题,受到各国政府和社会各界的关注。而解决贫困问题的成果也成为各执政党执政能力的重要考量指标。目前,各国政府通常采取医疗救助和重点疾病干预的方式满足贫困人群的健康服务需求。中华人民共和国成立后,特别是改革开放以来,中国贫困人口大幅度减少,扶贫工作成就举世瞩目,特别是卫生保健领域,取得了突出成就。

国家统计局在研究报告中指出,贫困一般是指物质生活困难,即一个人或一个家庭的生活水平达不到一种社会可接受的最低标准。人们由于缺乏某些必要的物质或者服务,而使得生活陷入困难的境地。2015 年,国务院扶贫办宣布,我国扶贫标准为年人均纯收入 2855 元。健康贫困是指居民参与健康保障的机会丧失,获得基本医疗卫生服务的能力被剥夺,导致健康水平低下,并进一步导致居民收入减少、贫困的发生和加剧。

贫困作为世界性难题,可以从两个方面理解。从宏观角度来看,区域贫困主要是指地区在经济、教育、文化、卫生等多方面存在不发达状态,即形成贫困地区。从微观角度来看,贫困主要是个体意义上由于可支配收入不足导致无法满足个人或家庭正常生活需求的状态,即出现贫困人口。由于受到经济水平的影响,我国的贫困人口多集中分布在农村地区。而疾病是贫困地区、贫困人口致贫返贫的重要原因之一。

健康扶贫是指通过采取有效的措施,提升贫困地区的医疗卫生服务能力,保障贫困人口享有基本医疗卫生服务和健康保障,全面提升贫困人口的健康水平,防止因病致贫、因病返贫。因此,低收入人群、残疾人、重大疾病患者、长期慢性病患者、老年人、流动人群、留守儿童等特殊群体是健康扶贫的重点对象。一般来讲,为满足贫困人口卫生服务需求,国际上主要采取两种措施:一般医疗救助和重大疾病救治。

(一) 1949—1977 年(中华人民共和国成立初期和计划经济时期)

受连年战乱和自然灾害的影响,中华人民共和国成立初期的社会经济濒临崩溃,这一时期城乡贫困人口众多,超过 5000 万人(占全国总人口的 10%)急需救助,同时有各类失业、半失业或将失业人群 178 万人,解决广大人民群众生活困难的问题受到政府的重视。此时,救助的重点在于保障灾民和贫困人口的温饱生活,救济的目标在于"不许饿死人",对于医疗救助的关注度不高。医疗救助只是作为社会救济制度中的一部分,并没有单独建制。随后,20世纪50年代在集体经济的发展环境下,广大农村地区建立起了合作医疗制度,这一制度作为我国农民创造的互助共济的医疗保障制度,高度覆盖了极端贫困人口,为中华人民共和国成立初期农村群众提供了基本的医疗卫生保健服务,从一定程度上解决了广大农民因病致贫的民生问题,并取得了举世瞩目的成就;还建立了"五保"制度,保证无依无靠、无劳动能力的孤寡老人、残疾人和孤儿的吃、穿、住、医、葬(教)。同时,政府曾经多次派出大批医务人员,配发大批药品到灾区和农村,广泛开展对灾民和贫困农民的医疗救助和免费医疗活动,彻底改变了几千年来旧中国那种"大灾之后,必有大疫"的悲惨境况。中华人民共和国成立初期和计划经济时期,我国健康扶贫政策主要体现为采用"农村集体保障+国家救助"模式。

(二) 1978—1993年(集体经济崩塌期)

为解决农村大量贫困人口问题,我国政府把扶贫与救灾救济结合起来,变被动辅助救济为主动扶贫开发,并明确了农村扶贫的主要内涵:所谓农村扶贫,是指国家和社会各方面对农村中有一定生产经营能力的贫困户,从政策、思想、资金、物资、技术、信息等方面给予扶持,使其通过生产经营活动,摆脱贫困的一种社会救助项目。它是我国农村社会救济制度改革和完善的一项成果。

1985年3月由民政部会同有关部门联合发出了《关于扶持农村贫困户发展生产治穷致富的请示》,再次重申:对老弱病残、鳏寡孤独者等实行社会救济;扶贫要扶本,要讲求实效;对已经丧失劳动能力,无法扶持生产的贫困户,要实行补助或救济;对贫困户缴纳农业税有困难的,应酌情减免。随后,邓小平同志提出"共同富裕"的问题,引起全党和各级政府对扶贫救济的高度重视,从此,扶贫救济工作进入了一个新的发展阶段。随着家庭联产承包责任制的推行、农村经济体制改革的推进和社会经济的发展,虽然许多农民群众通过从事农工商副业多种经营摆脱了贫困,逐步富裕起来,但是农村集体经济实力相对较弱,一些地区的集体已无力再对贫困户进行补助。集体经济组织的统筹保障功能日益弱化,不少地区集体公共积累明显减少,合作医疗衰落,自费医疗制度再次成为占农村主导地位的医疗制度。受优质医疗服务分布不均衡和医疗服务市场化的影响,"看病难、看病贵"问题凸显,贫困人口的医疗服务需求受到抑制,基本医疗服务的可及性和可得性持续降低。相当数量的农民因病致贫、因病返贫,健康状况恶化,不仅直接危及这些家庭成员的生命健康,而且也影响农村经济的健康发展,已经成为我国整个现代化进程的重要隐忧。

同时,随着贫困人口的剧增,医疗救助逐渐成为政府的一项职责。1990 年上海市率先建立医疗救助制度,对无直系亲属依靠、无生活来源、无生产劳动能力、生活依靠政府救济的孤老、孤儿和孤残人员,给予门诊补助和住院补助,农村疾病补助经费来源于农村集体经济,由民政部门负责管理。随后部分省份通过出台法规、政策等方式开展医疗救助。

(三) 1994—2001 年 (改革开放时期)

随着社会主义市场经济的发展,市场化进程对传统计划经济和集体经济的冲击逐步显现。这一阶段的健康扶贫政策主要体现为采用"家庭保障＋国家辅助＋试点改革"模式。1994 年以后对建立农村最低生活保障制度的探索标志着我国扶贫制度的改革更进一步。农村最低生活保障制度是适应市场经济体制要求的一种新型社会救济制度。

它的建立不仅能有效地克服传统救济制度的弊端,而且还能进一步加强和规范农村社会救济制度,是农村社会救济制度改革与完善的必由之路。同时,各级政府在推进城镇医疗保障制度改革的同时,也提出了恢复与重建合作医疗保障制度的任务,并进行了艰难的探索。1994年,国务院政策研究室、卫生部、农业部与世界卫生组织合作,在全国7个省14个县(市)开展"中国农村合作医疗制度改革"试点及跟踪研究工作,重点抓了开封、林州市的合作医疗,旨在为合作医疗立法提供理论依据。1997年1月,《中共中央、国务院关于卫生改革与发展的决定》明确提出积极稳妥地发展和完善合作医疗制度的任务,强调举办合作医疗,要在政府的组织领导下,坚持民办公助和自愿参加的原则。筹资以个人投入为主,集体扶持,政府适当支持。要因地制宜地确定合作方式、筹资标准、报销比例,逐步提高保障水平。要加强合作医疗的科学管理和民主监督,使农民真正受益。力争到2000年在农村多数地区建立起各种形式的合作医疗制度,并逐步提高社会化程度,有条件的地方可以逐步向社会医疗保险过渡。为贯彻上述决定,卫生部等部门于1997年3月份向国务院提交了《关于发展和完善农村合作医疗的若干意见》,并得到国务院批复。之后,重建农村合作医疗制度的努力达到高潮,不少农村地区纷纷根据当地的经济水平、医疗条件和群众意愿,因地制宜地建立合作医疗、合作医疗保险和城乡医疗保险一体化以及针对贫困地区、贫困人群的卫生扶贫等多种形式的集资医疗保障制度。

与此同时,除了各地政府积极探索建立医疗救助制度外,国内外机构和国际组织也开展了大量活动,其中影响最大的就是"卫生Ⅵ"项目、秦巴卫生子项目和"卫生Ⅷ"项目。虽然部分地区开展了贫困人口医疗救助实践,但全国范围的医疗救助政策、实施方法和管理机制还没有形成。

(四) 2002—2012 年 (社会转型调整期)

尽管各级政府为农村合作医疗的恢复和发展做出了很大努力,各地创造出了多种多样的保障形式,但是,由于政策缺乏连贯性和稳定性,同时缺乏资金来源,其成效不大,且制度设计存在缺陷,导致总体进展缓慢,广大农民群众对医疗保健的需求仍难以得到满足。2000 年的全国卫生服务调查显示:我国农民 2 周内患病却未就诊的比率达到 46%,因病未住院的比率超过 30.3%,而有的农民采取自我治疗或干脆放弃治疗的方式。市场经济的不断完善,在实现国民经济收入不断增长和人民物质文化水平不断提高的同时,也加剧了城乡二元结构的不平等,城乡居民健康水平差距逐渐拉大。为了缓解日趋严重的城乡差距,让农村居民的健康需求得到满足,2002 年 2 月,中国初级卫生保健基金会联合中国红十字基金会在中共中央统战部、农工民主党中央、卫生部、文化部、国家食品药品监督管理局、国家邮政局等党政部门的支持下,推出了为期十年的大型公益活动——"中国健康扶贫工程"。同年 10 月颁布的《中共中央国务院关于进一步加强农村卫生工作的决定》中明确提出:要逐步建立以大病统筹为主的新型农村合作医疗制度,到 2010 年,新型农村合作医疗制度要基本覆盖农村居民。

同一时期,医疗救助工作同步开展。为保障农村医疗救助基金运行安全,2003 年卫生部、财政部和民政部联合下发《关于实施农村医疗救助的意见》,此后全面推进农村医疗救助工作。按照政策规定,农村医疗救助对象主要包括五保户、贫困家庭人口以及地方政府规定的符合条件的农村贫困居民。救助模式大体分为两种:其一,在开展新农合的地区,救助对象缴纳个人应承担的部分或全部费用,使之能参保,享受新农合待遇;对因患大病并且经新农合补贴后仍需承担高额医疗费用,从而影响家庭基本生活的,再给予适当的经济补贴;其二,在没有开展新农合的区域,救助那些因患大病而无力负担医疗费用的贫困农村居民。为保障农村医疗救助基金运行安全,2004 年财政部、民政部颁布了《农村医疗救助基金管理试行办法》,对基金使用、筹资和管理进行了明确规定。同时,为解决城市贫困群众就医问题,2005 年 3 月,国务院办公厅转发了《关于建立城市医疗救助制度试点工作的意见》,随后各地根据中央精神建立起了相应的城市医疗救助制度。至此,国家层面的医疗救助机制正式建立,此后医疗救助制度被纳入整个社会建设规划中,从此进入了快速化、规范化建设阶段。

2009 年,为贯彻落实《中共中央国务院关于深化医药卫生体制改革的意见》和《国务院关于印发医药卫生体制改革近期重点实施方案(2009－2011 年)的通知》的精神,民政部等四部委印发《关于进一步完善城乡医疗救助制度的意见》,进一步完善城乡医疗救助制度,保障贫困群众的基本医疗服务需求得到满足。

(五) 2012 年至今(脱贫攻坚新时期)

2012 年,民政部等四部门联合发布了《关于开展重特大疾病医疗救助试点工作的意见》,在全国确定了 273 个试点地区,探索建立重特大疾病医疗救助制度。截至 2014 年底,中国仍有 7000 多万农村贫困人口。

2015 年政府工作报告中再次明确强调:加强重特大疾病医疗救助,全面实施临时救助制度,让遇到急难特困的群众求助有门、受助及时。城乡居民大病保险试点扩大到所有省份,疾病应急救助制度基本建立,全民医保覆盖面超过 95％。同年 4 月,国务院办公厅转发民政部等五部门制定的《关于进一步完善医疗救助制度全面开展重特大疾病医疗救助工作的意见》（以下简称《意见》），对大病医疗救助的对象范围、救助标准等做出原则性规定，并提出全面开展重特大疾病医疗救助工作，进一步细化实化政策措施。《意见》出台后，全国共有 29 个省（市、自治区）全面开展了大病医疗救助工作，在不同程度上细化了大病医疗救助的相关政策和具体措施。2015 年 11 月 27 日至 28 日，中国中央扶贫开发工作会议在北京召开，释放减贫新信号，国家主席习近平同志在会上强调，消除贫困、改善民生，逐步实现共同富裕，是社会主义的本质要求，是中国共产党的重要使命。全面建成小康社会，是中国共产党对中国人民的庄严承诺。要开展医疗保险和医疗救助脱贫工作，实施健康扶贫工程，保障贫困人口享有基本医疗卫生服务，努力防止因病致贫、因病返贫。2016 年 6 月，以卫生计生部门牵头的 15 部门联合发布了《关于实施健康扶贫工程的指导意见》，全面推进和落实健康扶贫工作，随后各省市纷纷出台了各自的实施方案。

党的十八大以来，我国政府组织实施健康扶贫工程，围绕让贫困人口"看得起病、看得好病、方便看病、少生病"，采取超常规举措，精准识别、精准施策，取得积极进展，并启动实施"健康扶贫工程'三个一批'行动计划"，对全国 700 多万患病贫困群众组织开展分类救治工作，截至 2016 年已经分类救治贫困患者 200 多万人。实施城乡居民基本医保、大病保险政策，实行县域内住院先诊疗后付费和"一站式"即时结算，患者只需在出院时支付自付医疗费用。

二、中国健康扶贫政策实施效果分析

因病致贫、因病返贫是最为突出的致贫因素。数据显示，截至 2015 年底，我国农村贫困人口中因病致贫、因病返贫占比达到 44.1%。2016 年，我国启动健康扶贫工程，提出到 2020 年，贫困地区人人享有基本医疗卫生服务,农村贫困人口大病得到及时有效救治保障,服务能力和可及性显著提升。按照"大病集中救治一批、慢性病签约服务管理一批、重病兜底保障一批"的工作思路,我国积极推进健康扶贫工作,通过提高医疗保障水平、实施疾病分类救治、提升贫困地区医疗卫生服务能力、加强公共卫生和疾病防控等举措,努力让贫困人口"看得起病、看得好病、看得上病、少生病",逐步减轻贫困人口的就医负担。截至2017年年底,在国务院扶贫办建档立卡的贫困人口981万户、2856万人,已脱贫571万户、1730万人,脱贫率达到58.2%,因病致贫、返贫脱贫进度与整体情况基本一致。从目前的情况来看,贫困人口分布集中在中部地区,特别是湖南、湖北、河南三省,因病致贫、因病返贫的贫困人口远高于其他省份。《中国健康扶贫发展研究报告》显示,目前我国共建档因病致贫、因病返贫人口775万户、1996万人。累计核实贫困患者849万人,其中贫困患者超过60万人口的省份有安徽省、湖北省、湖南省和云南省,大病患者196万人、慢性病患者608万人、重病患者47万人,已有95%的患者接受入院治疗或签约服务。2017年全国共救治贫困患者495.6万人,共消耗医疗费用333.5亿元,是2016年的1.77倍,贫困患者人均医疗费用6729元,实际报销比例为84.2%,远高于全国平均报销比例,人均自付医疗费用和人均年自付比例均较2016年有所下降,其中人均自付医疗费用减少2510元,人均自付比例为15.8%,较2016年下降26.6%。在贫困政策执行满意情况调查中,贫困患者普遍感到满意,满意度高达83.9%。

(一)总体工作开展情况及成效

为了让贫困人口看得好病,我国对大病患者实施集中救治,针对大病、慢性病、重病患者实施分类救治,首批遴选了费用负担重、诊疗效果明确的儿童白血病、儿童先天性心脏病、终末期肾病等 9 种大病,已经救治 11.5 万人。在分类救治的 360 万大病和慢性病贫困患者中,14.4 万人已治愈,73.5 万人病情好转,38 万人病情稳定转入长期康复治疗。累计救治各类患者 900 万人,大病专项救治病种范围也扩大到 21 个病种。

通过加强现有医保制度综合保障,采取特殊保障措施,努力让农村贫困人口"看得起病",因病致贫、因病返贫的贫困人口已经脱贫 581 万户(截至 2017 年)。各地积极探索贫困人口医疗兜底保障机制,实现县域内住院先诊疗后付费和"一站式"即时结算。通过基本医保和其他措施,多数省份将农村贫困人口医疗费用实际报销比例提高到 80%～90%。同时,各地纷纷开展贫困人口医疗救助和医疗保障政策的制定和落实工作,据统计分析,2017 年底共有 17 个省份出台贫困人口补充医疗保障政策,其中安徽省实现"三保障一兜底一补充",对农村建档立卡贫困人口实行综合医疗保障政策,即在提高基本医保、大病保险、医疗救助水平的基础上,实行"351"政府兜底保障和"180"补充医保。贫困人口在县域内、市级、省级医疗机构就诊,个人年度累计自付费用分别不超过 3000 元、5000 元和 1 万元,剩余合规医药费用全部由政府兜底;贫困慢性病患者 1 个年度内门诊医药费用,经基本医保等补偿后,剩余合规费用由补充医保再报销 80%。云南省建立了基本医保、大病保险、医疗救助、政府兜底"四重保障"体系。重庆设立了 4 亿健康扶贫医疗基金对大额自付医疗费进行特殊救助。

此外,加强基层医疗服务能力建设。一方面,通过加大财政扶持力度,加强基层特别是贫困地区医疗卫生服务设备升级,分析显示:2016 年至 2018 年 6 月,中央累计安排专项投资 706.4 亿元支持 5099 个医疗卫生服务项目建设,其中 618.2 亿元用于支持贫困地区所在省 4391

个医疗卫生基础设施项目建设。另一方面,健康扶贫工作变"输血"为"造血",引导优质医疗资源下沉,组织全国963家三级医院对832个贫困县1180家县级医院进行对口帮扶,通过建立医疗联合体、搭建互联互通的远程医疗网络、累计派出超过3万人次/年的城市三级医院医务人员到农村进行支援,以贫困县医院服务能力提升为目标,以重点专科建设和临床专业技术人才及医院管理人才队伍建设为重点,组建国家医疗队,定期赴贫困地区开展义诊和巡回医疗工作,全面提升高贫困地区医疗卫生服务能力和可及性。同时,加强订单式医学生培养,截至目前已累计为中西部地区农村乡镇卫生院定向培养5万名本科医学生。

(二)案例分析——云南省健康扶贫工作开展情况

云南省是全国脱贫攻坚的主要战场,是全国贫困县数量最多的省份,全省共有129个县,贫困县占了88个,其中73个国家级贫困县,14个集中连片特困区中云南省有4个。习近平总书记在云南考察时指出:用"四个全面"引领各项工作,加快贫困地区、民族地区经济社会发展,为到2020年如期实现全面建成小康社会奋斗目标加紧奋斗。云南脱贫攻坚不断深入,贫困人口逐年减少,因病致贫率却由2014年的10.10%、2015年的11.73%、2016年的18.91%,上升至2017年的20.61%。目前,经云南省卫健委核准确认因病致贫返贫28.8万户、111.7万人,全省建档立卡贫困人口患15种大病30344人。云南省委、省政府在实施脱贫攻坚战中,按照国家总体部署,出台健康扶贫专项政策,制定了《云南省健康扶贫行动计划(2016—2020年)》(以下简称《行动计划》),明确了云南省健康扶贫的方向和节奏,颁布了《云南省健康扶贫30条措施》,构建起政府统一指挥、健康扶贫办统筹协调、部门横向协作、系统纵向联动、东西部对口帮扶、全社会共同参与的健康扶贫有序格局。2017年,云南省通过健康扶贫实现脱贫4.3万户、17.6万人,县域内就诊率提高到83%。借助外力推动优质资源下沉、健康扶贫取得突破的同时,基层医疗卫生机构得到相应发展,自身"造血"功能和服务能力逐步提升,在健康扶贫工作中起到了桥头堡的作用。

为了解决因病致贫问题,秉持扶贫工作的精确性及可持续性,下面以云南省临沧市临翔区这一国家级贫困地区的医疗卫生服务体系改革为案例分析,在"以健康为中心,以预防为重点,建立全民健康保障体系"的大健康观引导下,了解云南省基层健康扶贫工作开展情况。

云南省处于古代南方丝绸之路要道,与缅甸、老挝和越南接壤,拥有面向"三亚"、肩挑"两洋"的独特区位优势。落实习总书记对云南的定位、做好云南省的脱贫工作对我国具有重要的战略意义。云南省临沧市集中了边远山区、革命老区、少数民族地区和边境地区等多种特殊区域特征,贫困面大,贫困程度深,脱贫攻坚任务很繁重。临沧市8个县(区)都属于集中连片特困地区滇西边境片区县(区),除耿马自治县外,其余7个县(区)均属国家扶贫开发工作重点县。8个县(区)中,按现有标准统计仍有建档立卡的贫困乡(镇)27个、贫困村241个,存在不同程度因灾、因病、因学等返贫情况。2015年底全市有农村扶贫对象20.1292万人,占云南省471万贫困人口的4.27%,农村扶贫对象人数居云南省第九位;贫困发生率为9.85%,居云南省第九位。这些人口主要分布在地处偏远、交通不便、生态失调、自然条件差、生产手段落后、粮食产量低、生活能源短缺的地方。城镇居民人均可支配收入和农村居民人均纯收入都低于全国平均水平。其贫困形势严峻,贫困维度复杂。为切实解决临翔区建档立卡贫困户因病致贫、因病返贫的问题,在区委、区政府的统一部署下,区卫健局联动区扶贫办、区人社局、区民政局、区财政局、区残联实施健康扶贫行动计划。根据临翔区卫健局精准扶贫工作方案结合帮扶对象的实际情况,落实"大病集中救治一批、慢性病签约服务管理一批、重病兜底保障一批"政策,推进"精准对接"健康医疗扶贫机制建设。利用商业健康保险保障机制,助力解决农村贫困人口因病致贫、因病返贫问题。调动区人民医院、区中医院和区妇幼保健院等机构充分发挥行业优势,大力推进卫生扶贫,积极实施精准式医疗救助,搭建分级诊疗和双向转诊的平台。使贫困户重病、大病第一时间得到转诊转院,简化了住院手续,建立起患者转诊的绿色通道。对贫困人口开展健康查体,为需要住院治疗的患者开通医疗扶贫绿色通道,免挂号费,免住院起付线,让贫困患者能够及时得到扶贫救助,让贫困群众真正享受到党和政府的关爱。各医疗机构积极参与精准扶贫、健康扶贫工作。区级医院共派出 50 车次、185 人次医技人员到平村、忙畔、章驮、南美、凤翔,配合卫生院、村卫生室进村开展体检工作,共为 2109 名建档立卡贫困人员开展健康体检服务。区人民医院投入资金 4 万多元,于 2017 年 5 月、6 月抽出 20 名医务人员、420 人次,参与健康扶贫因病致贫筛查工作。第一次筛查了 6699 户、26045 人,共筛查出因病致贫 2116 户、2388 人,第二次筛查了 3219 户,共筛查出因病致贫 1142 户、1411 人。积极落实健康扶贫"三个一批"行动计划和云南省健康扶贫 30 条措施。为使扶贫工作落到实处,区委政府投入资金 50 余万元,购置体检车一辆。乡镇卫生院、村卫生室标准化建设全部完成,每村至少配备 1 名村医;全面开展"家庭医生签约服务",重点人群签约率达 100%,累计为 3.65 万贫困人口开展家庭医生签约服务。全民健康建档率达 84.9%。贫困人口基本医保和大病保险参保率达 100%。同时引进社会力量参与,进村入户为贫困群众提供零距离服务,在一定程度上解决了群众因病致贫、因病返贫的问题。

三、中国健康扶贫政策存在的问题

卫生事业的发展离不开整体经济社会的发展,人民健康水平的提高为社会经济发展提供了良好的人力资本。国内专家曾测算健康投资对社会经济的乘数效应,认为政府对健康事业每投入 1 元,将会带来6.04 元 GDP 的增长。

在中国这个有着 14 亿多人口的发展中大国,全民健康是一个重大的民生问题,既是全面建成小康社会的核心目标之一,也是全面建成小康社会的重要保障和基石。2015 年 3 月两会期间,"健康中国"被首次写入政府工作报告,2015 年 10 月召开的十八届五中全会将"健康中国"写进全会公报,明确提出:推进健康中国建设,深化医药卫生体制改革,理顺药品价格,实行医疗、医保、医药联动,建立覆盖城乡的基本医疗卫生制度和现代医院管理制度,实施食品安全战略。

随后在 2016 年,在国家卫生计生委等部门联合发布的《关于实施健康扶贫工程的指导意见》等文件指导下,全国各地纷纷出台了各自的实施方案,以全面推进和落实健康扶贫工作,推进全民健康。

目前扶贫的基本思路是在基本医疗保险普惠政策基础上叠加特惠的制度安排,通过医保政策向贫困人口倾斜来提高贫困人口的保障水平。

(一)我国贫困人口健康问题

改革开放以来,我国医疗卫生事业快速发展,人民生活水平显著提高,但是贫困人口依然占较大比例。贫困人口由于经济或其他方面的原因,缺乏健康保障,健康问题日益突出,主要表现在以下几个方面。

1. 贫困人口基数大,收入低,就业状况不容乐观

国家统计局发布的统计数据显示,2017 年末我国尚有农村贫困人口 3046 万人,比上年末减少 1289 万人,贫困发生率 3.1%,比上年末下降 1.4 个百分点,较 2012 年下降 7.1 个百分点。2013 年《第五次国家卫生服务调查分析报告》显示,贫困人口的人均年收入远低于全人口水平,15 岁以上贫困人口无业或失业率为 29.4%,而全人口无业或失业率仅为 15.8%。

2. 卫生服务需求较高,卫生服务利用较低

第五次国家卫生服务调查结果显示,我国贫困人口的两周患病率、两周慢性病患病率均高于全人口水平;自评健康得分仅为 76.6 分,低于全人口水平(表 9-1),可能是受经济水平影响,其卫生服务需求无法得到充分满足。在卫生服务利用方面,贫困人口两周就诊率和因病住院率高于全人口,说明贫困人口患病人数较多;贫困人口需住院未住院比例远高于全人口水平,表明其卫生服务利用率较低。

表 9-1 我国贫困人口与全人口医疗卫生利用现状比较

	指标	单位	贫困人口	全人口
卫生服务需求	两周患病率	%	26.7	24.1
	两周慢性病患病率	%	28.7	24.5
	自评健康得分	分	76.6	80.9
卫生服务利用	两周就诊率	%	14.8	13.0
	因病住院率	%	8.4	7.9
	需住院未住院比例	%	22.4	17.1
医疗费用	次均住院费用	元	8340	9031
	次均自付费用	元	4003	4058
	自付比例	%	48.0	44.9
健康保障	医保参保率	%	93.5	95.1

（3）健康保障水平低下，医疗费用自付比例较高。由表 9-1 可见，我国贫困人口医疗保险参保率为 93.5％，低于全人口平均参保水平 1.6 个百分点，医疗费用自付比例为 48.0％，高于全人口水平 3.1 个百分点。贫困人口健康保障水平低下，加剧了医疗费用负担。

（4）因病致贫、因病返贫问题突出。根据 2016 年国务院扶贫办建档立卡统计显示，我国贫困户中，因病致贫、因病返贫贫困户占建档立卡贫困户总数的 42.2％，疾病灾难性支出发生率较高。

（二）我国健康扶贫体系存在的问题

1. 医疗保险保障水平较低

截至 2016 年，新农合制度已经覆盖了 99.4％ 以上的农村居民，城乡居民大病保险已全面实施，覆盖了约 10.5 亿居民。新农合和大病保险虽然在一定程度上减轻了居民的疾病经济负担，但保障水平有限，由于医疗费用快速上涨，居民疾病经济负担依然较重。另外，目前我国城乡医保正在逐步整合。笔者所在课题组调查发现，由于我国贫困人口大多集中在农村，城乡医保整合后如何提高农村贫困地区和贫困人口的医疗保障水平，保证卫生服务利用的公平性，亟待进一步研究。

2. 医疗救助制度尚不完善

正如前文所述，医疗救助作为改善贫困人群健康的重要手段，2015 年国务院办公厅转发民政部等五部门制定的《关于进一步完善医疗救助制度全面开展重特大疾病医疗救助工作的意见》，合并城乡医疗救助制度，并全面开展重特大疾病医疗救助工作，但是文件中也补充说明：由于我国地域辽阔，国情复杂，医疗救助的具体资助办法由县级以上地方人民政府根据本地经济社会发展水平和医疗救助资金筹集情况等因素研究制定。医疗救助工作处于没有全国范围统一政策指导的状态，导致救助对象与救助范围不明确,制度的落实与监管难度较大。另外,医疗救助制度的影响力与宣传力度不足,导致许多满足条件的贫困人口因对政策不了解而未得到救助。

3. 优质医疗资源分布不均衡

由于资源的有限性,优质医疗资源多集中于经济较发达的城市地区,而农村和偏远贫困地区的医疗卫生资源相对匮乏。新医改以来,我国加大了基层医疗卫生机构基础设施建设,开展了大型三级医院对口支援县级公立医院工作,县域内医疗机构得到了较大的发展。但由于其设备相对落后、人员素质较低、药品不足、医疗服务水平较低等原因,县域内大病医疗服务能力较低,以医疗机构现有的条件无法为县域居民提供便捷有效的高质量的医疗服务。县域内就诊率明显上升,但与改革目标仍有一定差距。同时,服务无法满足需求,导致患者无法及时、便捷地获取所需的医疗服务,只能舍近求远,到医疗资源相对丰富但距离较远的大医院就医。除去治疗本身所需的费用外,往返就医所消耗的人力、物力,无疑会加重患者个人及家庭的经济负担。

4. 公共卫生问题较为突出

近年来,我国全面实施重大公共卫生项目,加大贫困地区疾病预防控制工作力度,在贫困地区儿童营养改善、新生儿疾病筛查项目、先天性心脏病儿童免费救治等方面,取得了较好的成效。但是由于贫困地区卫生条件相对较差,贫困人口经济困难,定期体检率较低,地方病、传染病防治任务依然较重。同时,由于健康意识淡漠,缺乏基本的医学知识,存在着不良的卫生习惯,以及受某些不益于健康的习俗影响,在贫困地区,慢性病的患病知晓情况和治疗情况都远不及经济较发达的城市地区。慢性病患者逐年增多,根据国务院扶贫办建档立卡统计显示,患慢性病的贫困人口疾病负担较重。

四、中国健康扶贫政策建议与展望

目前贫困县卫生事业发展相对滞后,卫生资源相对不足,卫生服务能力不高,可及性较差,同时居民经济负担过重,服务利用流向不合理,卫生事业经费投入不足,负债严重,这些成为制约贫困地区卫生事业发展和群众脱贫致富的重要障碍。

(一)将健康融入所有政策,建立多层次的治理体系

杜克琳在《贫困人群医疗救助——理论、案例及其操作指南》中提出:可持续发展强调以人的全面发展为中心,把满足人全面发展的需要放到首位。人的全面发展包括人在生理、心理和社会适应等方面的发展。人口的发展不仅仅是在数量方面,更重要的是在质量方面,社会生产力的发展已由依靠劳动者数量的增加转变为依靠劳动者素质的提高。未来各国可持续发展的决定因素,归根结底是较高的国民综合素质,而国民综合素质由人的体力素质、智力素质、文化素质、道德素质等构成。提高国民素质,最基础和根本的是通过教育和医疗解决。应实施强有力的医疗救助制度,完善和落实新农合制度,对医疗大病保险和疾病应急救助进行制度补充,发展商业健康保险和慈善救助,实现有效对接的治理体系,以"建库立卡"为重点,进行分类和管理,确立农村分级诊疗模式,发挥基层医疗卫生机构作用。

(二)坚持政府主导的多元健康扶贫主体

扶贫工作是政府的责任与义务,国民健康更是拥有强大综合国力和可持续发展能力的前提和基础。因此,健康扶贫工作必须由政府牵头,才能取得良好的效果。一是明确政府的引导作用,建立多部门协作的扶贫体系。卫生部门、人社部门、民政部门为主要的扶贫政策制定主

体,进行顶层设计。不同政策制定主体之间,应进行良好的协同,做好政策之间的衔接,避免政策冲突。同时,政府应进行健康扶贫制度设计,建立完善的制度衔接机制,确保各项健康保障措施在保障对象、实施程序、标准、信息等方面进行有效的衔接,例如,明确基本医保、大病保险、医疗救助、大病医疗救助联动报销比例,降低大病患者实际自付费用等。初步形成贫困人口就医"接力"保障机制。二是加强各级医疗机构、公共卫生机构的执行力度。各类医疗机构作为扶贫政策的执行主体,是整个健康扶贫过程的关键环节,要加强监督与考核,切实保证政策落地。三是搭建政府救助资源、社会组织救助项目与贫困人口救治需求的信息平台,鼓励社会力量参与到健康扶贫工作中。药品生产供应企业、商业保险机构、国际和社会慈善组织等作为健康扶贫的补充主体,可以分担一部分社会责任,在国家财政有限的情况下,通过鼓励和支持社会力量参与到扶贫工作中来,有利于完善我国健康扶贫网络建设。

(三)实施健康扶贫工程的主要目标及建设路径

1.完善保障体系,让贫困人口看得起病

建立包括基本医保、大病保险、医疗救助、疾病应急救助的多路径健康保障体系,从多方面、多角度提高贫困地区和贫困人口的健康保障水平,切实降低贫困人口医疗自付费用和疾病经济负担。

充分提高医疗保险对贫困居民的健康保障水平。一方面,逐步扩大基本医疗保险的保障范围,并提升其保障水平,以适应社会经济的发展,满足居民的健康需要。在城乡居民医保整合以后,仍然需要对农村贫困地区和贫困人口进行倾斜,以保证健康保障的公平性。建立复合型付费方式,充分发挥各类医疗保险对医疗费用的控制作用。同时,将符合条件的残疾人医疗康复项目按规定纳入基本医疗保险支付范围，提高贫困残疾人医疗保障水平。另一方面，逐步降低大病保险起付线，提高大病保险报销比例，提升贫困人口受益水平。

进一步完善医疗救助制度和疾病应急救助，明确救助对象与支付政策。医疗救助制度可以与我国精准扶贫政策相结合，通过扶贫办建档立卡系统，将我国贫困人口全部纳入救助范围，以提高贫困人口的健康保障水平。同时，加大应急救助力度，鼓励社会公益慈善组织等社会力量参与救助工作，让因突发重大疾病暂时无法得到家庭支持、导致基本生活陷入困境的患者得到更加及时、充分的救助。

2. 强化医疗卫生体系，让贫困人口看得上且看得好病

加强医疗卫生和公共卫生体系建设，从疾病的预防、控制、诊断、治疗、康复的全过程进行系统建设与提升，才能从根本上解决贫困地区和贫困人口的健康问题，达到健康扶贫的目的。

在分级诊疗制度不断推进的前提下，优先推进贫困地区分级诊疗服务体系建设。开展贫困人口或家庭与基层医生团队签约服务，推进贫困地区县乡村一体化医联体/医共体建设。同时，开展疾病分类救治，对于能够一次性治愈的疾病，集中力量进行专项救治工作；对于需要住院维持的疾病，就近选择有能力的医疗机构开展治疗；对于需长期治疗的慢性病患者，由基层医疗卫生机构在上级医院指导下进行康复治疗和健康管理。

一是加强贫困地区医疗机构标准化建设，加大财政投入，完善基础设施建设，引进高水平人才，从而提升基本医疗卫生与公共卫生服务水平。二是通过对口支援和一对一帮扶工作，三级医院以组团式的帮扶方式提升贫困县县级医院的医疗服务能力。三是通过标准化建设，推动医疗服务同质化，提高贫困地区县乡村医疗卫生机构的诊疗能力和

卫生服务提供能力。四是完善贫困人口建档工作,核实核准贫困人口
中因病致贫、因病返贫的具体情况,实现健康精准扶贫和动态管理。

3. 加强预防保健和公共卫生工作,让贫困人口少生病

通过环境整治、健康促进和健康教育工作,防治结合,引导重点人
群改变不良生活习惯,形成健康生活方式,提高贫困地区整体健康水
平。同时,加强贫困地区公共卫生服务网络建设,使每个贫困地区达到
"三个一"目标,即每个县至少有1所县级公立医院,每个乡镇建设1所
标准化的乡镇卫生院,每个行政村有1个卫生室。应提高贫困人口公
共卫生服务水平,加大贫困地区传染病、地方病、慢性病防控及母婴保
健力度等。

参考文献

[1] 顾雪菲,向国春,李婷婷,等.按病种实施精准健康扶贫的可行性
    探讨——以结核病医保政策为例[J].中国医疗保险,2016(11):
    17-20.

[2] 韩雷亚,张振忠.对贫困人口实施医疗救助[J].中国卫生经济,
    1999,18(11):25-32.

[3] 孟庆国,胡鞍钢.消除健康贫困应成为农村卫生改革与发展的优
    先战略[J].中国卫生资源,2000,3(6):245-249.

[4] 方鹏骞,苏敏.论我国健康扶贫的关键问题与体系构建[J].中国
    卫生政策研究,2017,10(6):60-63.

[5] 多吉才让.中国最低生活保障制度研究与实践[M].北京:人民出
    版社,2001.

[6] 刘喜堂.建国60年来我国社会救助发展历程与制度变迁[J].华
    中师范大学学报(人文社会科学版),2010,49(4):19-26.

[7] 时正新.中国的医疗救助及其发展对策[J].国际医疗卫生导报，2002(11):5-11.

[8] 陈安平.收入高会更健康吗？——来自中国的新证据[J].财贸经济,2011(1):26-33.

[9] 付建华,张萍,徐平,等.试论优化我国医疗资源配置:从门诊空间再布局入手规制[J].中国卫生经济,2013,32(5):27-29.

[10] 应争先,郑海埃,杨泉森,等.对城市大型医院优质医疗资源下沉若干问题的思考[J].中国医院管理,2013,33(6):1-3.

[11] 闵锐,苏敏,方鹏骞.对贫困地区贫困人口慢性病管理的思考[J].中华医院管理杂志,2017,33(3):182-184.

[12] 杜克琳,张开宁.贫困人群医疗救助——理论、案例及其操作指南[M].北京:人民卫生出版社,2002.

[13] 王培安.全面实施健康扶贫工程[J].行政管理改革,2016(4):36-41.

第十章

中国健康政策实践与创新典型案例分析

随着我国经济、政治和社会的不断发展和社会的进步,人民的生活水平不断提升,人们对健康的需求也日益增多。由于"全球健康"战略的推进,健康已经成为各国关注的焦点。2008年,为积极应对我国主要健康问题和挑战,推动卫生事业全面协调可持续发展,在科学总结新中国成立近60年来我国卫生改革发展历史经验的基础上,卫生部启动了"健康中国2020"战略研究,提出到2020年,主要健康指标基本达到中等发达国家水平。2015年10月,十八届五中全会首次提出推进健康中国建设,"健康中国"上升为国家战略。2016年8月26日,中共中央政治局会议审议通过"健康中国2030"规划纲要,并强调"健康中国2030"规划纲要是今后15年推进健康中国建设的行动纲领。2016年10月我国颁布了《"健康中国2030"规划纲要》,将"共建共享、全民健康"作为建设健康中国的战略主题,核心是以人民健康为中心,坚持以基层为重点,以改革创新为动力,预防为主,中西医并重,把健康融入所有政策,人民共建共享的卫生与健康工作方针。编制和实施《"健康中国2030"规划纲要》是贯彻落实党的十八届五中全会精神、保障人民健康的重大举措,这也是我国当前实施的健康政策。2017年10月18日,习近平同志在十九大报告中指出,为了完善国民健康政策,为人民群众提供全方位全周期健康服务,要坚决实施健康中国战略。

本章将梳理和论述我国从2015年开始的健康政策的实践和创新。

一、中国公立医院政策实践与创新典型案例

(一)中国公立医院改革的相关政策

2015年5月8日发布的《国务院办公厅关于全面推开县级公立医院综合改革的实施意见》提到,要明确县级公立医院功能定位、床位规

模、建设标准和设备配置标准,落实支持和引导社会资本办医政策,建立统一高效、权责一致的政府办医体制,落实县级公立医院独立法人地位和经营管理自主权,建立科学的县级公立医院绩效考核制度,健全县级公立医院内部管理制度,破除以药补医机制,理顺医疗服务价格,降低药品和高值医用耗材费用,加强药品配送管理,深化医保支付方式改革,总结推广支付方式改革经验,充分发挥各类医疗保险对医疗服务行为和费用的调控引导与监督制约作用,完善编制管理办法,改革人事制度,合理确定医务人员薪酬水平,完善医务人员评价制度,加强县级公立医院能力建设,加强信息化建设,推动医疗资源集约化配置,建立上下联动的分工协作机制,推动建立分级诊疗制度,强化卫生计生行政部门(含中医药管理部门)医疗服务监管职能,强化对医务人员执业行为的监管,严格控制医药费用不合理增长。

2015 年 5 月 17 日,发布的《国务院办公厅关于城市公立医院综合改革试点的指导意见》提出要改革公立医院管理体制,建立高效的政府办医体制,落实公立医院自主权,建立以公益性为导向的考核评价机制,强化公立医院精细化管理,完善多方监管机制,破除以药补医机制,降低药品和医用耗材费用,理顺医疗服务价格,深化医保支付方式改革,逐步提高保障绩效,深化编制人事制度改革,合理确定医务人员薪酬水平,强化医务人员绩效考核等。

2017 年 1 月 23 日国家卫生计生委发布了《关于开展医疗联合体建设试点工作的指导意见》,提出要根据区域卫生规划、医疗机构设置规划有关要求,结合区域内医疗资源结构与布局、人民群众医疗服务需求,充分考虑医疗机构地域分布、功能定位、服务能力、业务关系、合作意愿等因素,分区域分层次就近组建医联体,并以医联体为载体推进分级诊疗,科学实施双向转诊,形成诊疗-康复-长期护理连续服务模式,落实医疗机构功能定位,提升基层医疗服务能力,加强区域信息化建设,实现区域资源共享。

2017 年 4 月 26 日,国务院办公厅发布了《关于推进医疗联合体建设和发展的指导意见》,提出要逐步形成多种形式的医联体组织模式,完善医联体内部分工协作机制,落实医疗机构功能定位,扎实推进家庭医生签约服务,为患者提供连续性诊疗服务,促进医联体内部优质医疗资源上下贯通。

2018 年 10 月 26 日,国家卫生健康委办公厅发布了《关于公立医院开展网络支付业务的指导意见》,提出要构建科学规范的网络支付管理运行机制,严格账户和资金管理,规范对账和结算管理制度,强化退费管理制度,建立档案管理制度,完善信息系统管理制度,健全内部控制制度,周密做好网络支付业务开展前的评估论证,并加强业务指导和监督管理。

(二)中国公立医院改革与创新的典型案例

1. 公立医院托管的创新模式

2015 年 5 月 15 日,北京儿童医院与保定市卫生和计划生育委员会签订协议,对保定市儿童医院进行整体托管,保定市儿童医院增挂"北京儿童医院保定医院"牌子。委托管理期十年,在第一阶段"初见成效"。2016 年、2017 年两年,保定市儿童医院的门急诊总量都以 35%左右的幅度增长,2017 年实施的手术量更同比增长了 50%。

2018 年 12 月 24 日,延安市委、市政府与北京大学第三医院的托管协议开始实质性运行,托管后的延安市中医医院(北医三院延安分院)将以"突出中医,发展西医,中西并重"的思路,通过 5 年的帮建,将医院打造成国内一流、具有中医特色的现代化三级甲等综合医院,为延安人民及周边地区群众提供更加优质、高效的医疗服务,为健康延安保驾护航。

作为优质医疗资源高度集中的区域,北京同样存在医疗机构发展不均衡的问题,同城公立医院托管模式应运而生。北京大学第三医院托管了海淀医院,首都医科大学附属北京友谊医院托管了通州区新华医院,北京中医医院托管了顺义区中医医院,北京儿童医院也于2015年3月托管了顺义区妇幼保健院。

2．破除以药补医的创新模式

（1）河北实践

2018年以来,河北省持续深化公立医院综合改革,巩固破除以药补医成果,同时加快医联体建设推进步伐,让民众看病就医更方便、更省钱。改革以来,河北省公立医院收入结构明显优化,与2017年同期相比,全省公立医院药占比从38.73％降到34.59％,降幅超过4个百分点,医疗服务收入占比则从23.29％提高到25.79％,提高了2.5个百分点,医务人员技术劳务价值进一步体现。

此外,公立医院运行效率有所改善,诊疗人次稳中有升,医疗费用不合理增长势头得到控制。2017年9月至2018年8月,全省公立医院门急诊人次超11882万,增幅8.53％,全省住院人次824.76万,增幅4.86％,更多的患者得到有效诊治。全省医疗费用增幅控制在10％左右。

同时,河北加快医联体建设推进步伐,落实各级各类医疗卫生机构功能定位,推动机构间协作联动,促进优质医疗资源下沉。该省共组建各种模式医联体241个,其中,城市医疗集团78个,城乡医联体11个,县域医共体81个,专科联盟53个,远程医疗协作网18个。

河北省还制定了《河北省医疗联合体综合绩效考核工作方案（试行）》,建立指标体系,在邯郸等3个市和石家庄赞皇等11个县试点的基础上,全面推进以城市医疗集团和县域医共体为重点的紧密型医联体建设,有效推动了医疗卫生重心下移和优质医疗资源下沉,促进了从以疾病为中心向以健康为中心转变,逐渐形成了有序的分级诊疗就医格局。

(2)清远实践

2017 年 6 月 26 日,清远市人民政府办公室发布了《清远市城市公立医院综合改革实施方案》,清远市人民医院、市中医院、市妇幼保健院、市第三人民医院、市慢性病防治医院、清城区区人民医院及清新区人民医院 7 家城市公立医院进行综合改革,全面破除以药补医机制,医疗服务价格逐步理顺,医药费用不合理增长得到有效控制,卫生总费用增幅与本地区生产总值增幅相协调。城市公立医院全面取消药品加成(中药饮片除外),破除以药补医机制。《清远市城市公立医院综合改革实施方案》指出,力争到 2017 年底城市公立医院药占比(不含中药饮片)总体降到 30%以下;医用耗材收入占比二级医院控制在 5%左右,三级医院控制在 10%左右;百元医疗收入(不含药品收入)中消耗的卫生材料降到 20 元以下。

按照"总量控制、结构调整、有升有降、逐步到位"的原则,清远在降低药品、医用耗材费用和取消药品加成的同时,降低大型医用设备检查治疗和检验项目价格,合理调整提升体现医务人员技术劳务价值的医疗服务价格,特别是诊疗、手术、护理、床位、中医等服务项目价格。逐步理顺医疗服务项目的比价关系,建立起以成本和收入结构变化为基础的价格动态调整机制。

3. 建立"家庭医生＋健康保险"的创新制度

2018 年 1 月 19 日,由广东省家庭医生协会主办,复星联合健康保险股份有限公司、易安财产保险股份有限公司、华海财产保险股份有限公司协办,以"'家庭医生＋健康保险',创新家庭医生签约模式"为主题的新闻发布会在梅州举行。在会上,广东省家庭医生协会宣布,将联合有关保险公司,推出"家庭医生＋健康保险"的家庭医生服务模式,服务人民群众,助力家庭医生签约式服务。

广东省家庭医生协会经深入探索论证,将联合有关保险公司推出"家庭医生＋健康保险"的家庭医生签约式服务模式,从保障居民健康、减少居民医疗支出的角度,为推动家庭医生签约式服务的落实,探索新路径。在创新的服务模式中,家庭医生主要完成以下五大职能:一是常见病多发病治疗;二是慢性病管理;三是日常健康管理;四是家庭病床;五是转诊服务。有了家庭医生这个老百姓健康"守门人",保险公司可以对投保人实现健康管理和疾病治疗的干预,改善投保人的健康状况,同时,也可有效减少医疗理赔费用支出,实现商业健康保险的良性发展。另外,居民健康状况改善,疾病治疗费用降低,也可减少基本医疗保险资金支出,不仅可以有效防止因病致贫、因病返贫的问题,还可以助力国家建立起一个强大的基础医疗服务体系。

当前,我国医药卫生事业面临人口老龄化、城镇化和慢性病高发等诸多挑战,以医院和疾病为中心的医疗卫生服务模式难以满足群众对长期、连续健康照顾的需求。实践证明,家庭医生签约式服务是保障和维护人民群众健康的重要途径,是方便群众看病就医的重要举措。截至 2017 年 11 月底,全国已有 95％以上的城市开展了家庭医生签约式服务工作,人群覆盖率已超过 35％,重点人群覆盖率超过 65％。尽管如此,我国家庭医生签约式服务工作仍处于起步阶段,居民认可程度较低,基层服务供给能力较为匮乏,致使家庭医生签约服务大多"签约易"而"履约难"。

4. 组建医联体的创新模式

山西省的县域一体化医疗改革、县级医疗集团的建设已经走在了全国前列,实现了行政、人员、资金、业务、绩效和药械的"六统一"管理及医疗质量的同质化,为推进分级诊疗、破解老百姓看病就医难题贡献了"山西经验",但城市医联体的建设尚处于起步阶段,缺乏可资借鉴的经验。山西医科大学第一医院对万柏林区医疗集团中心医院进行全面托管,组建城区医共体,形成了省市区村一体化、四级联动的医疗卫生服务体系,提升了万柏林区区域医疗服务能力,开启了探索城市医联体建设的新实践。

2018年12月,山西医科大学第一医院万柏林分院正式挂牌运营,分院院领导正式任命。万柏林分院的成立是在十九大实施大健康战略的背景下,积极探索医疗联合体建设的创新实践,可以促进分级诊疗制度的落地生根,使得优势资源得到共享,带动区域医疗卫生服务能力的提升,符合我国深化医改的要求。山西医科大学第一医院开拓了城市医联体模式的城区区域一体化医疗改革的新路径,是城市医联体建设的创新实践。

这次对万柏林区医疗集团中心医院的托管,为探索城市医联体建设提供了良好的实践平台。山西医科大学第一医院万柏林分院的成立不是一个简单的托管问题,而是要在城市医联体建设上为全省探索道路、提供经验。

二、中国医保政策实践与创新典型案例

(一)中国医保的相关政策

1. 医保制度的相关政策

2016年1月发布的《国务院关于整合城乡居民基本医疗保险制度的意见》提出了"六统一"要求,即统一覆盖范围、统一筹资政策、统一

保障待遇、统一医保目录、统一定点管理、统一基金管理,还要理顺管理体制,整合经办机构,创新经办管理,提高统筹层次,完善信息系统,完善支付方式,加强医疗服务监管。

2016 年 12 月国家卫计委办公厅发布了《关于开展全国新农合基金监管专项督查工作的通知》,提出要通报典型违规案例,开展督查,保障基金安全。

2017 年 2 月国家卫计委办公厅发布了《关于开展新型农村合作医疗异地就医联网结报专项督查工作的通知》,提出要以信息系统建设、结算机制为重点,查漏补缺,夯实基础,确保省内异地就医结算全面推开,跨省份就医结算试点顺利开展。

2017 年 4 月,国家卫计委和财政部联合发布《关于做好 2017 年新型农村合作医疗工作的通知》,提出要提高筹资标准,提升保障绩效,完善大病保险政策,深化支付方式改革,加快异地就医联网结报,推进制度整合,保障基金安全。

2017 年 5 月国家卫计委和财政部发布了《关于新型农村合作医疗异地就医联网结报的补充通知》,提出将新农合异地就医结算资金纳入社会保障基金财政专户管理,做好异地就医结算资金的归集,规范异地就医结算资金支付流程,规范异地就医结算财务管理。

2018 年 7 月,国家医疗保障局会同财政部、人社部、卫健委联合发布了《关于做好 2018 年城乡居民基本医疗保险工作的通知》,提出要提高 2018 年城乡居民医保各级补助标准,人均新增 40 元,其中一半(20 元)用于大病保险。文件还提出,2019 年全国范围内统一的城乡居民医保制度全面启动实施。

2. "三医联动"的相关政策

除了建立统一的城乡居民基本医疗保险制度外,探索医保在医改中的基础作用,推动医疗、医保、医药"三医联动"也是制定医保政策的重点方向之一。

2016年6月,人社部印发《关于积极推动医疗、医保、医药联动改革的指导意见》,要求加快推进医保统筹,发挥医保的基础性作用,继续深化医保支付方式改革,加大医保管理体制创新。

2016年9月,人社部发布了《关于深入学习贯彻全国卫生与健康大会精神的通知》,提出:加快推动城乡基本医保整合;健全医保支付机制;健全医保筹资和待遇调整机制;完善城乡居民大病保险制度;确保完成基本医保全国联网和异地就医直接结算;健全医保经办机制;加快建立符合医疗行业特点的人事薪酬制度,调动医务人员积极性创造性;创新医疗行业专业技术人才评价;扎实推进医疗、医保、医药"三医联动"改革。

2016年11月,《国务院深化医药卫生体制改革领导小组关于进一步推广深化医药卫生体制改革经验的若干意见》提出要加强医保经办管理职能,整合城乡居民基本医疗保险制度,实现"六统一",进一步发挥医保对医疗费用不合理增长的控制作用,全面推进支付方式改革,创新基本医保经办服务模式。

2018年8月,国务院办公厅发布了《关于印发深化医药卫生体制改革2018年下半年重点工作任务的通知》,就坚持医疗、医保、医药三医联动,聚焦解决"看病难、看病贵"等重点难点问题,从七大方面提出了50项工作任务。

3. 医保报销目录的调整政策

医保报销目录调整同样是医保政策的重点,2016年9月,人社部印发《2016年国家基本医疗保险、工伤保险和生育保险药品目录调整工作方案(征求意见稿)》,是2009年版医保报销目录之后启动的新一轮调整。

2017 年 2 月人社部发布《国家基本医疗保险、工伤保险和生育保险药品目录(2017 年版)》,这次调整与上一次时隔 8 年,增补数量略超预期,尤其是中成药,同时执行速度超预期,与招标周期完美契合;重大疾病、创新药医保谈判机制实质推进,拟谈判品种紧随其后,儿童药和民族药被重点扶持。

4. 医保药品采购的相关政策

2015 年 2 月,国务院办公厅印发《关于完善公立医院药品集中采购工作的指导意见》,这是深化医药卫生体制改革的一项重大举措。这项文件提出对部分专利药品、独家生产药品,建立公开透明、多方参与的价格谈判机制,谈判结果在国家药品供应保障综合管理信息平台上公布,医院按谈判结果采购药品。

2015 年 4 月,第十二届全国人民代表大会常务委员会第十四次会议修订了《中华人民共和国药品管理法》,取消了多数药品的价格限制,为药价市场化改革铺路。

2015 年 5 月,国家发改委发布了《关于印发推进药品价格改革意见的通知》,从 2015 年 6 月 1 日起取消绝大部分药品(麻醉、第一类精神药品除外)政府定价,不再实行最高零售限价管理,按照分类管理原则,通过不同的方式由市场形成价格。

2015 年 5 月,国家发改委发布了《关于公布废止药品价格文件的通知》《关于加强药品市场价格行为监管的通知》,提出要公布废止 166 份药品价格文件目录,明确了药品价格违法行为的表现形式,建立了全方位、多层次的价格监督机制,要求各地价格主管部门开展有针对性的药品价格重点检查,涉及药品生产经营企业的严重违法行为,要根据相关规定列入药品集中采购不良记录,取消企业产品入围资格,两年内不接受该企业任何产品集中采购申请。

2015 年 10 月，国家发改委发布了《中央定价目录》，提出只保留了麻醉药品和第一类精神药品的定价权力，其他药品的定价全部归还市场，公民临床用血血站供应价格的定价权力将回归中央政府。

2016 年 5 月，国家卫计委办公厅发布了《关于公布国家药品价格谈判结果的通知》，公布了首批 3 个国家药品价格谈判结果。

2016 年 5 月，国家卫计委等 7 部门发布了《关于做好国家谈判药品集中采购的通知》，提出实行集中挂网采购，完善配送结算服务（医疗机构从药品交货验收合格到付款的时间不得超过 30 天），开展临床综合评价，完善医保支付范围管理办法，做好国家药品谈判试点与医保支付政策衔接。

2016 年 5 月，国家发改委发布了《关于在全国开展药品价格专项检查的通知》，提出将从当年 6 月 1 日开始在全国范围内开展药品价格专项检查工作，重点检查价格出现异常波动的原料药、药品品种。

2016 年 9 月，国家人社部发布了《2016 年国家基本医疗保险、工伤保险和生育保险药品目录调整工作方案（征求意见稿）》，提出要在 2017 年上半年完成谈判药品遴选。

2016 年 10 月，国家卫计委办公厅、财政部办公厅发布了《关于做好国家谈判药品和与新型农村合作医疗报销政策衔接的通知》，提出要在 2016 年 10 月底前力争国家将谈判药品纳入新农合报销目录。

2016 年 11 月，国家卫计委发布了《各地将谈判药品纳入各类医保合规费用范围的进展情况》，提出有 20 个省份将谈判药品纳入各类医保合规费用范围，此外，谈判结果公布前，已有 7 个省份将谈判药品纳入各类医保合规费用范围。

2017 年 7 月，国家人社部发布了《关于将 36 种药品纳入国家基本

医疗保险、工伤保险和生育保险药品目录乙类范围的通知》,提出 44 个
谈判品种中,36 个药品纳入医保,包括 31 个西药和 5 个中成药。

2018 年 4 月,国务院发布了《关于改革完善仿制药供应保障及使
用政策的意见》,提出要发挥基本医疗保险的激励作用,加快制定医保
药品支付标准,与原研药质量和疗效一致的仿制药、原研药按相同标准
支付,持续推进药品价格改革,完善主要由市场形成药品价格的机制,
做好与药品采购、医保支付等改革政策的衔接。

2018 年 10 月,医保局发布了《关于将 17 种抗癌药纳入国家基本
医疗保险、工伤保险和生育保险药品目录乙类范围的通知》,公布了 17
种药品价格谈判的结果。

另外,为了实现药价明显降低,我国已开展国家药品集中采购试
点,2018 年 10 月 15 日,经国家医保局同意,《4＋7 城市药品集中采购
文件》在上海药事所网站正式发布,公布了 31 个品种;11 月 21 日,上
海发布《4＋7 城市药品集中采购上海地区补充文件》,对上海地区集中
采购方案进行了细化规定;12 月 6 日,相关药企进行报价和谈判;12 月
7 日公布采购结果,31 个品种中 25 个品种中选;降价幅度在 5%～
96%,平均降幅达 52%。

5. 医保支付制度的相关政策

2015 年 10 月,国家卫计委、国家发展改革委、财政部、人力资源社
会保障部和国家中医药管理局制定并联合印发了《关于控制公立医院
医疗费用不合理增长的若干意见》,以推进医保支付方式改革:逐步减
少按项目付费,建立以按病种付费为主,按人头、按服务单元等复合型
付费方式,鼓励推行 DRGs 付费方式。

2016 年 1 月,国家发改委发布了《关于推进按病种收费工作的通
知》,提出进一步扩大按病种收费的病种数量,城市公立医院综合改革

试点地区 2017 年底前实行按病种收费的病种不少于 100 个。

2016 年 12 月,国家卫计委办公厅发布了《关于实施有关病种临床路径的通知》,公布了 1010 个临床路径,推进临床路径管理与支付方式改革相结合。

2017 年 2 月,国家财政部、人社部和卫计委联合发布了《关于加强基本医疗保险基金预算管理发挥医疗保险基金控费作用的意见》,提出要全面改革支付方式,充分发挥基本医疗保险激励约束和控制医疗费用不合理增长作用,促进医疗机构和医务人员主动控制成本和费用,从源头上减轻参保人员医药费用负担。

2017 年 4 月,国家人社部发布了《关于做好 2017 年城镇居民基本医疗保险工作的通知》,提出要提高筹资标准、加快推进整合、完善大病保险,强化管理监控,全面深化付费方式改革和推行医疗保险智能监控,以付费总额控制为基础,推行按病种、按人头等多种方式相结合的复合付费方式。

2017 年 5 月,国家卫计委办公厅发布了《关于实施有关病种临床路径的通知》,公布了 23 个专业 202 个病种的临床路径。

2017 年 6 月,国务院发布了《关于进一步深化基本医疗保险支付方式改革的指导意见》,从 2017 年起全面推行以按病种付费为主的多元复合式医保支付方式,2020 年全国范围内普遍实施适应不同疾病、不同服务特点的多元复合式医保支付方式,按项目付费占比明显下降。国家选择部分地区开展按疾病诊断相关分组(DRGs)付费试点,鼓励各地完善按人头、按床日等多种付费方式,利用医保杠杆提高基金使用效率、控制医疗费用不合理上涨。

2018 年 2 月,国家人社部发布了《关于发布医疗保险按病种付费病种推荐目录的通知》,提出为贯彻落实《国务院办公厅关于进一步深化基本医疗保险支付方式改革的指导意见》,公布《医疗保险按病种付费病种推荐目录》,共包含 130 个病种。

2018 年 12 月,国家医疗保障局办公厅发布了《关于申报按疾病诊断相关分组付费国家试点的通知》,提出原则上可以推荐 1～2 个城市(直辖市以全市为单位)作为国家试点候选城市,按照"顶层设计、模拟测试、实施运行"三步走的工作部署,通过 DRGs 付费试点城市深度参与,共同确定试点方案,探究推进路径,制定并完善全国基本统一的 DRGs 付费政策、流程和技术标准规范,形成可借鉴、可复制、可推广的试点成果。

2018 年 12 月,国家卫健委发布了《关于印发国际疾病分类第十一次修订本(ICD-11)中文版的通知》,这有助于提高医疗服务标准化水平和医疗管理效率,促进诊疗信息有效互联互通,健全统一规范的医疗数据标准体系,进一步规范医疗机构疾病分类管理。

6. 医保的其他政策

我国医保政策还涉及重大疾病、医疗康复、跨省结算、医疗救助等。

2015 年 4 月,国家人社部发布了《关于全面推进基本医疗保险医疗服务智能监控的通知》,提出要全面推进基本医疗保险医疗服务智能监控工作,实现医疗保险可持续发展。

2015 年 4 月,国务院办公厅转发民政部等 5 部门制定的《关于进一步完善医疗救助制度全面开展重特大疾病医疗救助工作的意见》,提出进一步完善医疗救助制度、全面开展重特大疾病医疗救助工作。通过完善医疗救助制度,全面开展重特大疾病医疗救助,健全工作机制,加强组织领导,实现医疗救助制度科学规范、运行有效,与相关社会救助、医疗保障政策相配套,保障城乡居民基本医疗权益。

2015 年 5 月,国家财政部、国家税务总局、保监会联合发布了《关于开展商业健康保险个人所得税政策试点工作的通知》,提出发展商业健康保险要与基本医保衔接互补,这样可以减轻群众医疗负担、提高医疗保障水平,有利于促进现代服务业发展和扩内需、调结构,鼓励购买适合大众的综合型商业健康保险,对个人购买这类保险的支出,允许在当年按年均2400元的限额予以税前扣除。

2015年12月,国家人社部发布了《关于完善基本医疗保险定点医药机构协议管理的指导意见》,提出按照简政放权的精神,人社部决定取消社会保险行政部门实施的"两定"资格审查,完善基本医疗保险协议管理。

2016年3月,国家人社部等5部门联合发布了《关于新增部分医疗康复项目纳入基本医疗保障支付范围的通知》,提出为进一步提高包括残疾人在内的广大参保人员医疗康复保障水平,按照《国务院关于加快推进残疾人小康进程的意见》(国发〔2015〕7号)精神,经组织专家遴选,决定进一步将部分医疗康复项目纳入基本医疗保障支付范围。

2016年6月,国家人社部发布了《关于开展长期护理保险制度试点的指导意见》,提出要探索建立以社会互助共济方式筹集资金,为长期失能人员的基本生活照料和与基本生活密切相关的医疗护理提供资金或服务保障的社会保险制度。利用1~2年的试点时间,积累经验,力争在"十三五"期间,基本形成适应我国社会主义市场经济体制的长期护理保险制度政策框架。

2016年7月,国家人社部发布了《人力资源和社会保障事业发展"十三五"规划纲要》,提出要鼓励商业保险机构参与医保经办。

2016年11月,国家人社部发布了《关于印发"互联网＋人社"2020行动计划的通知》,提出要推进就医一卡通,结合参保人员持卡就医购药的轨迹信息,实现对门诊、住院、线上线下购药等医疗服务行为的全方位智能监控,建设统一、开放的医保结算接口,支持相关机构开展网上购药等应用。

2016 年 12 月,国家人社部、财政部发布了《关于做好基本医疗保险跨省异地就医住院医疗费用直接结算工作的通知》,提出 2016 年底要基本实现全国联网,启动跨省异地安置退休人员住院医疗费用直接结算工作,2017 年开始逐步解决跨省异地安置退休人员住院医疗费用直接结算,年底扩大到符合转诊规定人员的异地就医住院医疗费用直接结算。

2017 年 4 月,国家民政部、财政部等部门联合发布了《关于进一步加强医疗救助与城乡居民大病保险有效衔接的通知》,提出医疗救助和大病保险是我国多层次医疗保障体系的重要组成部分,发挥保障困难群众基本医疗权益的基础性作用,要求进一步加强两项制度在对象范围、支付政策、经办服务、监督管理等方面的衔接。

2017 年 11 月,国家保监会发布了《健康保险管理办法(征求意见稿)》,现行《健康保险管理办法》于 2006 年颁布实施,对规范和推动健康保险的发展发挥了重要作用,但由于 2006 年以来,我国健康保险发展的内外部环境发生了深刻变化,为了进一步推动和规范健康保险的发展,决定对《健康保险管理办法》进行修改。

2017 年 11 月,国务院发布了《关于印发划转部分国有资本充实社保基金实施方案的通知》,提出基本养老保险基金支付压力不断加大,为充分体现代际公平和国有企业发展成果全民共享,决定划转部分国有资本充实社保基金,划转比例统一为企业国有股权的 10%。

(二)医保制度改革与创新的典型案例

1. 多元复合式医保支付方式创新

2017 年安徽省出台了《安徽省人民政府办公厅关于进一步深化基

本医疗保险支付方式改革的实施意见》,安徽开始实行多元复合式医保支付方式,从 2017 年起,各级新农合管理部门分别选择不少于 150 个病种实施按病种付费,2017 年年底前,安徽省每个城市按病种收付费不少于 100 个病种,到 2018 年,全省二级以上公立医院实施按病种付费的出院病例数要达到新农合总出院病例数的 50%。安徽省还鼓励有条件的地区开展按疾病诊断相关分组(DRGs)付费试点,鼓励各地完善按人头、按床日等多种付费方式。对住院医疗服务,主要按病种、按疾病诊断相关分组付费,长期、慢性病住院医疗服务可按床日付费;对基层医疗服务,可按人头付费,积极探索将按人头付费与慢性病管理相结合;对不宜打包付费的复杂病例和门诊费用,可按项目付费。探索符合中医药服务特点的支付方式,逐步将中医药适宜技术门诊病种和中医住院优势病种纳入按病种付费范围。

2. "医保经费总额包干,结余奖励"创新模式

2015 年 6 月深圳市制定了《深圳市罗湖区公立医院综合改革实施方案》,并于 2015 年 8 月成立了罗湖医院集团,将罗湖区所辖公立医疗机构,包括罗湖区人民医院、罗湖区中医院、罗湖区妇幼保健院、罗湖区康复医院、罗湖区医养融合老年病医院和 23 家社区健康服务中心组建成一个法人机构。罗湖医院集团实行理事会领导下的集团院长负责制,理事会理事长由区领导担任。罗湖医改创新了社会医疗保险付费机制的改革,实行"医保经费总额包干,结余奖励"。这一付费机制改革引导了罗湖医院集团的医疗卫生工作从以居民健康为导向,朝着重医疗服务质量、重预防保健的方向发展,并取得了初步的成绩。

深圳市罗湖医院集团通过了解国际国内有关医疗卫生体系设置和医疗保障制度,特别是英国、澳大利亚、北欧国家及美国的一些做法,设计了罗湖区医疗卫生体系和服务模式的全新改革试点方案,专家认为该方案可以有效解决目前我国医疗卫生体系存在的诸多问题,从理论与实践上解决居民"看病难、看病贵"的热点问题。

罗湖医改有效整合了资源,实现了医院集团一体化,提高了工作效率,并创新了医保支付方式,全面控制了过度医疗,不断提高了技术水平和服务质量。2016年深圳市出台了《关于印发深圳市试点建立与分级诊疗相结合的医疗保险总额管理制度实施方案的通知》,指出将在不改变参保人就医方式、报销待遇以及医保基金管理局与医保定点机构现行费用结算方式的前提下,试行"总额管理、结余奖励"的医保支付方式改革。

罗湖区在推动医改工作时始终坚持以人为本,既不限制居民的就医选择权和医生的自主权,也不限制居民一定要在社区首诊。虽然罗湖医改没有采取行政手段推进分级诊疗的建设发展,但是通过医保支付的改革,推动了医院从单纯的疾病治疗机构向健康促进组织转变,主动做好了分级诊疗和预防保健工作,实现医、患、医保三方利益和目标趋同,真正形成了"预防为主、防治结合、联防联控、群防群控"的局面,分级诊疗水到渠成。

在医联体建设过程中,罗湖医改模式走了一条非常有前景的路,在医患之间建立了信任感,重视了居民预防保健工作,做到了"没病先预防",体现了大健康的概念,值得在全国范围内推广。

在罗湖医改模式中,医保经费取消个人医保账户,实行全额共济,可以从更大空间引导居民到社区首诊,杜绝药费浪费,该模式将政府、医疗卫生机构和人民群众的共同愿望融为一体,通过解决人民群众"看病难、看病贵"问题,有效地解决当前的医患关系紧张局面,达到三方都能满意的结果。

三、中国药品政策实践与创新典型案例

（一）中国药品管理的相关政策

2015 年 7 月，国家食品药品监督管理总局发布了《关于开展药物临床试验数据自查核查工作的公告》，提出自 2015 年 7 月 22 日起，所有已申报并在总局待审的药品注册申请人，均须按照《药物临床试验质量管理规范》等相关要求，对已申报生产或进口的待审药品注册申请药物临床试验情况开展自查。

2015 年 8 月，国务院发布了《关于改革药品医疗器械审评审批制度的意见》，明确了改革的 12 项任务，包括提高药品审批质量，解决注册积压，推进仿制药质量一致性评价，加快创新药的审评审批，开展药品上市许可持有人制度试点，落实申请人主体责任，及时发布药品供求和注册申请信息，改进药品临床实验审批，严肃查处注册申报弄虚作假行为，简化药品审批程序、完善药品再注册制度，改革医疗器械审批方式，健全审评质量控制体系，全面公开药品医疗器械审评审批信息。

2015 年 11 月，国家食品药品监督管理总局发布了《关于药品注册审评审批若干政策的公告》，提出为提高药品审评审批质量和效率，实行包括提高仿制药审批标准、规范改良型新药的审评审批、优化临床试验申请的审评审批、实行同品种集中审评、加快临床急需等药品的审批等药品注册审评审批政策。

2015 年 12 月，国家食品药品监督管理总局发布了《关于全面监督实施新修订〈药品经营质量管理规范〉有关事项的通知》，提出各省级食品药品监管部门要组织对未通过新修订药品经营质量管理规范认证的药品经营企业逐一核查，督促其切实停止药品经营活动，加强对已通过

新修订药品 GSP 认证企业的日常监管,严格审批新开办的药品经营企业。

2016 年 3 月,国家食品药品监管总局发布了《总局关于发布化学药品注册分类改革工作方案的公告》,提出为了鼓励新药创制,严格审评审批,提高药品质量,促进产业升级,对当前化学药品注册分类进行改革,将新注册的化学药品分为五个类别:一类指境内外均未上市的创新药;二类指境内外均未上市的改良型新药;三类指境内申请人仿制境外上市但境内未上市原研药品的药品;四类指境内申请人仿制已在境内上市原研药品的药品;五类指境外上市的药品申请在境内上市。

2016 年 3 月,国务院办公厅发布了《关于开展仿制药质量和疗效一致性评价的意见》,提出化学药品新注册分类实施前批准上市的仿制药,凡未按照与原研药品质量和疗效一致原则审批的,均须开展一致性评价。《国家基本药物目录(2012 年版)》中 2007 年 10 月 1 日前批准上市的化学药品仿制药口服固体制剂,应在 2018 年底前完成一致性评价,其中需开展临床有效性试验和存在特殊情形的品种,应在 2021 年底前完成一致性评价,逾期未完成的,不予再注册。

2016 年 4 月,国务院办公厅发布了《深化医药卫生体制改革 2016 年重点工作任务》,提出要深化医药卫生体制改革,切实推进健康中国建设。

2016 年 6 月,国务院办公厅发布了《药品上市许可持有人制度试点方案》,提出要推进药品评审制度改革、鼓励创新、提升药品质量。

2016 年 11 月,国家工信厅编制了《医药工业发展规划指南》,提出八项重要任务,推进六大重点领域发展。

2017 年 2 月,国家人社部发布了《关于印发国家基本医疗保险、工伤保险和生育保险药品目录(2017 年版)的通知》,提出要严格药品目录支付规定,规范各省药品目录调整,完善药品目录使用管理,探索建立医保药品谈判准入机制,逐步建立完善基本医疗保险用药范围动态调整机制。

2017年10月,中共中央办公厅、国务院办公厅发布了《关于深化审评审批制度改革鼓励药品医疗器械创新的意见》,提出要改革临床试验管理,加快上市审评审批,促进药品创新和仿制药发展,加强药品医疗器械全生命周期管理。

2018年3月,国家卫计委联合财政部、发改委等六部委发布《关于巩固破除以药补医成果持续深化公立医院综合改革的通知》,提出2018年继续控制医疗费用不合理增长,不搞"一刀切",全面推行以按病种付费为重点的多元复合式医保支付方式、扩大公立医院薪酬制度改革试点等多项要求。

2018年4月,国务院办公厅印发《关于改革完善仿制药供应保障及使用政策的意见》,提出要加快推进仿制药质量和疗效一致性评价工作,细化落实鼓励企业开展一致性评价的政策措施,药品集中采购机构要按药品通用名编制采购目录,促进与原研药质量和疗效一致的仿制药和原研药平等竞争。

2018年4月,《国务院关税税则委员会关于降低药品进口关税的公告》称根据《中华人民共和国进出口关税条例》相关规定,为减轻广大患者特别是癌症患者药费负担并有更多的用药选择,从2018年5月1日起,以暂定税率方式将包括抗癌药在内的所有普通药品、具有抗癌作用的生物碱类药品及有实际进口的中成药进口关税降为零。

2018年8月,国家卫生健康委员会、工业和信息化部、公安部等九部委联合发布《2018年纠正医药购销领域和医疗服务中不正之风专项治理工作要点》,提出推进实施《医药代表登记备案管理办法(试行)》,

加强药品、医用耗材在流通环节的价格监管,对商业贿赂等不正当竞争行为要加大打击力度,要严肃查处假借租赁、捐赠等形式捆绑销售药品和医用耗材等不正当竞争行为。

"药品加成"政策是我国 20 世纪 50 年代困难时期实行的一项政策,当时是具有积极意义的。但是,随着我们国家经济社会的快速发展,"以药补医"逐步演化成为一种逐利机制,大处方、大输液、滥用抗生素等问题日益严重,推高了医疗费用,削弱了公立医疗机构的公益性,损害了群众的利益,人民群众反应强烈,这种情况迫切需要通过改革来解决。

2009 年新一轮医改以来,我们一直把取消"药品加成"作为破除"以药补医"机制的切入点和突破口。2011 年在所有政府办的基层公立医疗机构取消了药品加成。2015 年在县级公立医院全部取消了药品加成。2016 年 200 个公立医院综合改革试点城市全部取消了药品加成。应该说,我们逐步取消药品加成,每年降低药品费用,公立医院的药品费用在总费用中的比例由 2009 年的 46% 下降到 40%,一定程度上减轻了群众的医疗负担。据今年不完全统计,预计将再次为群众节省药品费用 600 亿~700 亿元。

2017 年 1 月,国务院医改办会同国家卫生计生委等八部门联合发布了《关于在公立医疗机构药品采购中推行"两票制"的实施意见(试行)》,提出综合医改试点省(区、市)和公立医院改革试点城市的公立医疗机构要率先推行药品采购"两票制","两票制"是指药品从药厂卖到一级经销商开一次发票,经销商卖到医院再开一次发票,通过压缩药品流通环节,使中间加价透明化,进一步推动降低药品虚高价格。

2017 年 4 月,国家卫计委、财政部等七部委联合发布了《关于全面推开公立医院综合改革工作的通知》,提出要全面推开城市公立医院综合改革,2017 年 7 月 31 日前,所有地市出台城市公立医院综合改革实施方案;2017 年 9 月 30 日前全面推开公立医院综合改革,公立医院全部取消药品加成(中药饮片除外);到 2017 年底,前 4 批试点城市公立医院药品(不含中药饮片)费用在总费用中的比例总体下降到 30% 左右。

(二)药品管理制度改革的典型案例

1. 取消药品加成的改革

2017 年 3 月 22 日,《北京市医药分开综合改革实施方案》正式发布。4 月 8 日起,北京所有公立医疗机构都将取消挂号费、诊疗费,取消药品加成,设立医事服务费。同时,435 项医疗服务价格将规范调整。

此次医改核心内容共有 3 项:实施药品阳光采购,降低药品采购价格;规范基本医疗服务项目,实施有升有降的调整;全部取消药品加成(不含中药饮片)和挂号费、诊疗费,设立医事服务费,所有药品实行零差率销售。

北京市医保基金将医事服务费整体纳入城镇职工基本医疗保险、城乡居民基本医疗保险、生育保险和工伤保险报销范围内。门诊医事服务费实行定额报销,参保人员发生的医事服务费按规定报销。

2. 二类疫苗零差价制度

根据国务院颁布的《疫苗流通和预防接种管理条例》,我国将疫苗分为第一类疫苗和第二类疫苗。第一类疫苗是指政府免费向公民提供,公民应当依照政府的规定受种的疫苗。第二类疫苗是指由公民自费并且自愿受种的其他疫苗,如水痘疫苗、肺炎疫苗、流感疫苗、EV71 疫苗、HIB 疫苗、狂犬病疫苗及 HPV 疫苗等。

根据《国务院关于修改〈疫苗流通和预防接种管理条例〉的决定》(国务院令第 668 号),为保障第二类疫苗接种服务,2017 年 12 月浙江省物价局和浙江省财政厅联合发布了《浙江省物价局 浙江省财政厅关于核定预防接种服务收费标准及有关问题的通知》,要求 2018 年 3 月 15 日起接种单位除按照县级疾病预防控制机构的采购价格向受种者或其监护人收取第二类疫苗费用外,可以收取 28 元/剂次预防接种服务费,除此之外,不得收取其他任何费用。也就意味着,今后疫苗将实行"零差价",接种单位接种疫苗时仅收取每针次 28 元的服务费。这 28 元将用于支出第二类疫苗的储存、运输、接种耗材、预检、接种等产生的费用,为行政事业性收费,统一纳入财政预算管理。

对比收费标准调整前,不同疫苗加上服务费用后,价格有降也有升,但大部分第二类疫苗接种价格是下降的。比如五联疫苗、13 价肺炎球菌疫苗,以及近期热门的 HPV 疫苗等。以四价宫颈癌疫苗为例:2018 年 3 月 15 日前接种价格为 888 元/剂次,接种三针总费用为 2664 元;3 月 15 日开始接种价格为 826 元/剂次,接种三针总费用为 2478 元,比之前降低了 186 元。经测算,第二类疫苗零售价在 120 元以上的调价后价格比调整前便宜,但如果零售价是 120 元以下的,调整后价格反而比调整前价格要高一些。

四、中国基层卫生政策实践与创新典型案例

(一) 中国基层卫生的相关政策

2015 年 9 月,国务院办公厅发布了《国务院办公厅关于推进分级诊疗制度建设的指导意见》,提出要以强基层为重点完善分级诊疗服务体系,明确各级各类医疗机构诊疗服务功能定位,加强基层医疗卫生人

才队伍建设,大力提高基层医疗卫生服务能力,全面提升县级公立医院综合能力,整合推进区域医疗资源共享,加快推进医疗卫生信息化建设;建立健全分级诊疗保障机制,完善医疗资源合理配置机制,建立基层签约服务制度,推进医保支付制度改革,健全医疗服务价格形成机制,建立完善利益分配机制,构建医疗卫生机构分工协作机制。

2016年发布的《"十三五"深化医药卫生体制改革规划》中提到要巩固完善多渠道补偿机制,落实基层医疗卫生机构核定任务、稳定收支、绩效考核补助的财务管理办法,进一步完善基层医疗卫生机构绩效工资制度,收支结余部分可按规定提取职工福利基金、奖励基金,合理确定基层医疗卫生机构配备使用药品品种和数量,加强二级及以上医院与基层医疗卫生机构用药衔接,满足患者需求。

2019年1月17日召开的2019年全国基层卫生健康工作会明确了2019年基层卫生工作的重点,提出要推进县域医共体建设,开展优质服务基层行活动,启动社区医院建设试点,深化基层综合改革,加强基层人才队伍建设,做实做细家庭医生签约服务,提升基本公共卫生服务绩效,加快基层信息化建设,做好健康扶贫工作。

(二)基层卫生改革的典型案例

深圳早在1996年就开展了社区健康服务,至今已有20多年,目前深圳已经建成630多家社区健康服务机构,2016年,深圳全市各社区健康服务机构的诊疗人次达到3201.12万,占全市总诊疗量的42.66%;家庭医生服务签约人数达到236.38万,其中慢性病患者、老年人等重点人群47.81万人,签约服务覆盖率达68.6%;各社区健康服务机构全年共提供基本医疗和公共卫生服务5190.58人次,国家基本公共卫生服务项目的覆盖率达100%。

　　社康中心是以全科医生为主体,而 2017 年起,深圳将全面推行社康中心专科医生工作室,鼓励医院的专科医生到社康中心开办专科工作室,并按社康中心举办医院的诊查费标准收费,同时鼓励医院专科医生加入社康中心家庭医生服务团队并开展服务。2017 年内,全市所有600 多家社康中心中,至少要有 300 家开设专科医生工作室。2017 年起,深圳拟将社康中心的门诊基本医疗服务补助标准提高到 40 元／人次以上。对于服务人口较少但又必须设置的社康中心,将根据实际安排专项补助,保障其正常运营。罗湖区和坪山区已经开出 30 万年薪招聘优秀全科医生,2017 年起,深圳将在全市社康中心力推社区医生年薪制,逐步让全科医生待遇不低于同级别的专科医生。

　　同时,深圳将全面推行家庭医生服务标准,为签约居民提供动态电子健康档案管理、优先诊疗、慢性病管理、用药咨询与指导、健康促进、预防保健、家庭病床、社区康复、医养融合养老等 10 项优惠、优质、便捷服务。加强家庭医生服务团队建设,支持健康管理师、心理咨询师、护理员、公共营养师等职业技能培训,鼓励取得相关职业资质的人员参与家庭医生服务。2017 年起,逐步将公共卫生专业技术人员以及取得健康管理师培训合格证的计生专干纳入家庭医生服务团队。

参考文献

[1]　聂小莺,倪鑫,马薇,等.公立医院托管模式探索:北京儿童医院托管保定市儿童医院实践[J].中国医院,2017,21(10):31-33.

[2]　谢贵涛.广东省揭阳市家庭医生签约服务现状与对策研究[D].武汉:华中师范大学,2018.

[3]　宋融蓉.安徽省属公立医院补偿机制研究[J].卫生经济研究,2018,12:52-54.

[4]　刘海兰,何胜红,陈德生,等.深圳市罗湖区医改的经验及启示[J].医学与哲学,2018,39(5):74-77.

[5]　唐密,韩晟,王冉,等.取消药品加成对北京市公立医院用药结构的影响[J].中国医院管理,2017,37(10):4-6.

[6]　胡江蔺,孙静钗,刘新靓,等.深圳市坪山新区社区健康服务中心运行效率分析[J].中国卫生资源,2017,20(5):412-417.

第十一章

新时代中国特色社会主义健康政策的发展趋势

2017 年 10 月，中国共产党第十九次全国代表大会在北京胜利召开。党的十九大是在全面建成小康社会决胜阶段、中国特色社会主义进入新时代这一关键时期召开的重要大会。会议强调"坚持在发展中保障和改善民生""人民健康是民族昌盛和国家富强的重要标志"。这是以习近平同志为核心的党中央从长远发展和时代前沿出发，坚持和发展新时代中国特色社会主义的一项重要战略安排，将为全面建成小康社会和把我国建成富强民主文明和谐美丽的社会主义现代化强国打下坚实的健康根基。深入贯彻十九大精神，理解新时代中国特色社会主义健康政策的发展趋势具有重要意义。

一、把握中国健康领域的主要矛盾

面对外部环境和国内经济社会的深刻变化，党的十九大把习近平新时代中国特色社会主义思想确立为党必须长期坚持的指导思想，中国特色社会主义进入了新时代，这是我国发展新的历史方位，并提出"我国社会主要矛盾已经转化为人民日益增长的美好生活需要和不平衡不充分的发展之间的矛盾"这一重要论断，这是改革开放以来国家第一次修改关于社会主要矛盾的提法，是开启新时代的宣言书和总依据，对各个领域的发展均具有指导意义，也是我们为中华民族复兴而奋斗的行动指南。

在健康领域，中国社会的主要矛盾表现为人民日益增长的健康需要和健康资源不平衡不充分的发展与分布之间的矛盾，主要表现在以下几个方面。

（一）居民健康水平存在明显的城乡及地区差异

第六次人口普查数据显示，我国各地区人均期望寿命不同。2010

年,东部城市和经济社会发展较快的地区(如上海、北京、天津、浙江等)人均期望寿命均超过 80 岁,达到目前世界先进发达国家水平,而中西部一些经济相对落后的地区(如西藏、青海、甘肃、云南等)人均预期寿命不足 75 岁。不同地区的新生儿死亡率、婴儿死亡率、5 岁以下儿童死亡率和孕产妇死亡率同样存在差异。2017 年,我国农村地区新生儿死亡率(5.3‰)是城市地区(2.6‰)的 2.04 倍;农村地区婴儿死亡率(7.9‰)是城市地区(4.1‰)的 1.93 倍;农村地区 5 岁以下儿童死亡率(10.9‰)是城市地区(4.8‰)的 2.27 倍;城市地区孕产妇死亡率为 16.6/(10 万),农村地区为 21.1/(10 万)。这些数据表明我国居民健康水平存在明显的差异。

(二)居民健康素养存在城乡、地区和人群差异

2012 年起国家卫生健康委员会每年组织开展全国居民健康素养监测工作,监测内容包括基本健康知识和理念、健康生活方式与行为、基本技能三个方面。2012 年《中国居民健康素养监测报告》显示,城市居民健康素养水平(11.79%)是农村居民(7.13%)的 1.65 倍,东部地区居民健康素养水平(10.31%)高于中部(8.59%)和西部地区(6.86%),女性健康素养水平(9.09%)高于男性(8.52%)。2017 年《中国居民健康素养监测报告》显示,全国居民平均健康素养水平为 14.18%,比 2016 年的 11.56%增长了 2.62%,城市居民健康素养水平(19.22%)是农村居民(10.64%)的 1.81 倍,东部地区居民健康素养水平(18.71%)高于中部(11.55%)和西部地区(9.88%),女性健康素养水平(14.46%)高于男性(13.91%)。25—35 岁年龄段人群健康素养水平最高,为 19.5%,65—69 岁年龄段人群健康素养水平最低,为 6.3%。

（三）健康资源配置总量仍显不足，结构不甚合理

在经费投入上，2017 年全国卫生总费用为 5.2 万亿，占 GDP 的比例为 6.2％。2014 年美国卫生总费用占 GDP 比例为 17.1％，瑞典为 11.9％，德国为 11.3％，日本为 10.2％，韩国为 7.4％。与发达国家相比，我国卫生投入相对不足，优质医疗资源缺乏将是长期存在的问题。在人员配置上，2016 年城市每千人口卫生技术人员数（10.42）是农村地区（4.08）的 2.55 倍，城市每千人口执业（助理）医师数（3.79）是农村地区（1.61）的 2.35 倍，城市每千人口注册护士是农村地区的 3.17 倍。这三项指标东、中、西部地区差异均不大，但是西部地区的城乡差异最大。在床位配置上，城市每千人口医疗卫生机构床位数（8.41）是农村地区（3.91）的 2.15 倍，每千农村人口乡镇卫生院床位数为 1.27 张。在健康服务产业布局上，当前中国健康服务业发展处于初级阶段，仍以医药产品、医疗器械、医疗耗材的销售为主，医疗保健服务的比重很小，面临着结构不合理等问题。

（四）健康保障差异不利于平衡、充分的发展

从基本医疗保险制度来看，在国家医疗保障局成立以前，长期以来我国基本医疗保险制度管理分割、资源分散的"碎片化"格局暴露出许多问题，加之保障水平、保障内容、报销比例、给付水平差异显著，与平衡、充分发展的全民医保制度要求存在一定差距。首先，居民与职工医保制度的筹资和保障水平差异大，缺乏稳定的筹资增长机制；其次，由于各地经济水平、健康保障发展历程不一，同种制度的区域差异也十分明显；虽然当前各地都已开始城乡居民医保整合的实践，但在实际操作层面依然面临着接续困难、管理成本高、资源浪费多的困境。从商业健康保险制度来看，商业健康保险是我国多层次保障体系的重要组成部

分,虽然一系列健康政策文件的出台逐步明确了商业健康保险产品和服务创新的方向,并通过相应政策支持激发了商业健康保险的发展潜力,但目前商业健康保险发展仍然存在市场份额有限、专业化经营水平较低、风险控制控制能力有待提高等等问题。

健康领域发展所呈现的矛盾,为卫生与健康事业开辟了新征程,赋予了健康政策新使命。要研判健康政策的发展趋势,必须深刻认识新时代社会主要矛盾特征,全面把握中国特色社会主义面临的历史性机遇和挑战,努力克服制约卫生与健康事业发展的关键因素,解决影响发展的体制机制障碍。要解决新时代卫生与健康事业发展面临的主要矛盾,解决城乡之间、区域之间、人群之间不平衡不充分发展的突出问题,唯有秉持全面深化改革的雄心蹚过改革的"深水区",以适宜的健康政策促使健康事业迎来灿烂的明天。

二、健康政策在新时代中国特色社会主义事业中的地位凸显

十九大报告明确指出,实施健康中国战略,要完善国民健康政策,为人民群众提供全方位全周期健康服务。健康政策的地位在不断提高。可以预见,未来健康政策在新时代中国特色社会主义事业建设过程中的地位将日益凸显。

(一)这是促进经济社会可持续协调发展、促进"健康红利"的重要基础

改革开放以来我国经济社会发展的历史性成就,是我们党带领人民共同奋斗的结果,与我国劳动力人口储备所形成的"人口红利"有所关联。经济社会可持续发展应是包括健康在内的整体进步。健康的、受过良好教育的劳动者是经济发展最重要的人力资源。促进健康与经

济社会建设的协调，发展健康事业，增加劳动力工作年限和提高劳动生产率，将促进"人口红利"提升为"健康红利"，有助于减少人口老龄化负面影响，延长重要战略机遇期。

（二）这是提高民生保障水平、实现人民对美好生活期盼的重要支撑

健康关乎个体切身利益以及成千上万家庭的幸福，是民生和政治上的重要问题。党的十八大以来，以习近平同志为核心的党中央高度重视健康事业的发展，全国人民的整体健康水平不断提高。预期寿命、孕产妇死亡率和婴儿死亡率等主要健康指标优于中高收入国家的平均水平。随着人民生活水平从小康向富裕过渡以及健康意识的增强，人们更加追求生活质量，关注健康安全。健康政策应该更加精准对接和满足群众多层次、多样化、个性化的健康需求。

（三）这是社会和谐稳定和国家长治久安、实现社会治理现代化的内在要求

全面小康呼唤全民健康。健康是社会和谐稳定的关键环节。实施健康中国战略是党对人民的郑重承诺，是推进国家治理体系和治理能力现代化的基本要求。完善国民健康政策，为人民群众提供全方位全周期健康服务，与人民最直接、最现实的健康问题密切相关。把保障人民健康作为经济社会政策重要目标，把健康指标融入党和国家政策，把实施健康中国战略作为重大民心工程，应以"共建共享、全民健康"为战略主题，以全面建立中国特色基本医疗卫生制度、医疗保障制度和优质高效的医疗卫生服务体系为基础，以健全药品供应保障制度、实施食品安全战略为重点，深入开展爱国卫生运动，倡导健康文明生活方式，预防控制重大疾病，以及应广泛开展全民健康活动。

三、理解新时代健康政策的发展原则

未来健康政策的完善与实施,必将以新时代中国特色社会主义思想的精神实质和丰富内涵为指引,以新时代中国特色社会主义的基本方略为指导。

(一)坚持在发展中保障和改善民生

健康是人全面发展的前提,是人民群众美好生活的根基,卫生健康领域的短板是发展不平衡不充分的突出表现。国民的健康是拥有强大综合国力和可持续发展能力的前提和基础。健康政策将从大健康、大卫生和大医学的视角出发,根据居民的疾病负担和健康的主要影响因素来确定主要的发展问题。将在重视效率的前提下更加注重公平,把人民共同富裕、人自身全面发展和社会全面进步放在更加重要的位置,将不再容忍那些为了单纯追逐经济增长、追逐利润而牺牲社会公平和人民健康的发展模式。

(二)坚持人与自然和谐共生

当前经济发展、社会环境、自然环境等仍存在不利于健康的诸多因素,有利于健康的经济发展态势和社会管理模式尚未建立,健康危险因素亟待控制,健康中国体系尚未形成。

在自然环境与生活行为方式方面,环境污染成为影响健康的重要因素,特别是空气质量恶化、水污染、土壤污染等成为主要问题。自然环境和生活行为方式是影响人类健康产生的重要因素。在经济发展方面,健康服务业发展较为滞后,高端、多元化健康服务供给短缺。在社会环境方面,人口老龄化、新型城镇化、扶贫脱贫工作要求医疗保障和医疗卫生服务更加公平。一是人口老龄化水平不断提高,老龄化程度

快速发展,未富先老问题凸显,尤其是失能、半失能老龄人口大幅度增加,老年人的医疗、康复、护理及生活照料需求叠加趋势越来越显著,健康养老需求日益增长。二是流动人口增加为基本公共卫生服务均等化带来挑战。随着工业化、城镇化的推进,我国流动人口不断增加,预计到 2030 年将达到 3.1 亿人。如何合理解决流动人口公平享有基本医疗服务和基本公共卫生服务,是促进社会稳定,加快城镇化建设的必要条件。三是健康精准扶贫面临更高要求,防止因病致贫、因病返贫的任务依旧艰巨。

（三）坚持全面深化改革

医改经验证明,随着改革纵深推进,体制性、结构性等深层次矛盾集中暴露,深化改革日益重要。医改取得的成绩仍处于初步阶段,与人民群众的期盼相比,还有一定的差距。当前医改已经进入"深水区",触及的深层次矛盾和问题越来越多,人民群众对医改的期盼越来越高,医改对经济社会的影响也越来越广泛。深化医药卫生体制改革作为推进健康中国建设的核心环节之一,是一项长期艰巨复杂的系统工程,吸取前期新医改的经验和教训,是我国健康政策研究的基本问题与战略思路。

（四）坚持新发展理念

第一是坚持创新发展,通过理念创新、制度体制创新、发展创新、文化创新和科技创新,持续推进医疗卫生服务体制改革,将维护人民健康的范畴从传统的疾病预防控制拓展到生态环境保护、健身、职业安全、意外伤害、食品药品安全等领域,促进健康生活、优化健康服务、完善健康保障、营造健康环境、发展健康产业,实现对生命全程的健康服务和健康保障,建立健康友好型社会。第二是坚持协调发展,将健康融入所有政策,统筹城乡区域协调发展,完善分级诊疗制度建设,维护健康的公平性。第三是坚持绿色发展,打造健康社会、生态社会,打造绿色医疗卫生服务体系。第四是坚持开放发展,以开放、融合的态度推进健康服务业发展,积极跟进全球健康战略的动态,支持促进健康服务业多元发展,满足不同健康需求。最后是坚持共享发展,完善基本医疗卫生制度,提高医疗服务可及性、可负担性、公平性,共享发展成果,实现全民健康覆盖。强调以基层为重点,推动资源下沉到农村和城市社区,用中国办法破解医改世界性难题。

四、聚焦新时代健康政策的重点领域

基于以上分析,未来健康政策将更加聚焦于几大重点领域,具体如下。

(一)健康环境

"健康中国"要求人与自然协调,实现绿色发展,包括自然环境的健康和社会环境的健康。实现自然环境健康,必须有效控制影响健康的危险因素,改善环境卫生,完善基础设施,改善生态环境。因此要坚持预防为主,深入开展爱国卫生运动。实现社会环境健康,必须加强社会治理,构建和谐的社会关系,实施食品安全战略,促进生育政策和相关经济社会政策配套措施衔接,构建养老、孝老、敬老的政策体系和社会环境。

(二)健康保障

完善国民健康政策,提供健康保障,以人的健康为根本出发点和落脚点,加强顶层设计,突出健康的优先发展地位。深化医药卫生体制改革,全面建立中国特色基本医疗卫生制度、医疗保障制度和优质高效的医疗卫生服务体系。健全现代医院管理制度。加强基层医疗卫生服务体系和全科医生队伍建设。构建完善的公共安全保障体系和社会支持系统,坚持中西医并重,传承发展中医药事业。全面取消以药养医,健全药品供应保障制度,为实现人人享有健康提供保障和支持。

（三）健康人群

加强人口发展战略研究,积极应对人口老龄化。改善老人、妇幼、贫困人口、流动人口等重点人群健康状况,关注职业健康,以居民健康需求为导向,倡导健康文明的生活方式,预防重大疾病。提升健康素养,改善健康行为,达到身心与社会适应相协调的全面健康的目标。要进一步加强农村等重点地区,儿童、青少年等重点人群的健康促进与教育工作,继续加大慢性病防治素养和基本医疗素养的提升力度。大力开展健康城市、健康促进县区等区域健康促进和健康学校、健康家庭等场所健康促进。加强科学研究和国际交流,为健康素养提升提供支持。

（四）健康产业

随着经济迈入新常态和供给侧改革的进一步深入,需要转变经济发展模式,将健康需求作为拉动内需的重要抓手,在经济结构转型升级过程中大力发展健康服务,大力发展覆盖医疗护理、康复保健、健康管理和咨询服务、人才培训、科技创新等领域的健康服务产业。进一步支持社会办医,推动健康产业发展。推进医养结合,加快老龄事业和产业发展。探索共享经济在医疗健康领域的实现。在培育一些健康产业新业态方面积极努力,促进健康与养老、旅游、互联网、健身休闲、食品等领域融合发展。

五、新时代健康政策的发展路径

（一）新机构打开新格局

2018 年国务院颁布机构改革方案,建立了国家卫生健康委员会、国家医疗保障局和国家市场监督管理总局,拉开了构建大健康管理新格局的序幕。标志着我国深化医药卫生体制改革的关键工作已经从"顶层设计"转变为执行落实。这将有利于实现医疗、医保、医药联动改革,构建科学合理的医疗服务体系,实现健康资源的合理配置。

国家卫生健康委员会主要负责健康政策的研究制定,为有效实施"健康中国战略"提供制度和组织保障。同时更加强调了卫生健康事业和产业的高质量发展以及对其的高效率监管,促进新旧动能转换,向建立大卫生、大健康的新格局发展。通过提供更加便捷的医疗卫生服务,更好地维护全人群、全生命周期的健康权益,有利于政府更好地履行健康服务及管理责任。

国家医疗保障局整合了原来碎片化的医疗保障制度。一方面,将价格管理、招标采购、医保支付等多项职能集为一体,对推动医疗服务质量及效率的提高发挥着重要作用,有利于构建公平的全民健康保险体系。另一方面,药品和医疗服务价格管理等职责统一归属,形成药品源头、费用管控、基金支付三位一体的监管体系,有助于处理以往由于费用标准、医保报销等分属不同部门管理而造成的矛盾。医保的作用将从分散参保人的疾病经济风险的单一功能,逐步扩展到发挥影响医疗卫生资源配置、改善卫生系统绩效、促进人群健康等综合功能,有助于提高人群健康的公平性和可及性。医保与医疗、医药的关系越发密切,医疗、医保、医药联动改革也将进一步统筹推进。

国家市场监督管理总局作为国务院直属机构,整合了原国家工商行政管理总局的职责、国家质量监督检验检疫总局的职责、国家食品药品监督管理总局的职责、国家发展和改革委员会的价格监督检查与反垄断执法职责、商务部的经营者集中反垄断执法以及国务院反垄断委员会办公室等职责。国家药品监督管理局由国家市场监督管理总局管理,药品监管将实现更加扁平高效、全方位、全过程的监管,从顶层设计层面重构了药品监管体系,反映了探索市场监管和执法综合体制的改革原则和精神。在新的监管条件下,药品监管职能和执法人员等职责的重构将是未来实施相关健康政策的关键。

(二)新科技改善新体验

十九大报告指出,要推动互联网、大数据、人工智能和实体经济深度融合。可以预见,未来健康政策将更加注重充分利用互联网技术和其他科技,改善群众健康体验和健康素质。

运用互联网技术有效推动远程医疗、预约诊疗和日间手术等新型医疗服务模式的构建和推广。以居民电子健康档案、电子病历、电子处方为核心,建立国家人口健康信息平台,打通医疗卫生机构的数据资源共享渠道,完善基础数据库。具体来说,一是在服务体系方面,促进医疗、公共卫生,家庭医生签约服务,药品供应安全,医疗保险,医学教育以及人工智能应用等互联网和医疗卫生服务体系的整合。二是在支持体系方面,及时制定和完善相关配套政策,研究健全"互联网＋医疗卫生"的标准体系,进一步严格规范以线上诊疗服务为主的业务,继续鼓励线上挂号、咨询、智慧医院建设、大数据应用等。通过生成个性化解决方案,促进健康管理的精确性和智能性,改善医院管理和便民服务水平。三是在安全体系方面,加强行业监管和安全保障,明确加强医疗质量监督,确保数据安全。除此之外,还要推进医药产业供给侧结构性改革及相关政策,促进健康技术的研发创新,促进科技成果转移转化,不断提高国际竞争力。

(三)着力解决不充分的矛盾,提高人民健康水平

走新时代中国特色的健康发展之路,要建立中国特色的健康服务体系,着力解决健康发展不充分的总量性矛盾,大力推进健康领域供给侧改革,更好地满足人民群众对健康生活的美好向往。为此,要充分动员全社会的力量、集合全人群的智慧,营造绿色、环保、宜居的健康环境,推行健康文明的生活方式,提高人民群众的健康素养,从源头上减少疾病发生。积极探索健康事业发展的新业态、新模式,建设以价值医疗为导向的医疗服务生态体系。积极稳妥地推进医联体建设,鼓励社会力量办医,增添发展活力,满足多元化健康需求,实现经济社会与人民健康的协调互动发展。

加强健康促进与教育。以将健康融入所有政策为指导思想,倡导人人参与、人人有责、共建共享的理念,促进政府、社会、民众三方形成健康优先的共识,促进推动全民健身与全民健康的深度融合,形成全民性的健康生活态势,培养国民健康的生活习惯,加快民众的健康理念从医疗保健为核心向全过程健康管理转变。推进健康科普工作,提升群众健康素养水平。全面建成小康社会,实现社会各方面的协同可持续发展需要进一步加强健康中国研究,加快健康中国理论创新和政策转化。促进卫生健康领域的信息化发展,加强卫生健康数据的统计、分析和应用。促进健康智库的研究及建设,通过贯穿医疗卫生服务体系、健康管理与促进、健康保险以及相关服务的咨询和健康政策制定的全过程,提升公共健康、卫生经济等方面政策的科学性,进行健康政策的舆

情引导、传播及执行协调,培育卫生健康人才。

(四)着力解决不平衡的矛盾,提高人民健康公平

走新时代中国特色的健康发展之路,要着眼于卫生事业发展的均衡性,显著改善健康公平,实现与全面小康社会相匹配的全民健康。为此,要坚持卫生事业发展的公平性原则,积极推动医保、医疗、医药联动改革,牢牢把握保基本、强基层、建机制的基本原则,落实分级诊疗制度,在分工明确的基础上,充分发挥各级机构、各类资源的职能及效率,以较少的投入为人民群众提供优质高效的医疗卫生服务,实施远程医疗,促进资源下沉,提升基层服务能力,使其切实发挥健康"守门人"的作用,推动城乡医疗卫生服务均等化,解决健康发展不平衡的结构性矛盾。

重视重点地区、重点人群的健康问题,强化政府主导责任,通过财政转移支付、精准健康扶贫等手段,改善人民健康水平。积极推进城乡统筹,促进区域协调发展。积极推进城乡统筹的各项工作,减少由城乡、地区、人群间差距过大引起的健康服务不公平现象,促进全国各区域协调发展。关注弱势群体,加大对流动人口、空巢老人、留守儿童等特殊群体的帮扶和转移支付力度,贯彻健康扶贫,以解决其实际生活困难。

为积极有效应对我国人口趋势性变化及其对经济社会发展产生的深刻影响,促进人口长期均衡发展,我国已经制定了《国家人口发展规划(2016—2030 年)》。预计到 2030 年,人口自身均衡发展的态势基本形成,人口与经济社会、资源环境的协调程度进一步提高。老龄化一方面意味着"人口红利"逐渐消失,另一方面也带来了巨大的市场。因此,应站在以人民为中心发展的高度,整合行业资源,构建养老、孝老、敬老政策体系和社会环境,推进医养结合,加快老龄事业和产业发展。促进生育政策和相关经济社会政策配套衔接,提高老年人的生活质量,提升家庭的整体幸福感。积极发展老龄产业,开拓老年消费市场。建立老年医疗健康保险制度,逐步实现健康老龄化。

由医疗保险向健康保障转变。积极探索支付方式改革,更加合理有效地控制医疗费用,保障可持续发展,并逐步贯穿健康促进、疾病预防、重点人群保健、康复、老年长期护理和临终关怀等全生命周期,激励医疗机构由治疗为主的方式向预防、治疗和康复并重的健康保障转变,同时促使居民的健康观念转变,努力实现全方位、全周期保障全人群健康。

重点建设五项基本医疗卫生制度。继续全面纵深推进医药卫生体制改革,以医联体建设、家庭医生制度、公立医院改革"腾笼换鸟"、医保支付制度改革、医药流通两票制、信息化等为重要抓手,在分级诊疗制度、现代医院管理制度、全民医保制度、药品供应保障制度、综合监管制度五项基本医疗卫生制度建设上着力突破。

党的十九大对新时代推进中国特色社会主义伟大事业做出了全面部署,对开启全面建设社会主义现代化国家新征程做出了战略安排,明确提出全面建成小康社会、实现第一个百年奋斗目标,并开启全面建设社会主义现代化国家新征程,向第二个百年奋斗目标进军。从 2020 年到 21 世纪中叶,分两个阶段安排:第一个阶段,从 2020 年到 2035 年,在全面建成小康社会的基础上,再奋斗十五年,基本实现社会主义现代化;第二个阶段,从 2035 年到 21 世纪中叶,在基本实现现代化的基础上,再奋斗十五年,把我国建成富强、民主、文明、和谐、美丽的社会主义现代化强国。按照前期发展与部署,未来国家将迎来多个重要的历史节点。2018 年是改革开放 40 周年,继续推进国家治理体系和治理能力现代化,坚定不移地深化各方面改革,坚定不移地扩大开放,使改革和开放相互促进、相得益彰。2019年,继续落实好"十三五"规划确定的各项任务,并对未来发展做出新的规划,推动各项事业全面发展,把我国建设得更加繁荣富强。2020年将全面建成小康社会。2021年将迎来中国共产党成立100周年。2035年将基本实现社会主义现代化。

长期以来,我国在健康领域取得了许多成就与突破,在新时代,要牢牢把握十九大精神,围绕主要矛盾进一步深化改革,才能逐渐满足人民日益增长的健康需要,共筑"全民健康梦",为实现"两个一百年"奋斗目标和中华民族伟大复兴的中国梦夯实国民健康的基础。

参考文献

[1] 国家卫生健康委员会.2018中国卫生健康统计年鉴[M].北京:中国协和医科大学出版社,2018.

[2] 张颖熙,夏杰长.新时代健康服务业发展的战略思考[J].劳动经济研究,2018,6(5):82-98.

[3] 王宗凡,张兴.完善居民医保筹资机制的思路和建议[J].中国医疗保险,2015(9):9-12.

[4] 王超群,赵斌,孙杨,等.城乡居民医保制度整合面临的三大挑战及应对[J].卫生经济研究,2016(4):3-6.

[5] 宋占军,胡祁.我国商业健康保险发展现状及展望[J].中国医疗保险,2017(4):62-65.

[6] 本书编写组.党的十九大报告学习辅导百问[M].北京:党建读物出版社,学习出版社,2017.

[7] 李滔,王秀峰.健康中国的内涵与实现路径[J].卫生经济研究,

2016(1):4-10.

[8]   丁开杰.新型城镇化背景下的精英流动——如何打破"呆不下的
       城市、回不去的农村"困境[J].探索与争鸣,2015(10):22-24.

[9]   李斌.实施健康中国战略 认真学习宣传贯彻党的十九大精神
       [J].中国卫生监督杂志,2018,25(1):3-5.

[10]   方鹏骞,苏敏.论我国健康扶贫的关键问题与体系构建[J].中
       国卫生政策研究,2017,10(6):60-63.

[11]   本刊编辑部.走新时代中国特色的健康发展之路[J].卫生经济
       研究,2018(1):3.